ENTSÄUERUNGS
REVOLUTION

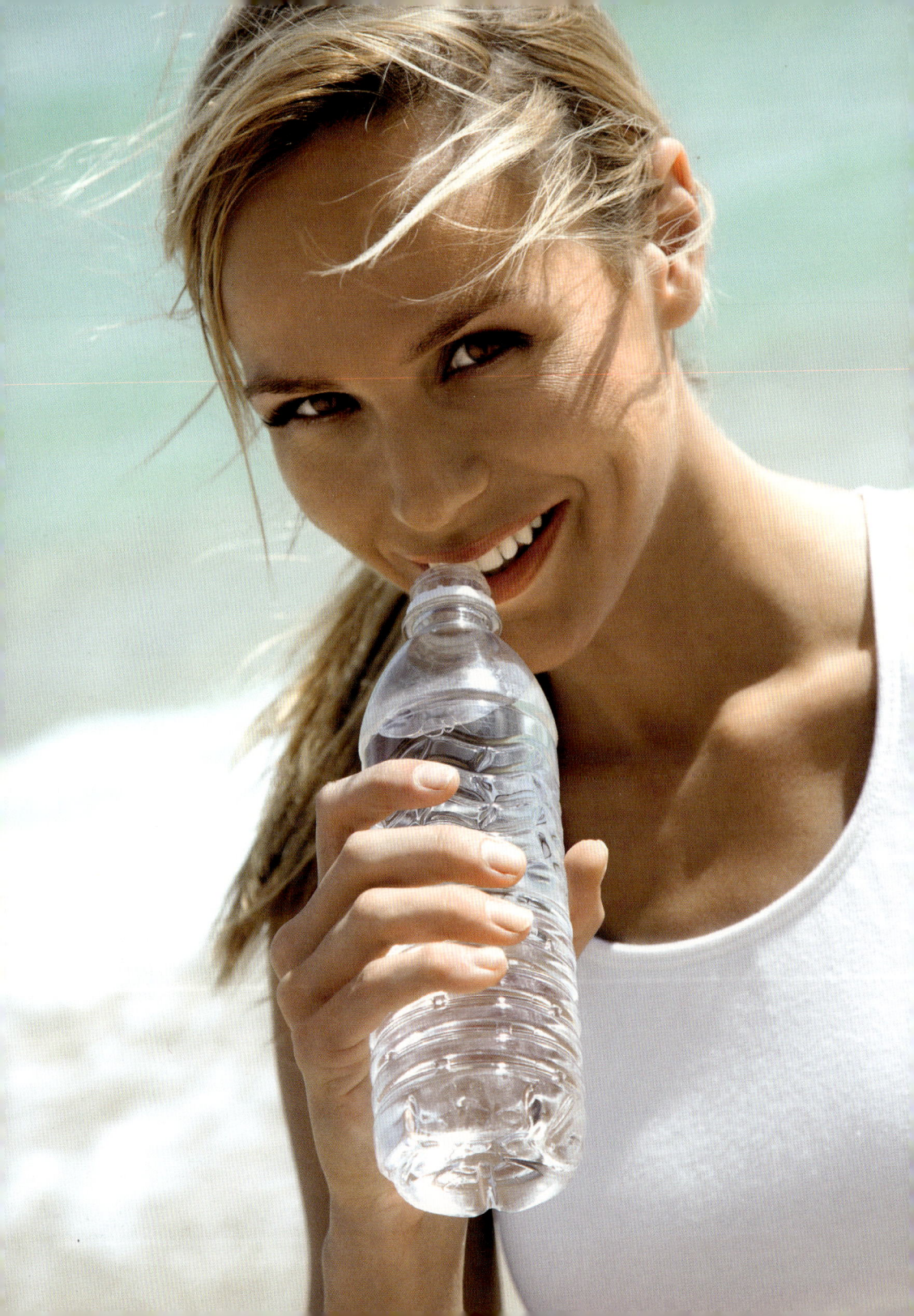

HANNELORE FISCHER-RESKA
ANDREAS HAMMERING

ENTSÄUERUNGS
REVOLUTION

+ Die 12-Wochen-Kur für Zuhause + Endlich richtig entgiften!

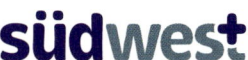

Inhalt

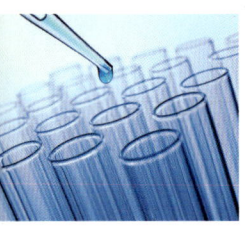

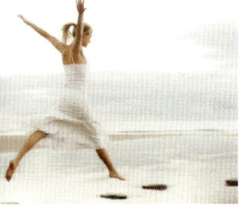

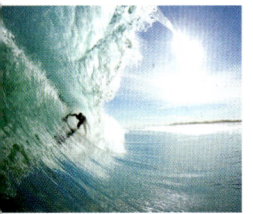

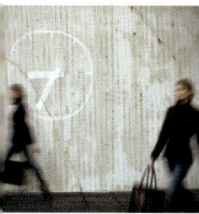

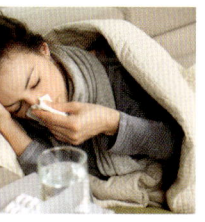

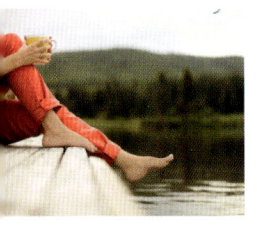

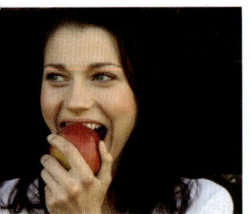
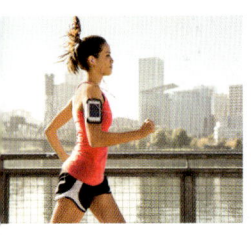
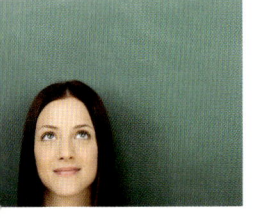

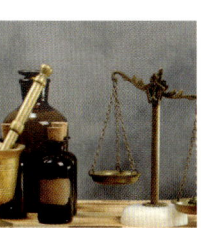
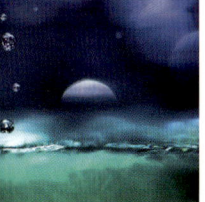

Die Entsäuerungs-Revolution

Endlich richtig entgiften!

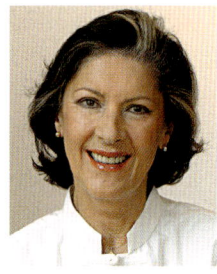

**Liebe Leserin,
lieber Leser,**

ich habe dieses Buch mit großer Begeisterung geschrieben, obwohl ich eigentlich Praktikerin bin und mich Theorie nur interessiert, wenn sie sich auch wirklich anwenden lässt und ich dadurch Menschen helfen kann. Dabei fällt mir der Spruch ein: Theorie ist Wissen, das nicht funktioniert. Praxis ist, wenn alles funktioniert und man nicht weiß, warum. Das trifft auch in gewissem Maß auf die praktischen Erfahrungen zu, die in diesem Buch beschrieben werden.

Es gibt bereits sehr viele Bücher, die sich mit Entsäuerung befassen, und es wäre mir nicht im Traum eingefallen, noch ein weiteres zu schreiben. Was bisher geschrieben wurde (Sander, Treutwein, Jentschura, Bachmann usw.), ist ausführlich und optimal, und ich könnte dem nicht mehr viel hinzufügen, falls man davon ausginge, dass es nur eine Entsäuerungsart gibt. Es wurde bisher nämlich kaum erwähnt, dass es eine extrazelluläre und eine intrazelluläre Entsäuerung gibt. Und alle Bücher zu diesem Thema, die bisher für die breite Masse geschrieben wurden, haben sich nur mit der extrazellulären Entsäuerung befasst. Die aber kann die Säure, die sich in den Körperzellen eingenistet hat, nur sehr begrenzt unschädlich machen. Das Revolutionäre an diesem Buch ist nun, dass es erstmalig ausführlich auch die Therapie der intrazellulären Übersäuerung beschreibt.

Auch ich war über 20 Jahre davon überzeugt, dass die bisher bekannte Entsäuerung mit Basenpulvern, von denen es über 50 gibt, plus eine möglichst basische Ernährung mit viel Gemüse und Obst ausreichen, um den Menschen zu entsäuern.

Dem ist aber nicht so! Der heutige Mensch, vor allem in der nördlichen Hemisphäre, ist von so viel Säure umgeben, dass es sogar bei einer so genannten normalen Ernährung im Lauf der Jahre zu einer massiven Säureüberfrachtung, der Zivilisatose, kommt.

Die normalen Ausscheidungsmöglichkeiten reichen dann nicht mehr aus, und der Körper muss seine Säure notgedrungen auch in den Zellen deponieren.
Für mich als Heilpraktikerin war die Entsäuerung schon immer die Basis meiner Therapien. Sehr oft ging es den Patienten dadurch schnell besser. Aber mit zunehmender Umweltbelastung und dadurch steigender Säurebelastung wurde nicht nur der Wald immer saurer, sondern auch der Mensch. Und meine erprobte Entsäuerung klappte nicht mehr bei allen.

Was war hier los? Die Beschäftigung mit dem Thema »Entsäuerung« ging so weit, dass ich mich an der Entwicklung eines Basenpulvers beteiligte, das meiner Meinung nach durch die Feinstvermahlung besonders stark und schnell entsäuern konnte. Aber auch hier stieß ich wieder an Grenzen, und manche Krankheiten blieben wie blockiert und einer Therapie nicht zugänglich. Ich schlug mich jahrelang immer wieder mit diesem Problem und der Suche nach einer wirklichen Lösung herum.

Doch vor etwa zwei Jahren gelang der Durchbruch! Die jahrzehntelange Suche nach dem richtigen Weg, aber auch ein Zufall haben mir geholfen, eine Methode zu finden, die es ermöglicht, mit einer basischen Substanz bis in die Zelle vorzudringen. So konnte ich eine Therapie entwickeln, die endlich auch die intrazelluläre Übersäuerung wirksam beseitigen kann, wodurch das Heilen wieder einfacher wird.

Über die intrazelluläre Säure wurde bisher nur wenig geschrieben – vor allem nicht für die breite Öffentlichkeit. Dieses Thema ist auch kaum in die Schulmedizin durchgedrungen. Der Stand dort ist so weit zurück, dass man normale, extrazellulär wirkende Basenpulver höchstens bei einer Magenschleimhautentzündung verschreibt, aber meistens kommt ein Protonenpumpenhemmer zum Einsatz – siehe Osteoporose im Glossar.

Die intrazelluläre Entsäuerung ist aber ein wirklich revolutionärer Schritt in der Geschichte der Entsäuerungstherapie und soll deshalb der Kernpunkt dieses Buches sein!

Die Basis jeder Anti-Aging-Therapie muss eine Entsäuerung sein – und zwar sowohl extrazellulär als auch intrazellulär. Nur darf man nicht, wie es mir selbst passiert ist, mit der intrazellulären Entsäuerung beginnen, solange der extrazelluläre Raum nicht entsäuert ist. Sonst kann es zu Problemen kommen, weil der Organismus nicht mehr in der Lage ist, das überschießende Säureangebot zu entsorgen. Diesem Risiko habe ich aber durch die Entwicklung meiner so genannten Schaukeltherapie vorgebeugt, bei der im vierwöchigen Abstand erst extrazellulär, dann intrazellulär und schließlich wieder extrazellulär entsäuert wird. Das und vieles andere ist Thema dieses Buches.

Ich wünsche mir, dass durch dieses Buch vielen kranken Menschen geholfen wird, wieder gesund zu werden.

An dieser Stelle möchte ich auch Dank sagen. Er richtet sich an Medizinalrat Dr. Rudolf Pekar, der sich seit über 40 Jahren mit den biologischen Grundlagen der Krebserkrankung beschäftigt, eine eigene, sehr erfolgreiche Krebsbehandlung entwickelte (siehe auch Literatur Seite 210) und der mich teilhaben ließ an seinen Erfahrungen mit der intrazellulären Entsäuerung.

Mein Dank richtet sich auch an den in München lebenden norwegischen Arzt und Virusforscher Andreas Hammering, der mir beim Schreiben dieses Buches mit Rat und Tat zur Seite stand.

Ihre Hannelore Fischer-Reska
München, im Sommer 2003

Vorwort Andreas Hammering

Sehr geehrte Leserin,
sehr geehrter Leser!

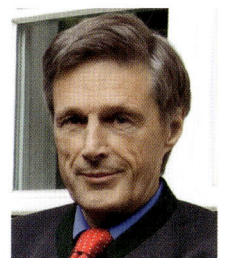

»Gesundheit ist zwar nicht alles, aber ohne Gesundheit ist alles nichts.« Dieser Gedanke Schopenhauers hat sicherlich seine Berechtigung, denn Gesundheit ist die Basis für ein glückliches, produktives Leben. Auch wenn sie für sich genommen kein Garant für Glück und Erfolg ist, ist sie doch ein äußerst wertvolles Gut, das man sich und seinen Freunden wünscht.

Doch so sehr sie ersehnt wird, so wenig wird sie verstanden. Gesundheit und Ernährung sind heute Fachgebiete, über die trotz des wissenschaftlichen Fortschritts wenig Klarheit herrscht. Mit ihrer Fülle widersprüchlicher, teils falscher Informationen sind diese (nicht selten missbrauchten) Themenbereiche für den einfachen Bürger häufig eine Quelle der Verwirrung. Trotz einer Unzahl veröffentlichter Gesundheitsratgeber, Wunderdiäten und sogenannter »Fachbücher« verbleibt der allgemeine Gesundheitszustand unserer Gesellschaft auf einem niedrigen Niveau und lässt – gelinde gesagt – zu wünschen übrig. Der Vormarsch der Zivilisationskrankheiten – von Allergien, Migräne und Bluthochdruck über Diabetes, Akne und Übergewicht bis hin zu Krebs – ist nur ein allzu deutlicher Hinweis darauf, dass diese Themen weder klar strukturiert dargestellt noch allgemein verstanden werden.

Dabei sind die Grundtatsachen eigentlich sehr einfach.

Mit diesem Buch möchte ich Ihnen ein grundlegendes Verständnis der Funktionsweise des Körpers vermitteln und Ihnen zeigen, wie Sie auf unkomplizierte Weise gesund werden oder gesund bleiben können.

Hinweis: Wenn Sie beim Lesen dieses Buches auf Begriffe stoßen, die Ihnen nicht geläufig sind, schlagen Sie diese im umfassenden Glossar am Ende dieses Buches oder in einem guten Wörterbuch nach. Denn Verstehen ist der Schlüssel zu Kompetenz! Davon wünsche ich Ihnen reichlich.

Und nun viel Spaß bei der Lektüre und – natürlich – gute Gesundheit!

Ihr Andreas Hammering
München, im Sommer 2013

Alles im Gleichgewicht?

Eine meiner ersten Patientinnen war Patricia B. Als die attraktive Mittvierzigerin zum ersten Mal in meine Praxis kam, klagte sie über immer stärker werdende Schmerzen im Rücken und im rechten Kniegelenk. Von ihrem Hausarzt war sie mit starken, immer höher dosierten Schmerzmitteln versorgt worden, die ihr auf den Magen schlugen und zunehmende Beschwerden verursachten.

Für mich war das ein typischer Fall: Muskelverkrampfung und Arthrose, die durch eine länger andauernde Übersäuerung hervorgerufen wurden. Die starken Schmerzmittel lieferten zusätzlich Säuren, die den Zustand von Frau B. nicht verbesserten, sondern das Säure-Basen-Gleichgewicht weiter aus der Balance brachten.

> Wissenschaftler gehen davon aus, dass heute mehr als die Hälfte, wahrscheinlich sogar mehr, Menschen unter Übersäuerung leiden.

Eine Revolution kann ganz einfach sein

Die Diagnose bestätigte den Sachverhalt, und so begann ich – wie üblich – eine Entsäuerungstherapie mit einem Basenpulver, das Frau B. über vier Wochen lang einnahm. Im Verlauf dieser Zeit wurden die Schmerzen zwar schwächer, hörten aber nicht auf – obwohl die pH-Messungen des Morgenurins anzeigten, dass die Übersäuerung beseitigt war.

Jetzt bekam die Patientin für weitere vier Wochen zweimal täglich eine Mischung aus Kaliumbikarbonat und Askorbinsäure verordnet. Schon nach wenigen Tagen zeigten die Urinmessungen wieder eine Übersäuerung an. Ein deutlicher Hinweis, dass nun die übersäuerten Zellen ihren Säureüberschuss loswerden konnten, was mit den üblichen Basenpulvern bisher höchstens bei ganz jungen, wenig übersäuerten Patienten gelungen war. Die Beschwerden gingen weiter zurück, so dass Patricia B. die Schmerzmittel gänzlich absetzen konnte.

Um die aus den Zellen freigesetzten Säuren endgültig aus dem Organismus auszuschwemmen, absolvierte Frau B. abschließend noch einmal für vier Wochen eine klassische Entsäuerungsphase. Danach waren die Schmerzen verschwunden, und Patricia B. bestätigte mit strahlendem Lächeln, dass sie sich wie neugeboren fühlte.

Endlich richtig entsäuern!

Was Patricia B. erlebte, haben inzwischen viele andere meiner Patienten erfahren: eine wirklich gründliche Entsäuerung, die erstmalig auch den bisher kaum zugänglichen intrazellulären Raum erfasst und dadurch zahlreiche schwere

Krankheiten zu heilen oder doch wesentlich zu lindern vermag – darunter so gefährliche wie Arteriosklerose und auch Krebs.

Jetzt ist es also endlich möglich, einen der folgenschwersten Zivilisationsschäden – die zunehmende Übersäuerung zahlloser Menschen in unseren westlichen Wohlstandsgesellschaften – zu behandeln. Und das auf eine einfache und zugleich wirkungsvolle Weise, die für alle zugänglich ist. Den Weg dazu eröffnet die Fischer-Reska-Therapie der umfassenden Entsäuerung, die ich in diesem Buch erstmalig einer breiten Öffentlichkeit vorstelle und zur Anwendung empfehle.

Übersäuerung geht alle an!

Wissenschaftliche Untersuchungen, aber auch meine langjährigen Erfahrungen aus der Praxis unterstreichen die schockierende Feststellung, dass heute etwa acht von zehn Menschen hierzulande ein gestörtes Säure-Basen-Gleichgewicht haben, also übersäuert sind.

Was bedeutet das? Wo liegen die Ursachen? Was sind die Folgen? Wie kann man

Tipp

Wann sollte intrazellulär entsäuert werden?

Der Alterungsprozess ist ein fester Bestandteil unseres Lebens. Dennoch können wir ihn durch eine vernünftige Ernährung und Lebensweise verlangsamen. Ein sehr wichtiger Faktor der Alterung ist die langsam und schleichend voranschreitende Einschränkung der Durchlässigkeit unserer Zellmembranen.

Diese Durchlässigkeit ist sehr wichtig, damit die Zellen optimal mit Nährstoffen versorgt werden und sich ihrer Stoffwechselprodukte und Gifte entledigen können. Tests zeigen, dass dieses Problem schon im Alter von etwa 30 Jahren zu entstehen beginnt. Es lohnt sich also schon ab diesem Alter alle zwei Jahre eine kombinierte Entsäuerungskur durchzuführen. Hierdurch kann der Alterungsprozess günstig beeinflusst und gleichzeitig die extrazelluläre Entsäuerung auf Trab gebracht werden.

Wenn Sie mit der Entsäuerungskur anfangen, müssen Sie umso „rigoroser" vorgehen, je älter Sie sind, um ein wirklich gutes Ergebnis zu erzielen. D.h., dass Sie gut daran tun, die Kur öfter zu machen, je älter und kränker Sie sind, und je ungesünder Sie gelebt haben.

Die Devise lautet: Ab 30 Jahren geht es mit kombinierten Entsäuerungskuren (extra- und intrazellulär) los. Vorher reicht die Einnahme von »normalem« Basenpulver. Sie machen aber keinen Fehler, wenn Sie schon früher mit der intrazellulären Entsäuerung beginnen.

vorbeugen? Und wie kann man das Problem therapeutisch angehen?

Das sind Fragen, die angesichts der alarmierenden Situation jeden von uns interessieren müssen. Deshalb habe ich mich entschlossen, das Übersäuerungsproblem in diesem Buch so umfassend wie nötig, dabei so verständlich wie möglich zu behandeln.

Ein kurzer Wegweiser durch dieses Buch

Auch wenn selbstverständlich die praktischen Hinweise für Sie, liebe Leserinnen und Leser, in diesem Ratgeber den größten Raum einnehmen, können und sollen Sie aber auch etwas über den theoretischen Hintergrund des Problems erfahren. Insbesondere geht es darum, den Zusammenhang zwischen extra- und intrazellulärer Übersäuerung zu verstehen.

Damit beginne ich und will Ihr Verständnis dafür wecken, wie Übersäuerung entsteht, wie man sie feststellt und – vor allem – wie man sich davor schützen kann.

Einen breiten, aber notwendigen Raum nimmt dann die Beschreibung der zahlreichen Gesundheitsstörungen und Krankheiten ein, die als Folge der Übersäuerung auftreten können und deshalb unsere besondere Aufmerksamkeit verlangen. Im Mittelpunkt stehen dann natürlich die Möglichkeiten und Methoden der Entsäuerung. Ausgehend von den »klassischen« Verfahren der extrazellulären Entsäuerung, die selbstverständlich nach wie vor außerordentlich wichtig ist, schildere ich Ihnen die Entwicklung der revolutionären Methode der intrazellulären Entsäuerung und zeige, wie Sie diese im Rahmen der Fischer-Reska-Therapie der umfassenden Entsäuerung erfolgreich selbst anwenden können.

Dabei hilft Ihnen ein sorgfältig aufgeschlüsselter, sehr präziser Therapiekalen-

> Früher glaubte man, dass basenreiche Ernährung ausreicht, um der Übersäuerung zu entgehen. Heute gelingt das nur in ganz seltenen Fällen.

Info

Übersäuerte Pflanzen

Weil viele Böden chronisch übersäuert sind, verarmen viele Feldfrüchte, die wir als Nahrungsmittel zu uns nehmen, an Mineralstoffen und Vitaminen. So tragen diese »Lebensmittel«, die ursprünglich Basen bildend und damit gesund waren, heute zur Übersäuerung unseres Organismus bei. Lediglich Nahrungsmittel, die im biologischen Landbau erzeugt werden, sind davon weniger betroffen.

der, der Ihnen für jeden Tag sehr genaue Einnahmehinweise gibt, in den Sie die Messwerte eintragen und mit dem Sie den Erfolg der Behandlung ständig überprüfen können.

Das gestörte Gleichgewicht

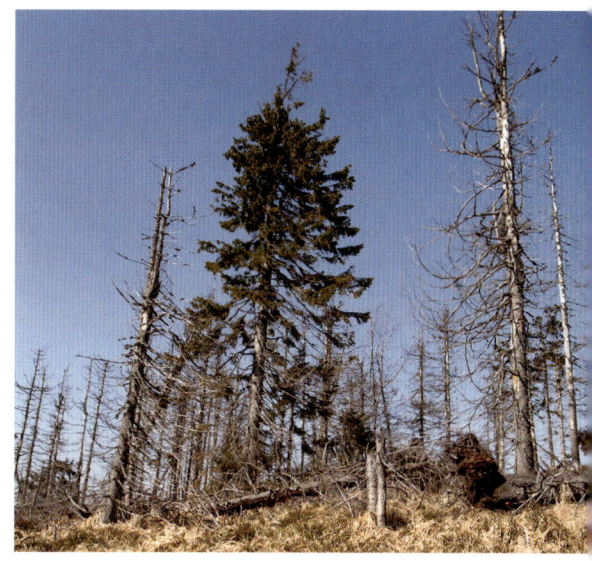

»Erst stirbt der Wald, dann stirbt der Mensch!« Zugegeben, diese Warnung engagierter Umweltschützer hört sich wie eine Drohung an, die man am liebsten schnell vergisst, um sich wieder den angenehmen Seiten des Lebens zuzuwenden. Beispielsweise einem guten Essen oder dem Fernsehkrimi – natürlich bequem auf dem Sofa, mit einem gut gekühlten Bier oder einem Teller mit leckeren Süßigkeiten oder anderen Naschereien. Die Erholung sei Ihnen gegönnt.

Doch gönnen Sie sich ruhig auch einen Moment des Nachdenkens über diese Mahnung. Denn es geht um viel mehr als um den Wald. Und wenn es auch nicht gleich um Ihr Leben geht – es geht ganz gewiss um Ihre Gesundheit!

Säuren überall auf dem Vormarsch

Wie das, fragen Sie? Was hat der Wald mit meiner Gesundheit zu tun?

Ich will es Ihnen verraten. Gönnen Sie mir deshalb für zwei Seiten Ihre Aufmerksamkeit. Ich bin sicher, danach werden Sie das Buch nicht mehr so leicht aus der Hand legen, auch wenn das Essen kalt, das Bier warm wird, der Krimi vorbei ist und Sie nicht wissen, wer der Täter war.

Bedrohte Umwelt

Apropos Täter! Für den schleichenden Tod der Wälder sind vor allem die Säuren verantwortlich. Indirekt aber wir alle, die wir die Segnungen der so genannten Zivilisation genießen wollen. Die Industrialisierung des vergangenen Jahrhunderts, die uns so viele Annehmlichkeiten gebracht hat, bringt auch das Gift hervor, das nicht nur die Wälder bedroht. Saure Abgase aus Millionen von Industrieanlagen, Kraftwerken und Autos gehen als saurer Regen auf den Boden nieder und machen den Pflanzen – großen und kleinen – das Leben schwer. Sie bedrohen nicht nur die Wälder, sondern sie beeinträchtigen auch die Qualität der Nutzpflanzen – unserer Nahrung. Was früher gesund war, ist es heute längst nicht mehr. Die Säureattacken aus der Umwelt (und natürlich auch die Überdüngung der Böden, die Verwendung von Spritzmitteln sowie die Verarbeitung der landwirtschaftlichen Produkte) führen dazu, dass der Gehalt an lebensnotwendigen Inhaltsstoffen, wie etwa Mineralien, Spurenelementen oder Vitaminen, immer mehr zurückgeht, während der Säuregehalt bzw. die Fähigkeit, im Organismus Säure bildend zu wirken, immer weiter ansteigt. So kommt es, dass eine schleichende Übersäuerung, die den Bäumen zum Verhängnis wird, auch uns Menschen bedroht und uns krank macht. Auch wenn es manche – aus welchen Gründen wohl? – noch nicht wahrhaben wollen: Heute weiß man, dass die meisten der so genannten Zivilisationskrankheiten in Verbindung mit einer Übersäuerung stehen.

Info

Zivilisationskrankheiten:

Diese Bezeichnung stammt daher, dass diese Krankheiten in „unzivilisierten" Ländern normal nicht vorkommen. Zu den häufigsten Zivilisationskrankheiten zählen:

Erkrankungen der Zähne
Fettsucht/Übergewicht
Allergien
Diabetes mellitus (»Zuckerkrankheit«)
Herzkrankheiten
Auto-Immunkrankheiten
Krebs
Viele Hauterkrankungen
Hoher Blutdruck
Rheumatische Krankheiten
usw.

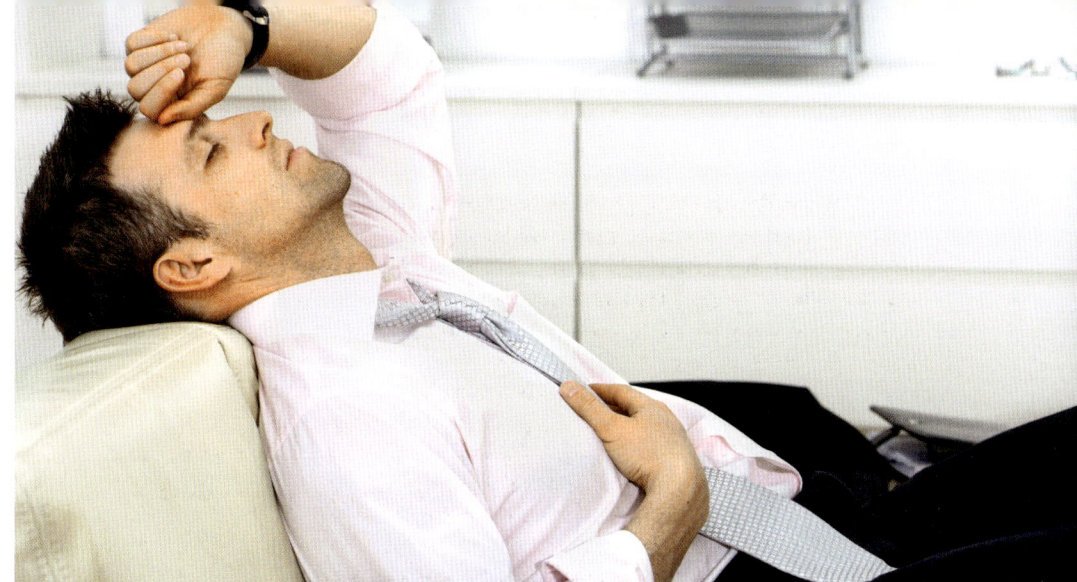

Der Preis des Fortschritts

Das ist das eine. Können wir also eine der Ursachen für die zunehmende Übersäuerung unseres Körpers noch auf eine scheinbar anonyme Umwelt schieben, sind wir bei den anderen Gründen in aller Regel aber selbst verantwortlich. Wie das, werden Sie wieder fragen! Nun, das ist schnell und leicht beantwortet – mit ein paar Gegenfragen: Wer von uns isst nicht gern zu viel, zu fett, zu süß – einfach zu »gut«? Wer verschafft sich im Zeitalter der vielen Bequemlichkeiten den nötigen körperlichen Ausgleich, sprich genügend Bewegung? Und wer von uns kann sich schon dem täglichen Stress entziehen oder ihm sogar wirksam entgegenwirken?

Sie sehen also, dass es einige wesentliche Ursachen für eine zunehmende Übersäuerung gibt, von der immer mehr Menschen betroffen sind und auf die sie mit Müdigkeit, Leistungsschwäche, Unwohlsein und anderen eher beiläufigen Befindlichkeitsstörungen, oft und zunehmend sogar mit ernsthaften Krankheiten reagieren. Ich behaupte – und beziehe mich dabei auf meine langjährige Erfahrung mit den Patienten in meiner Praxis –, dass mindestens die Hälfte, eher aber 80 Prozent aller Erwachsenen hierzulande mehr oder weniger stark übersäuert sind.

Das ist eine, wie ich finde, erschreckende Bilanz, die man nicht hinnehmen sollte. Ich jedenfalls will sie nicht hinnehmen, sondern Ihnen dabei helfen, gesund zu bleiben oder wieder gesund zu werden: Dazu muss das Gleichgewicht von Säuren und Basen in Ihrem Körper erhalten oder wieder in eine gesunde Balance gebracht werden. Was es mit dieser Balance auf sich hat, ist Thema des folgenden Kapitels.

Heute weiß man, dass die meisten der sogenannten Zivilisationskrankheiten in Verbindung mit einer Übersäuerung stehen.

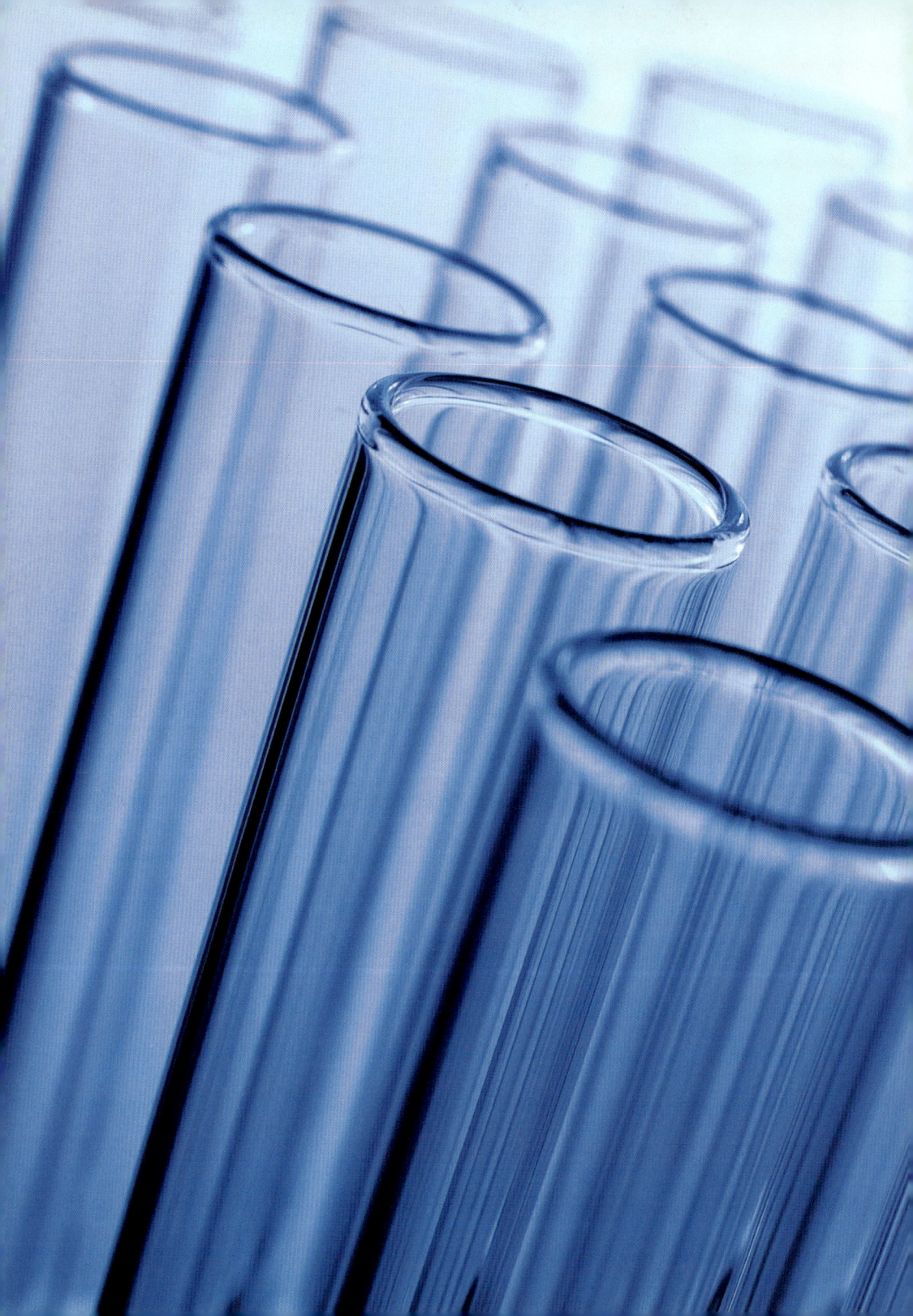

Säuren und Basen

Säuren und Basen sind die perfekten Gegenspieler: in der anorganischen wie auch in der lebenden Materie. Die eine wird durch die andere definiert, treffen sie aufeinander, heben sich ihre Wirkungen auf. Auf diesem Grundsatz beruht eine Vielzahl chemischer Reaktionen – sowohl im Reagenzglas als auch im menschlichen Organismus.

Säuren, Basen, Wasser

Erinnern Sie sich noch an den Chemieunterricht in der Schule? Auch wenn das vielleicht nicht gerade Ihr Lieblingsfach war, müssen an dieser Stelle einige wenige Begriffe und Abläufe kurz rekapituliert werden, damit das Folgende verständlich und einleuchtend wird.

Säuren

Unter einer Säure versteht man eine chemische Verbindung (HR), die sich in einer wässrigen Lösung mehr oder weniger in positiv geladene Wasserstoffionen (H+) und einen negativ geladenen Säurerest (R-) aufspaltet. Diese Aufspaltung – man nennt sie auch Dissoziation – wird umso weiter gehen, je stärker die Säure ist. Die Anzahl der Wasserstoffionen in einer Lösung bestimmt also die Säurestärke. Veranschaulichen wir uns das anhand einer einfachen Reaktionsgleichung:

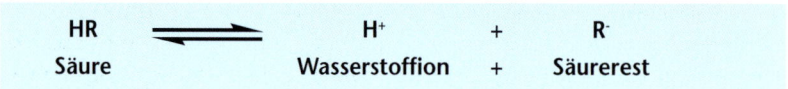

Bei einer starken Säure (z.B. Salzsäure – HCl) wird das Reaktionsgleichgewicht stark nach rechts tendieren, d.h., es befinden sich viele freie Wasserstoffionen in der Lösung, die dementsprechend stark sauer reagiert.
Eine schwache Säure dagegen (z.B. Kohlensäure – H_2CO_3) dissoziiert nur schwach, das Reaktionsgleichgewicht ist also nach links verschoben. Das bedeutet aber, dass sich nur wenige freie Wasserstoffionen in der Lösung befinden, die dementsprechend auch nur schwach sauer reagiert.
Wir merken uns: Die Konzentration der freien Wasserstoffionen ist ein Maß für den Säuregrad einer Lösung. Und: Eine Säure ist umso stärker, je mehr positive Wasserstoffionen sie in einer wässrigen Lösung freisetzen kann.

Basen – die Kontrahenten der Säuren

Die Basen (der Chemiker bezeichnet diese Verbindungen auch als Laugen) sind die »Gegenspieler« der Säuren.
Auch für sie gibt es eine knappe Definition: Basen sind demnach chemische Verbindungen (mit der allgemeinen Formel BOH), die in wässriger Lösung in negativ geladene Hydroxylionen (OH-) und den positiv geladenen Basenrest (B+) dissoziieren. Auch hier ist das Ausmaß der Dissoziation und damit die Konzentration der freien OH-Ionen ein Maß für die Basenstärke und damit auch dafür, wie mehr oder weniger stark basisch (man sagt auch alkalisch) die betreffende Lösung reagiert.

Die Reaktionsgleichung hierfür sieht folgendermaßen aus:

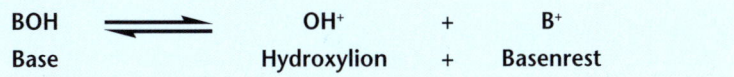

| BOH | $\longleftrightarrow$ | OH^+ | + | B^+ |
| Base | | Hydroxylion | + | Basenrest |

Auch hier gilt wieder: Bei einer starken Base (z.B. Natriumlauge – NaOH) wird das Reaktionsgleichgewicht stark nach rechts tendieren, d.h., es befinden sich viele freie Hydroxylionen in der Lösung, die dementsprechend stark basisch reagiert.
Eine schwache Base dagegen (z.B. Kalziumhydroxyd – $Ca(OH)_2$) dissoziiert dementsprechend nur schwach, das Reaktionsgleichgewicht ist also nach links verschoben. Das bedeutet, dass sich nur wenige freie Hydroxylionen in der Lösung befinden, die dementsprechend nur schwach basisch reagiert.

Wasser

Wasser ist beides – Säure und Base zugleich. Diese Feststellung stimmt und stimmt doch nicht.
Das Wassermolekül (H_2O), dessen Formel man auch H-O-H schreiben kann, ist durchaus in der Lage, H-Ionen – wenn auch nur in einer geringen Konzentration – abzugeben. Demnach wäre Wasser also eine Säure. Gleichzeitig gibt das Wassermolekül aber auch OH-Ionen in gleicher Konzentration ab, zeigt also die typische Eigenschaft einer Base. Da aber die basischen Qualitäten von den sauren ausgeglichen werden, ist Wasser zwar beides zugleich, aber dennoch keines von beiden: Wasser reagiert neutral!
Alles in allem gibt es also drei Möglichkeiten, wie eine Lösung in Bezug auf ihren Gehalt an Säuren oder Basen reagieren kann: Es ist demzufolge eine saure, eine basische oder eine neutrale Reaktion möglich.
Wie sich Säuren, Basen und Wasser verhalten, wenn sie in einer Lösung aufeinander treffen, erfahren Sie im Abschnitt »Neutralisation und Salzbildung«, der auf Seite 24 beginnt.

Info

Resümee

1. Säuren sind Verbindungen, die Wasserstoffionen in eine Lösung abgeben. Je höher die Wasserstoffionenkonzentration ist, desto stärker ist die Säure, desto stärker sauer reagiert die Flüssigkeit.
2. Basen sind Verbindungen, die Hydroxylionen in eine Lösung abgeben. Je höher die OH-Ionenkonzentration ist, desto stärker ist die Base, desto stärker basisch reagiert die Flüssigkeit.
3. Wasser ist eine neutrale Flüssigkeit. Reines Wasser hat den pH-Wert 7. Mit Wasser können Säuren oder Basen verdünnt und dadurch in ihrer Wirkung abgeschwächt werden.

Der pH-Wert und seine Messung

Wie kann man nun aber von außen erkennen, ob eine Flüssigkeit sauer, basisch oder neutral ist? Zwar könnte uns unser Geschmacks- oder Geruchssinn erste Anhaltspunkte liefern, doch davon ist dringend abzuraten. Zum einen, weil nicht alles, was sauer schmeckt oder riecht, auch Säure ist. Zum anderen, weil es nicht nur ziemlich unhygienisch, sondern auch höchst gefährlich sein kann, die Zunge in irgendeine unbekannte Flüssigkeit zu stecken. Überdies könnte man auf diese Weise auch nichts über den Grad der Säure- oder Basenstärke aussagen.

Es gibt einen anderen, viel eleganteren Weg, um dies festzustellen. Man misst die Konzentration der Wasserstoffionen, die ja das Maß für den Säuregrad sind: In einer stark sauren Lösung wird diese Konzentration hoch sein, mit abnehmender Säurestärke wird sie geringer, im schwach basischen Bereich wird sie weiter stark abnehmen, im stark basischen Milieu wird sie schließlich nur noch sehr niedrig sein.

Um eine einfache und bequeme Messskala zu haben, verwendet man nicht den absoluten Wert der Wasserstoffionenkonzentration, sondern deren negativen dekadischen Logarithmus und bezeichnet diese Größe als den pH-Wert. So erhält man eine Skala, die von 0 bis 14 reicht. Wegen der Art der Berechnung sind die niedrigen Werte dem sauren Bereich zugeordnet, die höheren dem basischen. Das sieht dann so aus, wie unten auf dieser Seite abgebildet.

Abstufung der Säuregrade

Noch etwas ist wichtig: Wegen der logarithmischen Berechnung der Werte ändert sich der Säuregrad von Stufe zu Stufe jeweils um den Faktor 10. Das bedeutet z.B., dass ein Medium mit dem pH-Wert 5 zehnfach saurer ist als eines mit dem pH-Wert 6; pH 4 entspräche dann einem hundertfach stärkeren Säuregrad im Vergleich mit pH 6 usw. Analoges gilt für den basischen Bereich der Skala, d.h., eine Base mit dem pH-Wert 12 ist zehnfach stärker als die mit dem pH-Wert 11 und tausendfach stärker als eine, deren pH-Wert mit 9 bestimmt wurde.

0	1	2	3	4	5	6	7	8	9	10	11	12	13	14
stark sauer				schwach sauer			neutral	schwach basisch				stark basisch		

Die einfachste Art der Messung

Wie kann man nun den pH-Wert bestimmen? Hier soll nicht näher auf die komplizierten und sehr präzisen elektrochemischen Messmethoden eingegangen werden, die man in medizinischen Labors verwendet.

Es genügt durchaus eine ganz einfache Methode, die jeder von uns zu Hause praktizieren kann und die für unsere Zwecke hinreichende Genauigkeit bietet: Man verwendet dafür Papierstreifen oder Messstäbchen, die mit einer so genannten Indikatorflüssigkeit getränkt sind. Diese Flüssigkeit enthält Chemikalien, die ihre Farbe entsprechend dem Säuregrad der zu messenden Flüssigkeit ändern.

Taucht man einen solchen Teststreifen in eine Flüssigkeit kurz ein und zieht ihn nach wenigen Sekunden wieder heraus, kann man an der entsprechenden Färbung den pH-Wert ablesen, wenn man sie mit einer entsprechenden standardisierten Farbskala vergleicht, die meist auf der Verpackung abgedruckt ist.

Der Messbereich

Die Genauigkeit der Messung hängt vor allem davon ab, ob der Messbereich sehr weit gesteckt oder auf einen bestimmten pH-Bereich beschränkt ist. Im letzteren Fall wird die Messung natürlich präziser ausfallen. Für unsere Zwecke eignet sich ein Teststreifen, der etwa den pH-Bereich von 5 bis 8 registriert, denn das ist der Bereich, in dem sich die Säure-Basen-Balance in unserem Körper bewegt.

Solche Messstreifen kann man in jeder Apotheke erwerben. Es gibt eine Vielzahl von Fabrikaten, die hier nicht im Einzelnen bewertet werden sollen. Ich habe gute Erfahrungen mit dem in Apotheken erhältlichen Universal-Indikatorpapier gemacht.

Wie die pH-Messungen im Verlauf der Fischer-Reska-Therapie praktisch durchgeführt und deren Ergebnisse richtig interpretiert werden, wird später noch ausführlich erklärt werden.

Info

pH-Wert-Messung

1. Der pH-Wert ist das Maß für den Säuregrad einer Lösung. Die Werteskala reicht von 1 (stark sauer) über 7 (neutral) bis 14 (stark basisch). Die Säure- oder Basenstärke nimmt dabei von Wert zu Wert um den Faktor 10 zu oder ab.

2. Eine einfache, hinreichend genaue Messung des pH-Werts kann mit Indikator-Teststreifen oder -stäbchen erfolgen. Der aktuelle pH-Wert wird durch eine entsprechende Farbgebung angezeigt, die mit einer standardisierten Farbskala verglichen wird.

Neutralisation und Salzbildung

Was geschieht nun, wenn Säuren und Basen in einer Lösung gleichzeitig vorhanden sind? Nun, sie haben das Bestreben, ihre Wirkung gegenseitig aufzuheben, wobei sie Salze und neutrales Wasser bilden. Der Chemiker beschreibt das so:

HR	+	BOH	$\rightleftharpoons$	BR	+	HOH
Säure	+	Base		Salz	+	Wasser

Für eine bekannte Reaktion, die auch im Organismus eine Rolle spielt, sieht das so aus:

HCl	+	NaOH	$\rightleftharpoons$	NaCl	+	H_2O
Salzsäure	+	Natriumlauge		Kochsalz	+	Wasser

Bei dieser Neutralisationsreaktion schwächen sich Säuren und Basen gegenseitig ab. Sind sie in gleicher Stärke und Konzentration vorhanden, wird die Lösung am Ende neutral reagieren (pH 7); sind sie unterschiedlich stark oder konzentriert, wird die Lösung nachher immer noch sauer oder basisch reagieren, allerdings schwächer als zuvor.

In der Flüssigkeit liegen die Salze entweder in gelöster Form vor, oder sie werden, weil schwer löslich, aus der Lösung ausgefällt, setzen sich also am Boden des Reaktionsgefäßes ab. Sehr gut löslich ist beispielsweise das schon erwähnte Kochsalz; schwer löslich sind dagegen die Salze der Milchsäure, deren spitze Kristalle sich z.B. im Muskelgewebe absetzen und uns den schmerzhaften Muskelkater bescheren, wenn wir beim Sport zu viel des Guten getan haben.

Erwähnt werden soll noch, dass eine stärkere Säure eine schwächere aus ihren Salzen verdrängen kann.

Info

1. Treffen Säuren und Basen in einer Lösung aufeinander, so heben sich ihre Wirkungen – je nach Stärke der beiden Reaktionspartner – mehr oder weniger auf. Bei dieser – Neutralisation genannten – Reaktion entstehen als Reaktionsprodukte Salze und Wasser.

2. Puffersysteme, die aus schwachen Säuren oder Basen und deren Salzen bestehen, sind in der Lage, zugeführte Säuren oder Basen abzufangen und dadurch den pH-Wert des Systems relativ stabil zu halten. Puffersysteme sind aber nur begrenzt belastbar.

Die Puffer

Die so genannten Puffersysteme spielen eine große, ja die wichtigste Rolle im Säure-Basen-Gleichgewicht unseres Organismus. Wenn Sie beim Lesen der Überschrift für diesen Abschnitt an die Puffer der Eisenbahnwaggons denken, liegen Sie völlig richtig. Die sind bekanntlich ja dazu da, harte Stöße weich abzufangen. Und genau darum geht es auch bei den chemischen Puffersystemen, nur dass es sich hierbei nicht um mechanische Stöße handelt, sondern um Säure- oder Basen-»Stöße«, die in unserem Organismus abgefangen werden müssen, um ein bestehendes Säure-Basen-Gleichgewicht stabil zu halten.

Wie funktioniert ein solches chemisches Puffersystem? Die Wirkung beruht auf der gleichzeitigen Anwesenheit von schwachen Säuren oder Basen und deren Salzen in der Lösung. Eine schwache Säure – beispielsweise die Essigsäure – liegt in einer Lösung praktisch undissoziiert vor, d.h., ihre Wasserstoffionenkonzentration ist sehr gering. Ihr gelöstes Salz – beispielsweise das Natriumazetat – ist dagegen vollständig in positive Natriumionen und negative Azetationen aufgespalten.

Trifft nun eine Säure auf dieses System, so werden die zugeführten Wasserstoffionen (H+) von den negativ geladenen Azetationen abgefangen – es entsteht die schwache Essigsäure, d.h., der pH-Wert der Lösung wird sich kaum verändern. Wirkt nun eine Base auf das Puffersystem ein, dann geschieht Folgendes: Die zugeführten OH-Ionen werden im Sinne einer Neutralisation von der Essigsäure abgefangen; es bildet sich Azetat und Wasser. Dazu die Reaktionsgleichungen:

$$AC^- \ + \ H^+ \ \rightleftharpoons \ HAc$$

$$HAc \ + \ OH^- \ \rightleftharpoons \ Ac^- \ + \ H_2O$$

In beiden Fällen wird sich also der pH-Wert nur wenig ändern, die Säure-Basen-Balance bleibt weitgehend stabil.

Natürlich ist ein solches Puffersystem nicht unerschöpflich. Sind die Puffersubstanzen durch einseitige saure oder basische Attacken verbraucht, bricht das System zusammen, das Säure-Basen-Gleichgewicht gerät aus den Fugen.

Unser Organismus, für den optimale pH-Bedingungen lebenswichtig sind, verfügt über mehrere solcher Puffersysteme, die fein aufeinander abgestimmt sind und sich sinnvoll ergänzen. Sie werden diese noch genauer kennen lernen. Nochmals ganz deutlich: Kein Puffersystem ist unerschöpflich. Wird es – fast immer durch Übersäuerung – überlastet, versucht es zuerst mit allen Mitteln, das lebenserhaltende Gleichgewicht zu bewahren, auch wenn dies dann – im wahrsten Sinne des Wortes – an die Substanz geht. Und das kann schwer wiegende Folgen für die Gesundheit haben.

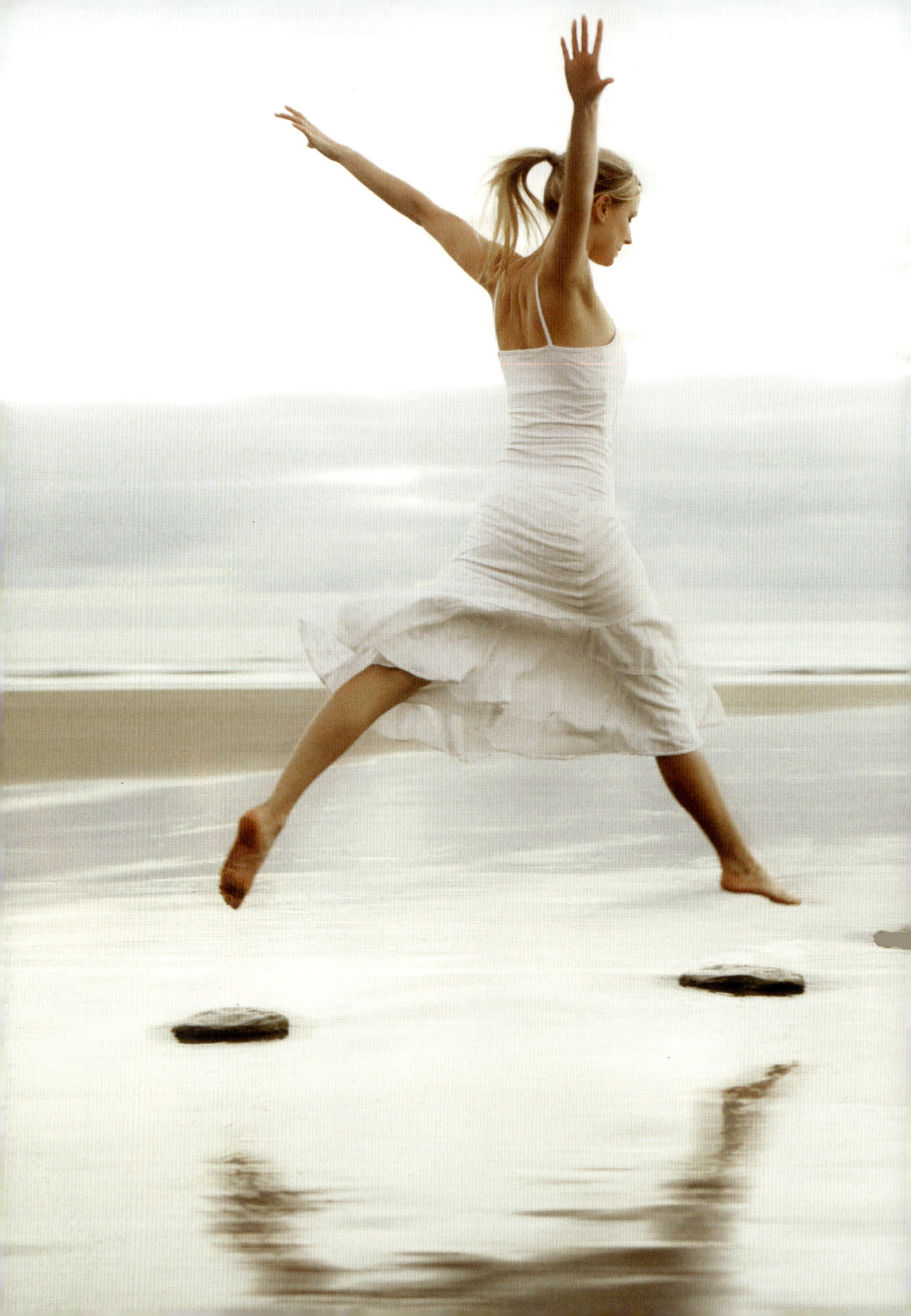

Das biologische Säure-Basen-Gleichgewicht

Unser Organismus benötigt beide für ein gesundes Leben – Säuren und Basen. Allerdings in einem ausgewogenen, in engen Grenzen stabilen Gleichgewicht. Geht diese Balance – meist durch Säureüberschuss – verloren, droht Gefahr. Zuerst entgleist der Stoffwechsel in den Organen und Körperzellen, dann können sich chronische Krankheiten einstellen.

Säuren und Basen im Organismus

Wenn man sich mit dem Säure-Basen-Gleichgewicht im Organismus beschäftigt, muss man sich darüber im Klaren sein, dass man es dabei nicht mit einem starren System, mit einer absoluten Gleichverteilung von Säuren und Basen im Körper zu tun hat – etwa nach dem Prinzip 50:50. Nein, es handelt sich vielmehr um ein äußerst dynamisches Geschehen, das stets darauf gerichtet ist, optimale pH-Werte für die verschiedenen Lebensprozesse herzustellen und in relativ engen Grenzen aufrechtzuerhalten. Vielleicht sollte man deshalb auch besser von einer Säure-Basen-Balance sprechen. Dieser Begriff bringt meines Erachtens die Dynamik des Geschehens wesentlich besser zum Ausdruck.

Wenn also von einem physiologischen Säure-Basen-Gleichgewicht bzw. von einer intakten Säure-Basen-Balance die Rede ist, dann geht es immer darum, dass die Funktionssysteme unseres Körpers ganz spezifische pH-Bedingungen benötigen und erreichen, um ihre Aufgaben im Organismus richtig und vollständig erfüllen zu können. Ist dies gewährleistet, dann sind und bleiben wir gesund. Ist der Organismus aber kaum mehr oder nur noch unter Aufbietung aller Kräfte und Reserven in der Lage, die Balance zu gewährleisten, dann kostet das unsere Kräfte, unsere Gesundheit. Unter- oder überschreitet schließlich der pH-Wert die Grenzen des Gleichgewichtszustandes sehr stark oder auf längere Dauer, bricht das Funktionssystem zusammen: Es stirbt ab – und wir mit ihm.

Die pH-Bereiche im Verdauungstrakt reichen von »stark sauer« im Magen bis zu »schwach basisch« im Bereich des Dickdarms.

Ein Organismus – viele Säure-Basen-Gleichgewichte

Bei der Vielzahl der unterschiedlichsten chemischen Reaktionen, die unablässig in unserem Organismus ablaufen und das Leben in Gang halten, ist es nur logisch, dass für jeden Reaktionstyp auch unterschiedliche Reaktionsbedingungen optimal sind. Aus diesem Grund herrschen in jedem Körperbereich, in jedem Organ, ja in jedem Zelltyp verschiedene Säure-Basen-Balancen.

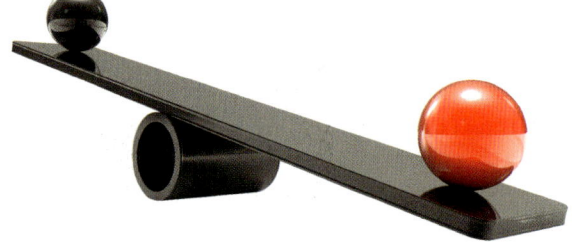

Blutplasma und Blutzellen

Das Blutplasma ist leicht basisch, der optimale pH-Wert liegt zwischen 7,35 und 7,45. Ein enger Rahmen, der aber streng eingehalten werden muss, soll das Blut z.B. seine Hauptaufgabe erfüllen können, nämlich den lebenswichtigen Sauerstoff bis in den letzten Winkel unseres Körpers zu transportieren und dort abzuliefern. Wäre der pH-Wert des Blutes nur ein wenig geringer, könnten die roten Blutkörperchen den Sauerstoff nur schwer anlagern, bei einem nur leicht erhöhten pH-Wert wäre die Sauerstoffabgabe an die Zellen deutlich erschwert.

Andererseits ist die Belastung, aber auch die Belastbarkeit des Blutes enorm. Denn es hat nicht nur Versorgungs-, sondern auch Entsorgungsaufgaben zu erfüllen, indem es sozusagen auf dem Rückweg die Abfallstoffe abtransportiert, die beim extra- und intrazellulären Stoffwechsel anfallen. Die meisten Bestandteile dieses Stoffwechselmülls sind Säuren oder sauer reagierende Substanzen. Das Blut transportiert sie zu den Ausscheidungsorganen,

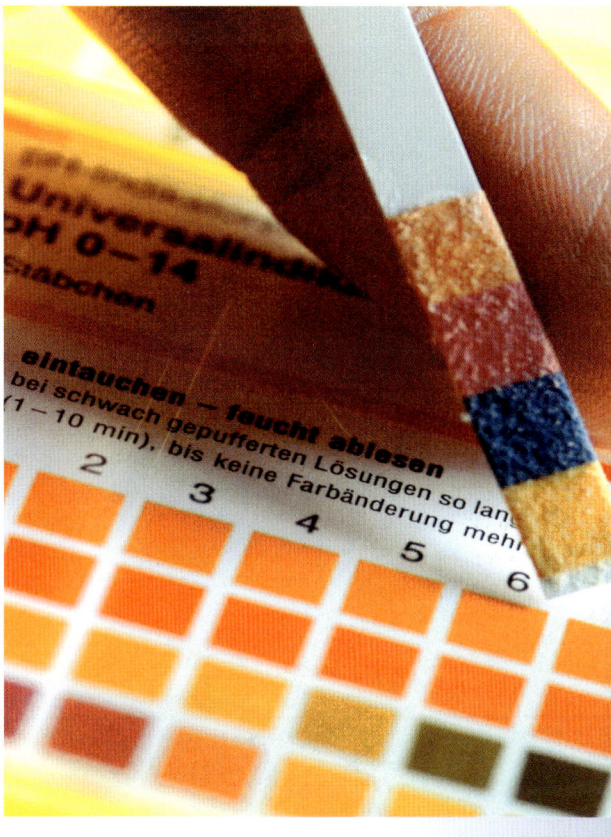

also zu Nieren, Leber und Lunge (mehr darüber auf den Seiten 51 bis 55).
Damit unser »Lebenssaft« diese Aufgaben optimal erledigen kann, muss dieser relativ enge pH-Bereich unter allen Umständen aufrechterhalten werden. Darüber wachen gleich vier Puffersysteme, die unterschiedlich große Beiträge beim Abfangen von Säurebelastungen zu leisten haben. Von eher untergeordneter Bedeutung sind die Phosphat- und Proteinat-Puffersysteme, die mit lediglich fünf bzw. sieben Prozent am »Puffergeschäft« beteiligt sind. Viel wichtiger sind der Hämoglobinat- und der Bikarbonatpuffer, die mit 35 bzw. 53 Prozent zur Pufferkapazität beitragen. Was das Bikarbonat angeht, wird noch an anderer Stelle ausführlicher informiert werden (siehe Seite 32). Das Hämoglobinat aber steht im direkten Verhältnis zum Hämoglobin, dem roten Blutfarbstoff, dessen Gehalt bei jeder normalen Blutuntersuchung gemessen wird. Ist der Gehalt zu niedrig,

Mit Hilfe solcher Teststreifen wird der pH-Wert im Mittelstrahl des Urins gemessen.

ist die Pufferkapazität des Blutes eingeschränkt; liegt er aber deutlich über dem Normalwert von 7,40, dann kann man davon ausgehen, dass bereits eine leichte, noch nicht an Symptomen erkennbare – latente – Übersäuerung vorhanden ist. Bereits eine solche leichte Übersäuerung kann ernst zu nehmende Folgen haben: Die Blutzellen verlieren an Elastizität, sie werden starrer und können sich so nur noch schwer durch die feinen Blutgefäße bewegen und von dort aus ihre Ver- und Entsorgungsaufgaben erledigen. Dadurch kommt es z.B. zu mangelnder Durchblutung peripherer Körperbereiche (kalte Füße!) und zur Verschlackung in weiter entfernten Geweben (Zellulitis).

Das Verdauungssystem

Die Verdauung ist ein derart fundamentaler Vorgang, dass ihr die größte Aufmerksamkeit gebührt, was leider viel zu selten der Fall ist. Schließlich geht es dabei um das Wichtigste überhaupt: die Umwandlung der Nahrungsmittel in Lebensmittel – im besten Sinne des Wortes. Auch dabei spielen die Säure-Basen-Balancen eine ausschlaggebende Rolle. Sie entscheiden darüber, ob wir unser Leben unbeschwert genießen können oder ob wir matt und schwach dahinvegetieren.

Allein der Darm hat eine aktive Oberfläche von fast 400 Quadratmeter. Hier befinden sich 80 Prozent des Immunsystems.

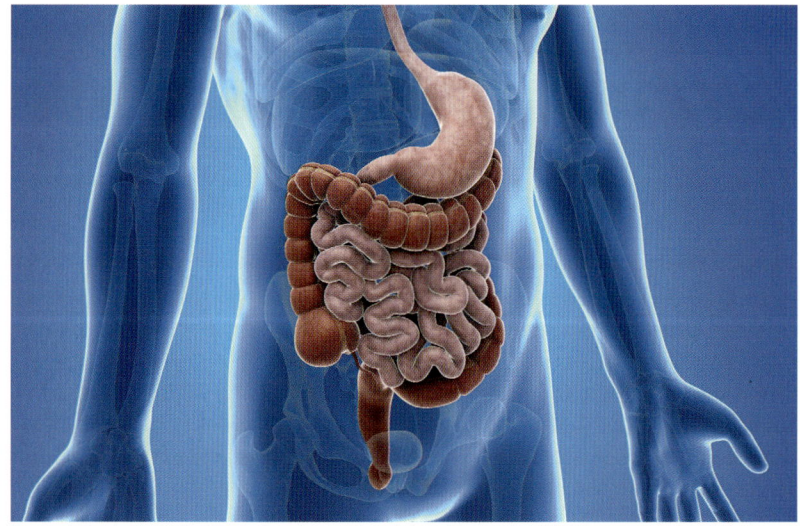

Der Mund gehört dazu

Die Verdauung beginnt im Mund. Obwohl das jeder weiß, wird es jedoch allzu oft in der Hektik des Alltags vergessen. Mal ganz ehrlich! Nehmen Sie sich immer die Zeit, gründlich, d.h. jeden Bissen mindestens 30-mal, zu kauen? Das wäre erforderlich, um die Nahrung richtig zu zerkleinern und einzuspeicheln, damit sie im Magen in kleineren Portionen so ankommt, dass sie dort zügig weiterverdaut werden kann. Immerhin stellen uns die Speicheldrüsen täglich bis 1,5 Liter Speichel zur Verfügung, den wir nutzen können und sollten. Die Speichelflüssigkeit ist mit einem pH-Wert von 6,4 bis 6,8 leicht sauer. Der Speichel sollte aber bei 7,0 liegen, da hier das Verdauungsenzym Ptyalin sein Wirkungsoptimum hat. Dieser Wert wird nur bei gut entsäuerten Menschen erreicht.

So weit, so gut – doch wer hat schon die Muße, in der knapp bemessenen Kantinenpause sein Essen wirklich in Ruhe zu genießen? Außerdem laden die meisten Snacks und Fertiggerichte auch nicht gerade zum Kauen ein. Sie werden meist schnell hinuntergeschlungen – und das war's dann. Das war's eben nicht, denn dadurch haben die anschließend aktiv werdenden Verdauungsorgane – Magen und Darm – die ganze Verdauungsarbeit allein zu leisten. Das dauert dann nicht nur länger, sondern kostet auch Kraft, was wir an der Müdigkeit und dem Leistungsabfall zu spüren bekommen, die sich unweigerlich nach einer hastig eingenommenen Mahlzeit einstellen.

Also – nehmen Sie sich die Zeit, essen Sie in Ruhe, kauen Sie gründlich, und wählen Sie möglichst frische, naturbelassene Kost. Dann haben nicht nur die Zähne etwas zu tun, sondern Sie schützen sich auch vor Übersäuerung.

Übrigens haben langsames Essen und gründliches Kauen noch einen angenehmen Nebeneffekt – für alle, die um ihre schlanke Linie besorgt sind. Weil der Magen erst mit einer Verzögerung von 10 bis 15 Minuten an das Gehirn meldet, dass er genug aufgenommen hat, und sich erst dann das Sättigungsgefühl einstellt, schaufeln hastige Esser bei jeder Mahlzeit meist viel zu viel in sich hinein – mit den bekannten Folgen für Bauch und Hüften.

Wenn der Magen sauer wird

Gelangt der zerkleinerte und eingespeichelte Nahrungsbrei in den Magen, findet er ganz andere Bedingungen vor. Damit dort die Verdauung in Gang kommt, müssen Enzyme aktiviert werden, die nur in einem stark sauren Milieu arbeiten. Dafür sorgt die Magensäure – eine starke Salzsäure, die den pH-Wert bis auf 1 absenkt. Außerdem wirkt die Magensäure als höchst wachsame Gesundheitspolizei, indem sie den zahlreichen Bakterien und Pilzen, die mit der Nahrung aufgenommen werden, den Garaus macht.

Doch die so genannten Belegzellen des Magens produzieren nicht nur die ätzende Säure, sondern gleichzeitig und in gleicher Menge auch das basische Natriumbikarbonat, die wichtigste Puffersubstanz unseres Körpers. Die Ausgangsstoffe dafür – Natriumchlorid und Kohlensäure – holen sich die Belegzellen aus dem Blut und setzen sie zu Salzsäure und Natriumbikarbonat um.

Für die Interessierten dazu die Reaktionsgleichung:

$$NaCl + H_2CO_3 \rightleftharpoons HCl + NaHCO_3$$

Kochsalz + Kohlensäure → Salzsäure + Natriumbikarbonat

Während die Salzsäure unter normalen Bedingungen im Magen verbleibt und bei der Verdauungsarbeit verbraucht wird, geht das Natriumbikarbonat als Puffersubstanz in den Blutkreislauf sowie in die basophilen (Basen anziehenden) Organe – Bauchspeicheldrüse, Leber, Gallenblase, Dünndarm – über. Von da wird es nach Bedarf in den Verdauungstrakt abgegeben, um dort für optimale pH-Verhältnisse zu sorgen.

Reicht diese »Basenflut« allerdings nicht aus, um im weiteren Verdauungstrakt übersäuerte Verhältnisse auszugleichen, wird weiteres Natriumbikarbonat benötigt, das allerdings nur gemeinsam mit zusätzlicher Salzsäure zur Verfügung gestellt wird. Die Folge ist eine Übersäuerung des Magens, die sich zunächst als unangenehmes Sodbrennen bemerkbar macht, im weiteren Verlauf aber die Bildung von Magengeschwüren hervorrufen kann.

Info

Bei vielen Menschen ist der Stuhlgang so sauer, dass sie sogar ein Brennen am Anus verspüren, wenn sie auf der Toilette waren. Das sollte nicht sein, denn so kann es leicht zu schmerzhaften Fissuren und Hämorrhoiden kommen.

Der Darm vieler Menschen ist durch Gärung und Fäulnis belastet.

Dadurch entstehen übelste Gifte, ja sogar Leichengifte wie Indol und Skatol. Denn wenn z.B. gegessenes Fleisch nicht schnellstens verstoffwechselt wird und den Darm nach höchstens drei Tagen wieder verlässt, entstehen Verwesungsgifte wie bei einer Leiche im Grab.

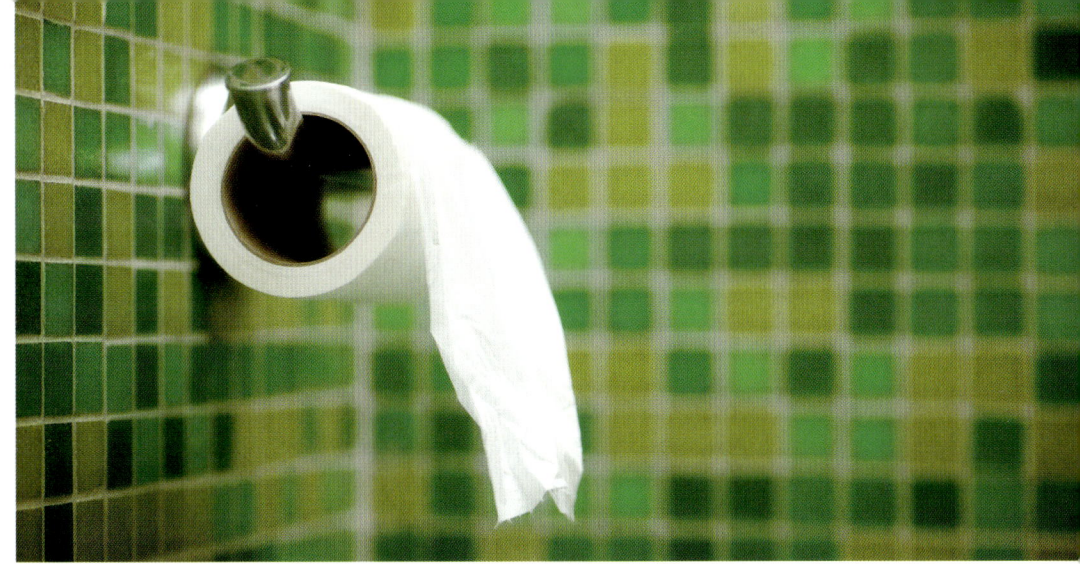

Dynamik im Darm

Nach der Vorverdauung im Magen wird der saure Speisenbrei portionsweise durch den so genannten Pförtner in den Zwölffingerdarm weitergeleitet. Dort wird die aufbereitete Nahrung durch die Sekrete der Bauchspeicheldrüse (pH 7,6 bis 8,2) und der Gallenblase (pH 7,0 bis 7,5) sowie andere alkalische Säfte neutralisiert, so dass im Zwölffingerdarm die Eiweiße, Fette und Kohlenhydrate verdaut werden können.

Der Pförtner aber öffnet sich erst dann wieder, um eine neue Portion Nahrungs-brei aus dem Magen in den Zwölffingerdarm zu entlassen, wenn die vorherge-hende »richtig« neutralisiert wurde. Reichen dazu die basischen Potenzen der genannten Drüsensekrete infolge einer Übersäuerung nicht aus, kann es sehr viel länger dauern, bis diese Neutralisierung erfolgt. Das hat zur Folge, dass die vorverdaute Nahrung länger im Magen liegen bleibt – Völlegefühl, Aufstoßen, eventuell sogar Magenschmerzen stellen sich ein.

Die Folgen eines zu sauren Milieus im Zwölffingerdarm können aber noch viel schwerwiegender sein: Fette, Kohlenhydrate und Eiweiße werden dort nur un-vollständig verdaut und können erst in den nachfolgenden Darmabschnitten – im Dünndarm und im Dickdarm – endgültig verarbeitet werden. Das aber führt zu einer Beeinträchtigung der gesunden Darmflora, Gärungs- und Fäulnisprozesse nehmen überhand und vergiften den Organismus. Da viele der Zersetzungspro-dukte sauer sind, beginnt ein Teufelskreis, in dem sich die Übersäuerung immer weiter verstärkt. Wir bemerken das an Verstopfungserscheinungen oder Durch-fall, Blähungen, übel riechendem Stuhl und unangenehmem Mundgeruch. Was aber noch viel wichtiger ist: Ein übersäuerter Darm ist nur noch eingeschränkt in der Lage, lebenswichtige Nähr- und Energiestoffe durch die Darmwände an das Blut abzugeben – wir verlieren an körperlicher und geistiger Leistungskraft. Dazu kommt, dass auch unser Immunsystem erheblich geschwächt wird, das ja zu 80 Prozent durch den Darm aufrechterhalten und reguliert wird.

»Der Tod sitzt im Darm«

Dieser Satz, den vor rund 500 Jahren der berühmte Arzt Paracelsus (1493–1541) aussprach, hat nichts von seiner Bedeutung verloren. Er ist vor allem eine Herausforderung. Für mich bedeutet er, alles zu tun, um den verhängnisvollen Teufelskreis zwischen Übersäuerung in diesem Bereich und vielen chronischen Krankheiten ein für allemal zu durchbrechen. Können wir die Übersäuerung besiegen – und wir können es, wie ich später zeigen werde –, gelingt es uns auch, die gesunde Darmfunktion wiederherzustellen und unser wichtigstes Organ zu einem Zentrum des Lebens werden zu lassen.

Gewebe als Säuredepots

Unser Organismus verfügt normalerweise über zahlreiche Puffersysteme, die einen »Säurestoß« abfangen können. Diese Puffer können aber auch überlastet werden, was schließlich zur Übersäuerung der betreffenden Organbereiche führt. Für das Blut, das einerseits die wichtige Aufgabe hat, säurehaltige Stoffwechselprodukte zu den Ausscheidungsorganen zu transportieren (siehe Seite 29), andererseits aber seinen pH-Wert nur in sehr engen Grenzen variieren darf, wird es dann kritisch. Für diesen Fall hat unser Organismus zwei Notlösungen parat, die zwar das Schlimmste – eine Übersäuerung des Blutes – abwenden, aber leider nicht unproblematisch sind.

Eine dieser Lösungen besteht darin, säurehaltige Substanzen aus dem Blutkreislauf zu entfernen und in entfernten, scheinbar weniger empfindlichen Bereichen des Bindegewebes als Schlacken zu deponieren. Dort sollen sie vorübergehend lagern, bis sie durch eine neue »Basenflut« (Natriumbikar-bonat aus den Belegzellen des Magens) wieder herausgespült und zur Ausscheidung gebracht werden. Das funktioniert in einem gesunden Organismus auch, nicht aber in einem bereits übersäuerten, wie wir ihn heute leider meistens vorfinden. Dann wird aus dem Provisorium ein Dauerzustand, die Deponie zum Endlager. Haben sich die Schlacken im Gewebe erst einmal festgesetzt, verhärten sie es, erschweren die Durchblutung und verhindern so in zunehmendem Maß nicht nur eine vernünftige Ernährung der Gewebszellen, sondern auch, dass die Schlacken irgendwann einmal abgebaut werden können. Das Ergebnis sind neben Durchblutungsstörungen u.a. Hautkrankheiten, Weichteilrheumatismus und andere Krankheiten, über die später noch zu berichten sein wird.

Jährlich erkranken in Deutschland etwa 30.000 Frauen und 27.000 Männer an Darmkrebs (Dickdarm- und Mastdarmkrebs). Zu den Risikofaktoren zählen neben genetischen Faktoren Übergewicht, Bewegungsmangel sowie schwer wiegende Ernährungsfehler – vor allem der Mangel an basischem Obst und Gemüse sowie an Ballaststoffen und das Überangebot an sauren tierischen Fetten, Fleisch, Genussmitteln und Zucker.

Es steigt hierbei vor allem auch die Gefahr entzündlicher Erkrankungen. Droht eine Entzündung, wird dies normalerweise durch eine leichte Übersäuerung des betreffenden Gewebebereiches signalisiert. Dadurch werden die weißen Blutkörperchen alarmiert, die sogleich »anrücken«, um Abwehrarbeit zu leisten und die Entzündung zum Abklingen zu bringen. Ist aber die Übersäuerung des Gewebes von vornherein schon zu hoch, können sie erst gar nicht aktiv werden – und die Entzündung kann sich ungehindert ausbreiten.

Jährlich erkranken in Deutschland etwa 30.000 Frauen und 27.000 Männer an Darmkrebs (Dickdarm- und Mastdarmkrebs). Zu den Risikofaktoren zählen neben genetischen Faktoren Übergewicht, Bewegungsmangel sowie schwer wiegende Ernährungsfehler – vor allem der Mangel an basischem Obst und Gemüse sowie an Ballaststoffen und das Überangebot an sauren tierischen Fetten, Fleisch, Genussmitteln und Zucker.

Die pH-Bereiche im Verdauungstrakt reichen von »stark sauer« im Magen bis zu »schwach basisch« im Bereich des Dickdarms.

Säuren als Mineralienräuber

Die zweite Notlösung, um das nötige Säure-Basen-Gleichgewicht wieder einigermaßen herzustellen, kann besonders dramatische Folgen zeitigen.
Reichen die »normalen« Basenreservoirs des Organismus zur Aufrechterhaltung der Säure-Basen-Balance nicht mehr aus, muss er auf die basischen Mineralien des Körpers zurückgreifen. Und das geht dann im wahrsten Sinne des Wortes an die Substanz – an die der Knochen, Gelenke, Zähne, Haare und Nägel, um nur einige Körperbereiche zu nennen, in denen basische Mineralien, wie Kalzium, Kalium, Magnesium, eine wahrhaft tragende Rolle spielen. Osteoporose, Arthrose, Karies, Haarausfall, brüchige Finger- und Fußnägel seien hier schlaglichtartig genannt; sie können als Folge eines gestörten Säure-Basen-Gleichgewichts entstehen oder aber wesentlich verschlimmert werden.

Säure, die auf die Nerven geht

Wenn jemand sagt, dass er »sauer« sei, meint er damit, dass er Stress hat, sich ärgert, sich müde und lustlos fühlt, kurz: Die körperliche und geistige Verfassung »ist auf dem Weg in den Keller«. Kann das aber nicht auch mit seinem Säure-Basen-Haushalt zusammenhängen? Es kann nicht nur, es ist in der Tat so!
Unser vegetatives Nervensystem, also der Teil unseres Nervensystems, den wir willentlich nicht beeinflussen können, birgt zwei wichtige Untersysteme in sich, die sich gewissermaßen als Gegenspieler ergänzen: das sympathische System (auch

Sympathikus genannt) und das parasympathische System (Parasympathikus). Während der Sympathikus hauptsächlich auf die Außenreize reagiert, also der »Stressnerv« ist, der angesichts äußerer Signale automatisch auf Angriff, Abwehr oder Flucht »schaltet«, bewirkt der Parasympathikus genau das Gegenteil. Kommt er zum Zuge, beruhigen wir uns, erneuern wir unsere Körperkräfte, sorgen also für gesunden Ausgleich.

Es versteht sich, dass beide Systeme für unser Leben und Überleben wichtig sind, doch sollten beide im Gleichgewicht sein, damit wir gesund bleiben und uns wohl fühlen. Bei einem ausgeglichenen Säure-Basen-Haushalt ist das auch der Fall. Dann wird die saure Phase, in der der Sympathikus regiert, bald von einer leicht basischen Periode abgelöst, in der dann der Parasympathikus die Erregung wieder herunterfährt, uns zur Ruhe und zu neuen Kräften kommen lässt.

Tipp

Säure-Basen-Haushalt und Vegetativum

Bei basischer Stoffwechsellage	Bei saurer Stoffwechsellage
Ist der Parasympathikus in Aktion	Ist der Sympathikus bestimmend
Ist die Körpertemperatur erniedrigt	Steigt die Körpertemperatur
Ist der Blutzuckerwert erniedrigt	Steigt der Blutzuckerspiegel
Ist der Blutdruck erniedrigt	Ist der Blutdruck erhöht
Sind die Gefäße weit gestellt	Sind die Gefäße verengt
Sind Entzündungen vermindert	Sind Entzündungen häufiger
Ist die Allergiebereitschaft niedrig	Herrscht höhere Allergiebereitschaft
Hat man einen gesunden Schlaf	Treten Schlafstörungen auf
Ist die Leistungsfähigkeit hoch	Tritt rasch Ermüdung ein
Ist die Stimmung ausgeglichen	Ist die Stimmung oft labil

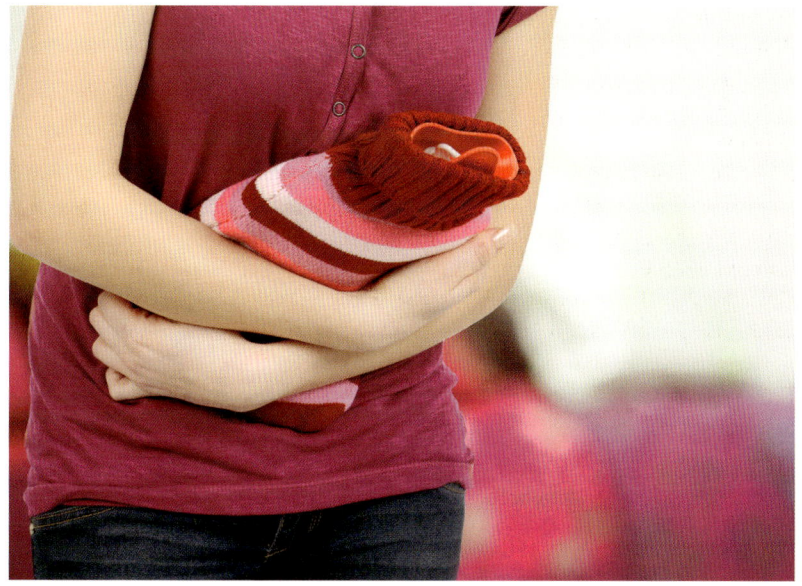

Die pH-Bereiche im Verdauungstrakt reichen von »stark sauer« im Magen bis zu »schwach basisch« im Bereich des Dickdarms.

Haben aber in unserem Organismus die Säuren die Oberhand gewonnen, dann ist auch das vegetative Nervensystem gestört, dann kommt es zu einer übermäßigen Aktivierung des Sympathikus – mit den entsprechenden Folgen. Und die machen nicht nur »sauer«, sondern krank.

Auch hier haben wir es übrigens wieder mit einem Teufelskreis zu tun, wie wir ihn bei diesem Thema immer wieder antreffen: Die Ursache (die anfängliche Übersäuerung) führt zur hier geschilderten Wirkung (zur Überbetonung des Sympathikus), und die wiederum verstärkt die Ursache, so dass die Übersäuerung des Organismus zunimmt. Ursache und Wirkung schaukeln einander hoch. Auf die Dauer führt das zu einem chronischen Zustand, den die Fachleute Sympathikotonie nennen und der für eine Reihe chronischer Erkrankungen verantwortlich gemacht wird, wie im Kapitel »Übersäuerungskrankheiten von A bis Z« (ab Scite 87) ausführlich beschrieben wird.

Extrazellulär oder intrazellulär – das ist die Frage

Die Aufrechterhaltung eines dynamischen Gleichgewichts zwischen Basen und Säuren in den verschiedenen Organsystemen ist von grundlegender Bedeutung für ein Leben in körperlicher und geistiger Gesundheit. Es gibt in diesem Zusammenhang aber noch einen anderen wichtigen Bereich unseres Organismus: die Körperzellen. Wir haben Billionen davon, und in jeder von ihnen werden in jeder Sekunde, rund um die Uhr, die Stoffe und Energien produziert, die unser Leben erst möglich machen. Jede dieser Billionen Körperzellen ist wie ein kleiner Organismus mit eigenem Stoffwechsel, und durch das Zusammenwirken all dieser kleinen Organismen wird unser Gesamtorganismus aufgebaut und in Betrieb gehalten.

Wie die Säure in die Zelle kommt

Wir wissen schon viel, aber noch längst nicht alles darüber, was sich im Zellinneren abspielt. Klar ist, dass auch im intrazellulären Raum, also in der Zellflüssigkeit, ein optimales Säure-Basen-Gleichgewicht bestehen muss, damit die verschiedenen chemischen Reaktionen, die darin ablaufen, in die richtige Richtung gehen und zu den entsprechenden spezifischen Produkten führen. Klar ist auch, dass bei den intrazellulären Reaktionen verschiedene, überwiegend saure Abfallprodukte entstehen, die durch die Zellwand entsorgt werden und dann aus dem extrazellulären Bereich abgeführt und zur Ausscheidung gebracht werden

Info

Die extrazelluläre Säure befindet sich außerhalb der Körperzelle, vor allem in den Zellzwischenräumen, in den Körperflüssigkeiten sowie in der Lymphe.

Die intrazelluläre Säure befindet sich in der Zelle, wo sie erzeugt wird oder wohin sie eindringt, wenn zu viel Säure im extrazellulären Raum vorhanden ist und nicht ausgeschieden wird. Diese intrazelluläre Säure wird normalerweise nicht gefunden und wurde deshalb bisher noch nicht bekämpft.

müssen. Ebenso müssen auf dem entgegengesetzten Weg basische Substanzen in die Zelle gebracht werden, um die Säure-Basen-Balance in jeder Situation stabil zu halten.

Was aber, wenn der Abtransport der Säuren oder die Zuführung basischer Stoffe nicht richtig funktioniert? Etwa dadurch, dass durch eine bereits bestehende Übersäuerung im extrazellulären Bereich Blut und umliegendes Gewebe keine oder nur noch eine verminderte Aufnahmefähigkeit für die sauren Stoffwechselprodukte der Zelle besitzen. Oder dadurch, dass die Basenreserven des Blutes nicht ausreichen, um davon noch etwas an die Zelle abzugeben. Oder dadurch, dass infolge übersäuerter und damit verhärteter und undurchlässiger Gewebe der Blutfluss verringert wird und somit die Zellen in diesen Gewebebereichen kaum noch erreicht werden.

Dann kommt es zu einer Übersäuerung in den Zellen, deren Auswirkung man bis jetzt nur abschätzen kann: Der Zellstoffwechsel versagt, die Zelle altert rasch, Gärungsprozesse gewinnen die Oberhand (siehe hierzu auch Seite 180, Krebsforschung von Otto Warburg im Kapitel Geschichte der Übersäuerung). Schließlich stirbt die Zelle ab, oder – was noch schlimmer ist – sie entartet, wird zur Krebszelle, schließt sich mit anderen zu lebensbedrohlichen Tumoren zusammen.

Zugegeben: Das zuletzt geschilderte Szenario beruht (noch) auf Annahmen, denn es ist derzeit kaum möglich, die Vorgänge im Inneren einer Zelle messtechnisch zu erfassen. Jeder Versuch, mit einer auch noch so kleinen Messsonde ins Zellinnere vorzudringen, führt ja dazu, dass die Zelle zerstört wird.

Die versteckte Übersäuerung

Die intrazelluläre Übersäuerung entzieht sich aber nicht nur der Messung, sie wird – und das ist besonders tragisch – auch nicht von den Nieren »erkannt«, die ja die extrazellulären Säureprodukte in harnpflichtige Substanzen umwandeln

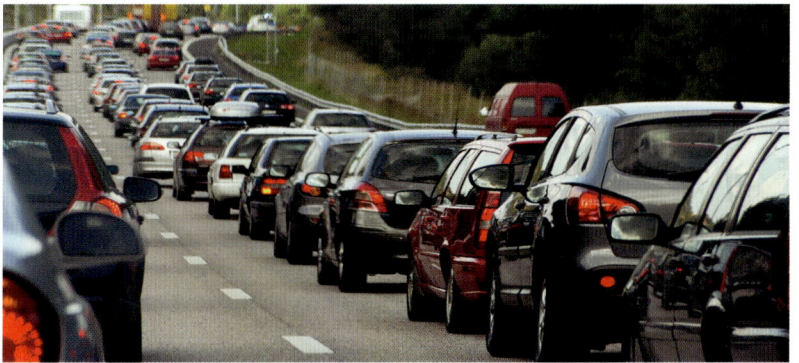

Wie beim Verkehrsstau geht es auch im übersäuerten Organismus zu. Sind Körperflüssigkeiten und Gewebe voller Säure, bewegt sich überhaupt nichts mehr. Auch die intrazelluläre Säure kann nicht abtransportiert werden.

und mit dem Urin ausscheiden. So kann es durchaus geschehen, dass im extrazellulären Bereich, z.B. nach einer klassischen Entsäuerungsbehandlung (siehe Seite 188), normale Säure-Basen-Verhältnisse herrschen, während der intrazelluläre Bereich übersäuert ist und bleibt.

Die »Säurebombe« bleibt in den Zellen versteckt, wo sie tickt und tickt, bis sie eines Tages explodiert und uns lebensbedrohend krank werden lässt. Und diese Art der Übersäuerung betrifft nicht nur einige wenige, sondern es werden immer mehr.

Eine wichtige Unterscheidung

Die unterschiedlichen Säure-Basen-Gleichgewichte lassen sich abschließend also in zwei große Bereiche unterteilen.

Der extrazelluläre Bereich

Dieser Bereich umfasst z.B. das Blut, die anderen Körperflüssigkeiten und alle extrazellulären Räume in den Körperorganen, in denen sich dynamische Säure-Basen-Gleichgewichte einstellen, die einer Messung zugänglich sind und die sich relativ leicht beeinflussen lassen.

Dazu gehört auch der extrazelluläre Bereich des Bindegewebes, in dem der übersäuerte Organismus Säuren und saure Schlacken deponiert.

Dieser Bereich ist Gegenstand der herkömmlichen Entsäuerungstherapien, die ich an anderer Stelle noch eingehender beschreiben werde.

Der intrazelluläre Bereich

Gemeint sind die Räume im Inneren unserer Körperzellen, wo der Stoffwechsel des Lebens stattfindet. Hier sind die Verhältnisse subtiler, die Messmethoden kompliziert und die Eingriffsmöglichkeiten mit herkömmlichen Entsäuerungsmethoden ab einem Alter von etwa 30 Jahren (siehe Kasten „Wann sollte int-

Mein Rat

Ich bin überzeugt, dass wenn der Körper von seinen überschüssigen Säuren und somit auch von seinen belastenden Schlacken befreit wird, sich kaum Krebs entwickeln kann. Dann können die 80 Prozent unseres Immunsystems, die sich auf der Darmschleimhaut befinden, Viren, Bakterien und alle Krebs erregenden Gifte wieder unschädlich machen. Deshalb ist es so wichtig, bei der Krebsprophylaxe, die in der heutzutage so belasteten Umwelt eigentlich jeder betreiben sollte, auch auf eine hinreichende extra- und intrazelluläre Entsäuerung zu achten.

razellär entsäuert werden" Seite 13) kaum erfolgreich. Dabei ist dieser Bereich durch Säureangriffe besonders gefährdet. Denn wenn das basische Kalium, das in den Zellen eine wichtige Pufferfunktion erfüllt, knapp wird, kann es der Organismus nicht einfach aus seinen Reserven ersetzen. Im Gegenteil – seinen Platz nehmen saure Wasserstoffionen ein, die aus dem Blut abgegeben werden. Diese Ionen vermögen die Barriere der Zellwand zu überwinden, während das »normalen« Kaliumionen nicht möglich ist.

Basisches Blut – saure Zellen?

Bei der Erforschung der intrazellulären Übersäuerung stieß man nämlich auf eine zunächst verblüffende Erscheinung, die den Zusammenhang zwischen beiden Formen der Übersäuerung auf plastische Weise deutlich macht: Je größer die Übersäuerung innerhalb der Zellen war, desto weniger sauer war die Blutflüssigkeit in den versorgenden Blutgefäßen. Erst später fand man die Erklärung: Die im Zellinnern vorhandenen basischen Kaliumionen werden aus den Zellen in das Blut »gezogen«, um dessen Pufferkapazität zu stabilisieren. Sie werden durch die sauren Wasserstoffionen des Blutes ersetzt, wodurch die intrazelluläre Übersäuerung verstärkt, die extrazelluläre jedoch verringert wird.

Die unsichtbare Gefahr

Aus der Sicht der klassischen Übersäuerungstherapie erwies sich diese Tatsache, deren Ursache man zunächst nicht erkannte, als verhängnisvoll, denn man registrierte lediglich den Säurewert des Blutplasmas und stellte eine insgesamt abnehmende Übersäuerung fest. Dadurch wurde das eigentliche Übel – die intrazelluläre Übersäuerung – über lange Zeit verschleiert und fand kaum Beachtung. Es ist der Krebsforschung, insbesondere den Arbeiten von Warburg, von Ardenne und Pekar zu verdanken, die Licht in das Dunkel des Zellstoffwechsels brachten.

Info

Den Säureschlacken in den Zellen selbst konnte man bisher kaum zu Leibe rücken, weil die Zellwände den Entsäuerungsmitteln den Weg versperrten bzw. die sauren Abfallprodukte nicht aus dem Zellinneren abtransportiert werden konnten.
Doch das ist jetzt endlich vorbei. Mit der von mir entwickelten Methode einer kombinierten extrazellulären und intrazellulären Entsäuerung ist es möglich, den gesamten Organismus endlich gründlich zu entsäuern und die so lebensnotwendige Säure-Basen-Balance in allen Bereichen wiederherzustellen. Wie das funktioniert und wie Sie diese Methode zur Erhaltung bzw. Wiederherstellung Ihrer Gesundheit selbst anwenden können, lesen Sie ab Seite 187.

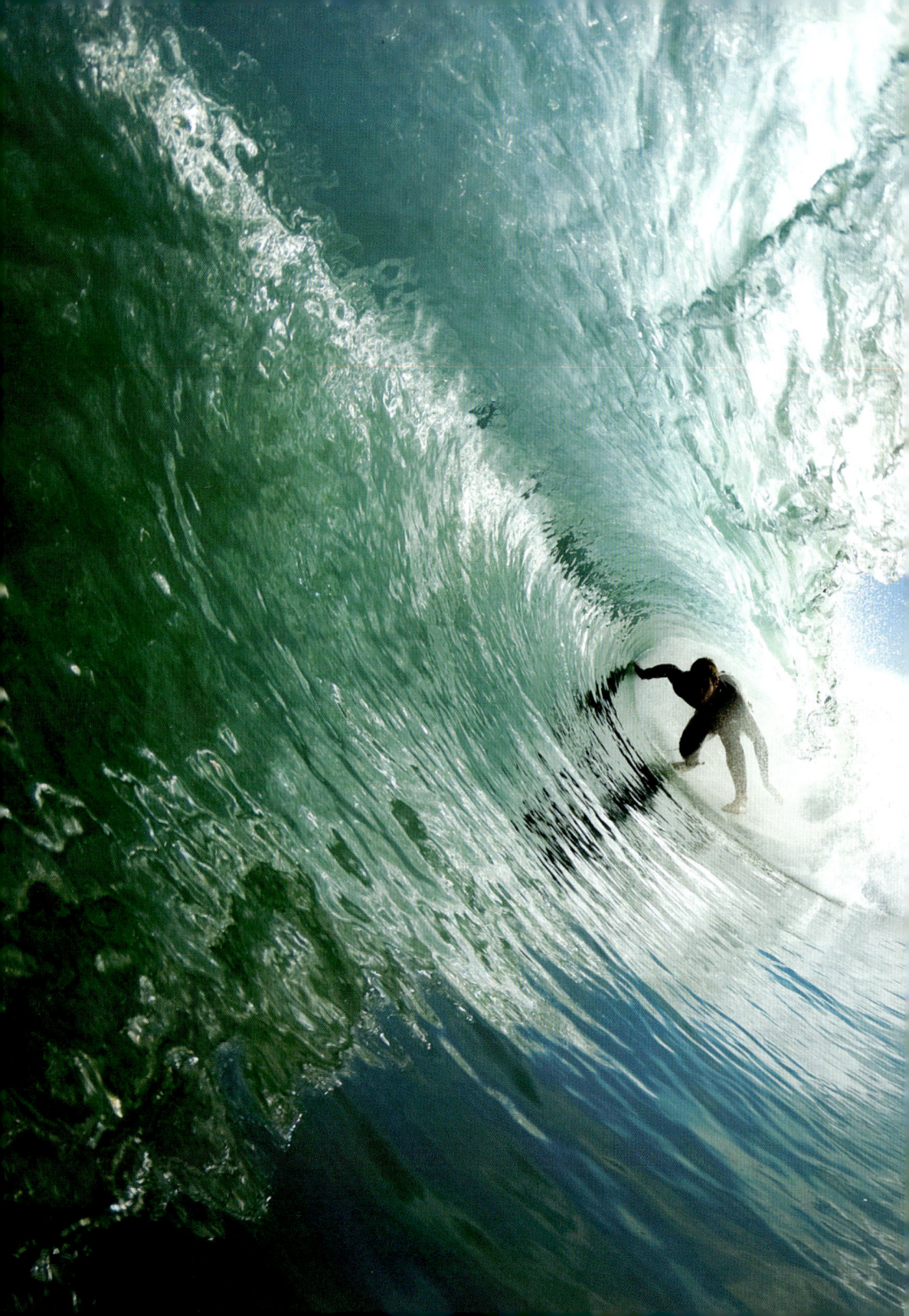

Die Regulierung des Säure-Basen-Gleichgewichts

Unser Organismus verfügt über eine ganze Reihe von Möglichkeiten, mit der anschwellenden Säureflut fertig zu werden und die lebenswichtige Säure-Basen-Balance zu regulieren. Vor allem geht es darum, Säureüberschüsse auszuscheiden, bevor sie die Gesundheit beeinträchtigen können. Wer weiß, wie das funktioniert, kann seinen Körper dabei wirkungsvoll unterstützen.

Die Herkunft
von Säuren und Basen

Für einen gesunden Organismus brauchen wir beide – Säuren und Basen. Nur wenn sie im jeweils richtigen Verhältnis in den einzelnen Organbereichen vorhanden sind, funktioniert unser Organismus perfekt – und wir sind gesund an Körper und Seele.

Wo kommen die Säuren und Basen im Körper aber her? Wie ist ihr Zusammenspiel organisiert? Und wie können Überschüsse der einen oder der anderen Art abgebaut werden, so dass das lebenswichtige Gleichgewicht zwischen Säuren und Basen am Ende gewahrt bleibt?

Was die Überschüsse angeht, so wird es sich in den allermeisten Fällen um die der Säuren bzw. sauren Schlacken handeln. Basenüberschüsse, vor allem solche, die das Säure-Basen-Gleichgewicht ernsthaft gefährden, kommen äußerst selten vor. Sie können Begleiterscheinungen einiger ernsthafter Krankheiten sein, die dann zu einer so genannten Alkalose führen. Solche Störungen gehören unbedingt in die Hand eines Arztes.

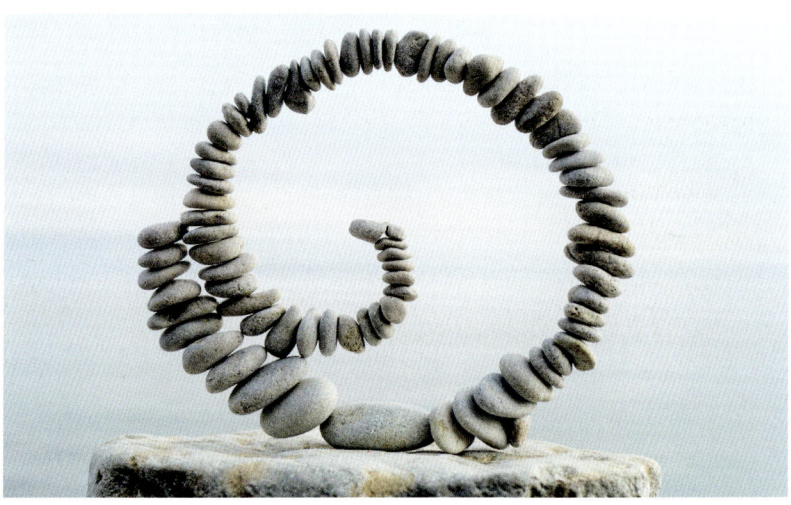

Innere Ursachen

Im Magen werden sowohl die Salzsäure als auch das basische Natriumbikarbonat gebildet. Des Weiteren entstehen durch den normalen Stoffwechsel in den Zellen Abfallstoffe und Schlacken, die meist sauer reagieren. Solche Stoffe können aber auch durch so genannte unphysiologische, also ungesunde Stoffwechselvorgänge gebildet werden: z.B. durch chronische Gärungsprozesse im Darm oder bei bestimmten Stoffwechselkrankheiten, beispielsweise der Zuckerkrankheit (Diabetes mellitus). Außerdem speist sich der Säure-Basen-Haushalt aus verschiedenen körpereigenen Depots für Säuren und Basen, wobei Speicherkapazität und Belastung dieser Reservoirs sehr unterschiedlich sein können. Oft ist unter heutigen Bedingungen die Säuremenge, die in den Geweben abgelagert ist, um ein Vielfaches größer als die Pufferkapazität der Basenspeicher.

Äußere Ursachen

Von außen kommen Säuren und Basen vor allem mit der Nahrung in den Körper. Sie beeinflusst auch das Säure-Basen-Gleichgewicht am stärksten und am nachhaltigsten. Wie später noch genauer thematisiert wird, enthält sie in den meisten Fällen zu wenige basische bzw. Basen bildende Anteile, dafür aber ganz oft zu viele saure bzw. Säure bildende Anteile, die die gesunde Säure-Basen-Balance des Körpers stören und die Pufferkapazitäten unseres Organismus manchmal bis aufs Äußerste und auch darüber hinaus belasten.

Tipp

Das Arsenal der Säuren

Die nachstehende Tabelle zeigt, welche Säuren im Organismus durch welche Säurenbildner erzeugt werden und zu einer Übersäuerung führen können.

Lebensmittel	Entstehende Säure
Fleisch	Harnsäure
Schweinefleisch, Wurst	Harn-, Schwefel-, Salpetersäure
Zucker, Süßigkeiten, gesüßte Getränke, Weißmehlprodukte	Essigsäure
Kolagetränke	Phosphorsäure
Kaffee, schwarzer Tee	Gerbsäure, Chlorogensäure
Wein	Weinsäure, Schwefelsäure
Kohlensäurehaltige Getränke	Kohlensäure
Rauchen	Nikotinsäure
Schmerzmittel	Azetylsalizylsäure
Körperliche Anstrengung	Milchsäure
Stress/Lärm	Salzsäure

Durch unsere denaturierte Zivilisationskost führen wir unserem Körper täglich bis zu 80 Prozent Säure bildende Nahrung und Getränke zu.

Die meisten Dinge, die süß schmecken, werden im Körper sauer verstoffwechselt! Zucker macht sauer! Ebenso sauer machen z.B. Fleisch, Geflügel, Fisch, Eier, erhitzte Fette, Käse, Weißmehl.

Unsere Nahrung sollte aber aus 80 Prozent Basen bildenden und nur aus 20 Prozent Säure bildenden Nahrungsmitteln bestehen. Hier liegt auch die wichtigste Ursache für die wachsende Übersäuerung.

Es gibt dazu noch eine Reihe weiterer äußerer Faktoren, die eine Säurezufuhr ermöglichen bzw. die Säurebildung im Organismus anregen. Dazu gehören neben Umweltfaktoren und Arzneimitteln vor allem auch Stress und ein Übermaß an körperlicher Belastung bzw. Bewegungsmangel.

Zucker macht sauer! Ebenso sauer machen z.B. Fleisch, Geflügel, Fisch, Eier, erhitzte Fette, Käse, Weißmehl.

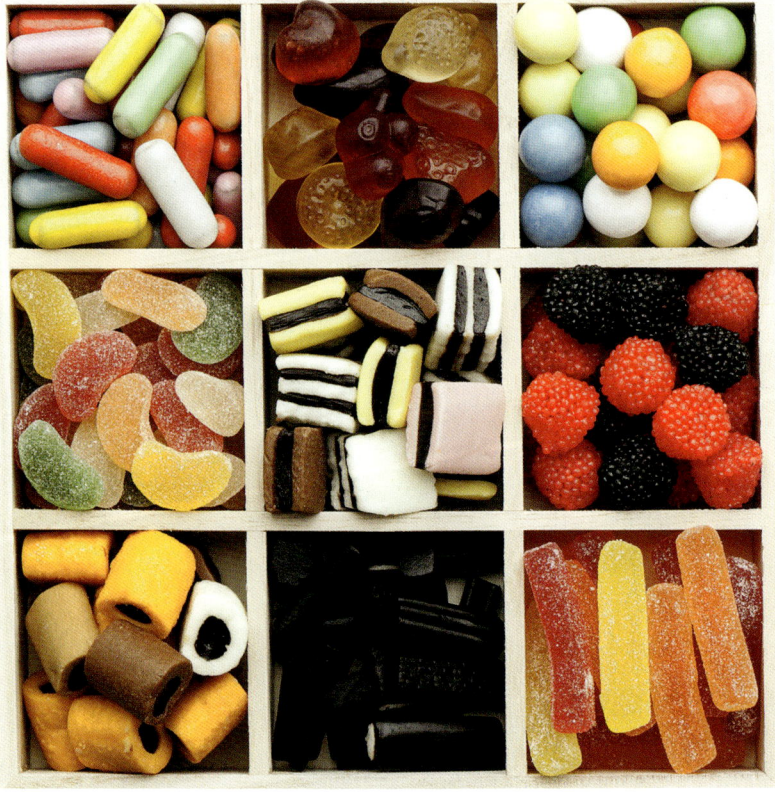

Mechanismen der Regulierung

Bei der Darstellung des Säure-Basen-Gleichgewichts im Organismus wurden bereits die wichtigen Mechanismen angesprochen, durch die unser Körper die Säure-Basen-Balance erhalten kann. Deshalb beschränkt sich dieses Kapitel auf die Darstellung der wichtigsten Fakten.

Das Blut als Puffer- und Transportmedium

Dem Blut kommt bei der Regulierung des Säure-Basen-Gleichgewichts eine besondere Rolle zu. Seine Hauptaufgabe besteht darin, die Körperzellen mit Nähr- und Energiestoffen vorzugsweise aus dem Darm und aus der Lunge zu versorgen. Genauso wichtig ist aber auch seine Funktion, saure Schlacken aus den Zellen und Geweben abzutransportieren und den Ausscheidungsorganen zuzuführen.

Weil es dabei stets mit unterschiedlichen Mengen mehr oder weniger saurer Substanzen zu tun hat, verfügt es über mehrere Puffersysteme (siehe Seite 25), die seinen eigenen pH-Wert innerhalb enger Grenzen konstant halten. Denn

Info

Unser Blut kann mit Fug und Recht als das flüssige Organ unseres Körpers angesehen werden. Im Rahmen des Blutkreislaufs hat es die wichtige Aufgabe, Sauerstoff aus der Lunge und Nährstoffe aus dem Darm zu den Körperzellen zu transportieren sowie Abfallprodukte zu den Ausscheidungsorganen zu bringen. Zudem regelt es über die Hormone auch einen wichtigen Bereich der Informationsübertragung im Körper.

Es ist Träger von Zellen des Immunsystems, die eingedrungene Gifte und Krankheitserreger unschädlich machen.

Außerdem spielt das Blut eine wichtige Rolle bei der Regulierung von Körpertemperatur und Wasserhaushalt des Organismus.

nur unter diesen Bedingungen kann es maximale Mengen an Nährstoffen und Sauerstoff hin- und ebenso Schlackenstoffe abtransportieren. Werden die »normalen« Puffersysteme überfordert, lagert der Körper saure Schlacken in den Geweben zwischen, zunächst in den eher »unwichtigen« Körperbereichen. Sind diese Zwischenlager aber gefüllt und fehlen die Basen, um sie dort wieder herauszulösen, müssen auch »wichtige« Gewebebereiche herhalten – z.B. das Gehirn oder die Blutgefäße. Es kommt zur krank machenden Übersäuerung dieser lebenswichtigen Körperregionen.

Wird bei anhaltend saurer Stoffwechsellage die untere pH-Wert-Grenze des Blutes von 7,37 unterschritten, wird es kritisch. Die Blutzellen erstarren förmlich, das Blut verliert seine normale Fließfähigkeit, und seine Aufnahmefähigkeit für Sauerstoff wird stark eingeschränkt. Eine solche Übersäuerung (Azidose) des Blutes ist lebensgefährlich und ein Fall für die Intensivtherapie. Aber diese Erkrankung ist sehr selten, weil das Blut im Notfall alle Basenreserven des Körpers nutzt, um seine Säure-Basen-Balance stabil zu halten.

Die normalen Säurewerte des Magens sind nicht während der gesamten Tageszeit gleich. Sie schwanken zwischen etwa pH 5 in der Nacht und pH 1,2 bis 2 während der Verdauungsperioden, wobei sie zu Beginn der Verdauung etwa bei pH 1,2, am Ende ungefähr bei pH 2 liegen. (Dies ist jedoch individuell, und ebenfalls von der Ernährungsweise (normal, vegetarisch, vegan) abhängig)

Magen und basophile Drüsen

Im gesamten inneren Verdauungssystem – also vom Magen über den Zwölffingerdarm, den Dünndarm, den Dickdarm bis zum Enddarm – haben wir es mit einem sehr dynamischen Säure-Basen-Gleichgewicht, eigentlich mit mehreren Gleichgewichten zu tun. Im Magen herrschen stark saure Bedingungen (pH 1 bis 5). Im Zwölffingerdarm wird die Säure weitestgehend abgebaut, dort ist es nur noch schwach sauer bis neutral. Im Dünndarm schließlich müssen bereits basische Verhältnisse gegeben sein, die auch in den folgenden Darmabschnitten erforderlich sind, wenn die Verdauung normal funktionieren soll und die im Darm aufgeschlossenen Nährstoffe über die Darmwand an das Blut abgegeben werden sollen.

Für die Regulierung dieses komplexen Systems sorgen einerseits die Belegzellen des Magens, die ja gemeinsam mit der Magensäure auch eine äquivalente Menge der Base Natriumbikarbonat freisetzen. Andererseits ist dafür ein fein abgestimmtes Regelwerk verschiedener so genannter basophiler (Basen anziehender) Organe zuständig, wie beispielsweise Leber, Gallenblase, Bauchspeicheldrüse und andere Drüsen (Lieberkühnsche und Brunnersche Drüsen), die dieses Natriumbikarbonat aufnehmen und im geeigneten Moment und in der richtigen Konzentration mit ihren Verdauungssäften in die verschiedenen Darmbereiche abgeben, so dass dort die für den Organismus optimalen pH-Verhältnisse hergestellt werden können.

Ein optimales Säure-Basen-Gleichgewicht im Verdauungsbereich hängt also vor allem von der Funktionstüchtigkeit der genannten Organe ab. Ist eines davon oder sind gar mehrere davon geschwächt, kann eine durch den eigenen Körper bedingte Übersäuerung die Folge sein, die die Verdauung und damit die Gesundheit beeinträchtigt.

Regulierung und Ausscheidung durch den Darm

Der Darm, das größte Organ unseres Körpers, entscheidet nicht nur darüber, wie das, was wir essen, in Lebenskraft, Leistungsfähigkeit, Lust und Wohlgefühl verwandelt wird; er unterhält und steuert auch etwa drei Viertel unseres Immunsystems, das uns vor Krankheitserregern von innen und außen schützt; und er spielt überdies eine zentrale Rolle bei der Regulierung der Säure-Basen-Balance in unserem Körper.

Im Normalfall tut er das, indem er mit Hilfe von Verdauungssäften sowie einer Vielzahl von winzig kleinen Lebewesen – den Darmbakterien – den im Magen bereits vorverdauten Nahrungsbrei endgültig aufschließt und die für den Körper nutzbaren Nährstoffe über die mit Millionen kleiner Zotten besetzten Darmwände an das Blut abgibt, das dann für den Weitertransport an die Verwertungsorte sorgt. Wie intensiv dieser Austausch ist, kann man sich vorstellen, wenn man weiß, dass die Darmwände insgesamt eine aktive Austauschfläche von fast 400 Quadratmetern bilden. Das entspricht etwa der Hälfte der Fläche eines Fußballfeldes.

Die nicht verwertbaren Nahrungsrückstände, saure Abfallstoffe und Schlacken werden mit dem Kot ausgeschieden. Damit wird der Körper entlastet.

Das ist der Idealfall. Leider tritt der nicht immer ein. Wenn nämlich die basophilen Organe zu wenig basische Verdauungssäfte spenden oder wenn die Nahrung in ihrer Zusammensetzung sehr stark sauer ist, dann kann der pH-Wert im Darm so stark absinken, dass ein saures Milieu vorherrscht. Damit verschlechtern sich die Lebens- und Arbeitsbedingungen der nützlichen Darmbakterien so rapide, dass sie ihre Verdauungstätigkeit einstellen und schließlich zum größten Teil absterben. An ihre Stelle treten nun die aggressiven Gärungsmikroben, die sich im sauren Milieu wohl fühlen und die Verdauungsarbeit übernehmen. Bei der Gärung aber entstehen weit weniger nützliche Nährstoffe, dafür jede Menge Säuren, die den pH-Wert noch weiter senken. Sie werden zwar schließlich auch ins Blut abgegeben, binden dort aber erhebliche Pufferkapazitäten und müssen später im Organismus unter Belastung der Basenvorräte verstoffwechselt werden.

Während die Gärung vor allem die Kohlenhydrate betrifft, werden im sauren Darm noch vorhandene Eiweiße (Proteine) durch Fäulnis zersetzt. Dabei entstehen in der Regel basische Zersetzungsprodukte – die sind aber durchweg giftig!

Man hat herausgefunden, dass einige der bei Fäulnis im Darm entstehenden Zersetzungsprodukte – die so genannten Amine – die Blutgefäße verengen. Wir fühlen uns dann müde und abgeschlagen.

Einige dieser Zersetzungsprodukte gelangen zwar in die Leber, die sie in ungiftige Substanzen umwandelt, die mit dem Urin ausgeschieden werden, und andere werden mit dem Kot ausgeschieden, der dann besonders übel riecht. Ein weiterer Teil aber vergiftet unseren Organismus und kann unser Wohlbefinden zum Teil erheblich einschränken.

Gärung bzw. Fäulnis machen sich uns durch Blähungen und Durchfall bemerkbar. Das kann in vielen Situationen recht unangenehm sein, doch wir sollten – wo und wann immer es geht – diese Körpersignale akzeptieren und den entsprechenden Bedürfnissen nachgeben. Das ist der natürliche Weg, den Darm von giftigem Ballast zu befreien und bald wieder gesunde Verhältnisse zu erreichen. Werden Gärung bzw. Fäulnis nämlich zum Dauerzustand, drohen nicht nur chronische Durchfälle, die unbedingt ärztlich behandelt werden müssen, sondern es kann auch geschehen, dass die gesamte Darmflora – also die Gemeinschaft nützlicher Mikrolebewesen – »umkippt« und der Darm von krank machenden Parasiten und Pilzen besiedelt wird, die nur schwer wieder vertrieben werden können.

Wer sich über den Pilzbefall im Darm und seine Folgen informieren will, dem sei der Ratgeber »Krank ohne Grund: Pilze im Körper« von Gabi Guzek empfohlen, der ebenfalls im Südwest Verlag erschienen ist.

Nahrung oder Lebensmittel?

Daran ist unschwer zu erkennen, wie entscheidend die Einhaltung eines optimalen Säure-Basen-Gleichgewichts in diesem so wichtigen und zugleich sensiblen Organbereich für unsere Gesundheit ist. Zudem wird offensichtlich, dass nicht allein die scheinbar nützliche Zusammensetzung unserer Nahrungsmittel über deren wahren Wert als »Lebensmittel« entscheidet, sondern vor allem auch die Verdauungskraft des Darms. Es lohnt sich wirklich, darüber nachzudenken!

Säureabbau durch die Leber

Lange Zeit glaubte man, dass sich die Aufgabe der Leber bei der Regulierung des Säure-Basen-Haushalts darauf beschränkt, aus den Belegzellen des Magens stammendes Natriumbicarbonat bei Bedarf in den Verdauungstrakt abzugeben. Wie man heute weiß, leistet die Leber aber auch einen eigenständigen Beitrag zum Abbau überschüssiger Säuren, vor allem der bei starker körperlicher Belastung im Stoffwechsel anfallenden Milchsäure. Dabei entsteht sogar zusätzliches Natriumbicarbonat, welches die Leber dem Blut als Puffersubstanz zur Verfügung stellt.

Es ist klar, dass nur eine gesunde Leber zu diesen Leistungen uneingeschränkt in der Lage ist. Eine Ernährung, die möglichst arm an gesättigten Fettsäuren ist und Zurückhaltung beim Konsum alkoholhaltiger Getränke schonen und schützen das wichtige Organ, das uns vor innerer Vergiftung bewahrt und dazu beiträgt, Übersäuerung abzubauen.

Die Säureausscheidungs-organe

Ging es bisher vor allem um die Regulierung der Säure-Basen-Balance im Organismus, müssen nun noch die Systeme behandelt werden, denen die wichtige Aufgabe zukommt, Säureüberschüsse aus dem Körper auszuscheiden. Wie bereits gezeigt wurde, gehören der Darm und die Leber eigentlich auch dazu, doch ist es allgemein üblich, in diesem Zusammenhang hauptsächlich die Nieren, die Lunge und die Haut zu betrachten.

Nieren

Unsere Nieren haben vorrangig die Aufgabe, starke, nicht flüchtige Säuren aus dem Organismus zu entfernen. Diese Säuren, die vor allem beim Abbau von tierischem Eiweiß entstehen, werden in den Nieren über eine Reihe chemischer Reaktionen entweder in Harnsäure, Schwefelsäure oder Phosphorsäure umgesetzt, die dann mit dem Urin ausgeschieden werden.
Man könnte meinen, dass sich dadurch eine scheinbar unbegrenzte Möglichkeit eröffnet, überschüssige Säuren loszuwerden und eine Übersäuerung ein für alle Mal zu vermeiden – vorausgesetzt, die Nieren sind gesund und können ihre Arbeit normal verrichten. Leider ist das nicht so.
Zum einen können in den Nieren nur bestimmte Säuren verarbeitet und ausgeschieden werden. Viele andere saure Abfallprodukte des Stoffwechsels müssen dabei unberücksichtigt bleiben. Zum anderen ist die Ausscheidungskapazität der Nieren begrenzt – sobald der pH-Wert des Urins einen bestimmten Wert unterschreitet, setzt eine »Sperre« ein, die eine weitere Ausscheidung stoppt und somit verhindert, dass das Nierengewebe verätzt wird.

Weniger Fleisch, mehr Gemüse!
Bei einem Überangebot von Säuren kann es dann sogar geschehen, dass sich die Harnsäure in kristalliner Form oder als Salz in den Nieren oder in den Harnwegen absetzt und »Steine« bildet, die äußerst schmerzhafte Beschwerden hervorrufen.
Es ist einleuchtend, dass eine fleischreiche Ernährung die Säureausscheidungskapazität der Nieren stärker belastet als Kost, die auf pflanzlicher Grundlage

beruht. Helfen können wir unseren Nieren bei ihrer schweren Arbeit aber auch, wenn wir regelmäßig und reichlich trinken. Wasser und ungesüßte Kräutertees verdünnen die Säurekonzentration in den Nieren und können so die Ausscheidung in Gang halten.

Lunge

Übrigens ist der Sauerstoff, den wir einatmen, überhaupt nicht sauer. Im Gegenteil: Im Organismus steht er im Gleichgewicht mit dem Kohlendioxid (CO2), wirkt also als Base.

Auch dabei handelt es sich um ein spezialisiertes Ausscheidungssystem. Waren es bei den Nieren die starken, nicht flüchtigen Säuren, so werden über die Lunge vor allem die schwachen, flüchtigen – also gasförmigen – Säuren ausgeschieden. Dabei handelt es sich letztendlich um die Kohlensäure (in Form von Kohlendioxid: CO_2), die als Abfallprodukt bei der Energiegewinnung aus Kohlenhydraten in den Körperzellen entsteht. Aber auch schwache organische Säuren, wie beispielsweise Zitronensäure, Brenztraubensäure, Essigsäure, Oxalsäure und Buttersäure, die bei der Verstoffwechselung von pflanzlichen Eiweißen zurückbleiben, werden im Organismus zu CO_2 abgebaut. Das Kohlendioxid wird vom Blut aufgenommen und in die Lunge transportiert. Von dort verlässt es mit der Atemluft unseren Körper.

Das Ausmaß der Ausscheidung wird – je nach Bedarf – durch die Intensität unserer Atmung gesteuert, so dass dieses Ausscheidungssystem als sehr flexibel und belastbar erscheint. Das ist es auch, doch auch hier gibt es Grenzen, die wir kennen sollten.

Bei der Umwandlung der Säuren in das Kohlendioxid wird nämlich basische Puffersubstanz verbraucht, die nicht so rasch wieder ersetzt werden kann. Ist

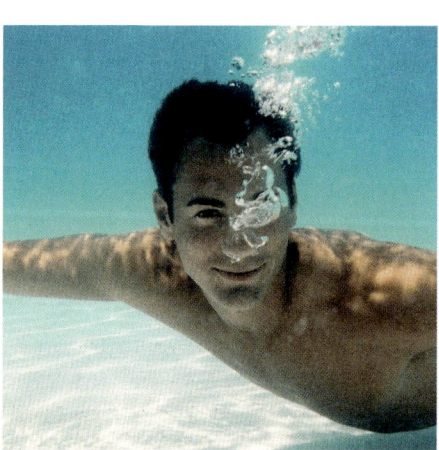

die Pufferkapazität aber geschwächt, nützt auch eine erhöhte Atemfrequenz, wie sie sich z.B. bei starker körperlicher Belastung automatisch einstellt, nicht mehr allzu viel. Die Pufferkapazität reicht dann nicht mehr aus, um beispielsweise die Übersäuerung des Muskelgewebes mit Milchsäure schnell aus-zugleichen. Die Folge ist der gefürchtete, schmerzhafte Muskelkater, den viele Freizeitsportler zu spüren bekommen, wenn sie sich zu viel des Guten vorge-

Über die Atmung wird unser Organismus mit Sauerstoff versorgt. Gleichzeitig wird überschüssige Kohlensäure in Form von Kohlendioxid ausgeschieden.

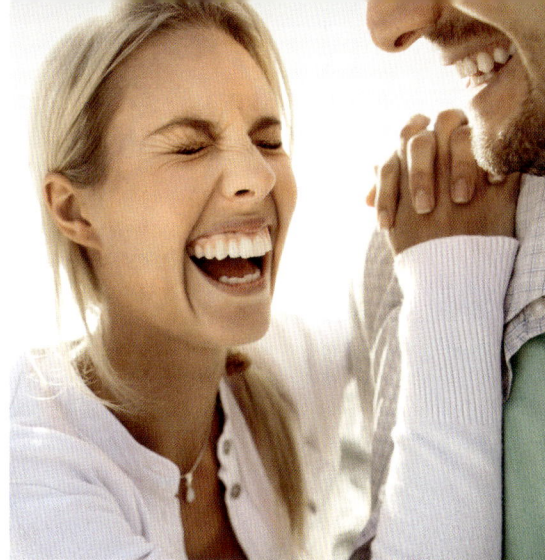

nommen haben. So gut moderate körperliche Bewegung auch für die Vermeidung einer Übersäuerung ist, weil sie die Durchblutung fördert und das Atemvolumen erhöht, so schlecht ist übermäßige Anstrengung, weil sie letztlich die Übersäuerung fördert. Es kommt – wie so oft in der Gesundheitsvorsorge und im Leben – auf das richtige Maß an. Hochleistungssportler können beispielsweise zwar durch systematisches Training und entsprechende Ernährung ihren Körper dazu »erziehen«, lokale Übersäuerungen schneller abzubauen, doch verbleiben die Säuren im Organismus, so dass viele Spitzenathleten letztendlich übersäuert sind.

Haut

Auch über die zwei Millionen Schweißdrüsen, die in unserer Haut verteilt sind, können wir Säuren ausscheiden. Geschieht dies mit Säuren aus einem Organismus, der nicht zu stark übersäuert ist, wird ein leichter Säurefilm gebildet, der, zusammen mit der Hautflora, einen zusätzlichen Schutz gegen Bakterien und Pilze bildet. das Säure-Basen-Gleichgewicht in Ordnung ist, vollzieht sich das gerade in dem Ausmaß, dass sich auf der Haut ein leichter Säurefilm bildet. Dieser so genannte Säureschutzmantel hindert Bakterien und Pilze daran, sich auf der Haut festzusetzen und in den Körper einzudringen. Schwitzen wir aber größere Säureüberschüsse aus, was an und für sich für den Organismus günstig ist, kann das für die Haut problematisch werden. Der stark saure Schweiß greift die Haut an, die dadurch anfällig für Infektionen, wie eitrige Entzündungen, oder Hautpilzbefall wird. Bei starker Übersäuerung bilden sich an den Stellen, wo der saure Schweiß länger einwirken kann – also in Hautfalten, unter den Achseln, im Bereich der Genitalien, zwischen den Zehen – sehr lästige juckende und nässende Ekzeme.

Dennoch ist es wichtig, das Schwitzen nicht zu unterdrücken, weil damit Säureüberschüsse im Organismus abgebaut werden können, die sonst unsere Gesundheit belasten würden. Moderate körperliche Bewegung kann das ebenso unterstützen wie regelmäßige Sauna- oder Dampfbäder.

Basische Hautpflege

Sehr günstig ist auch eine basische Hautpflege, also Abreibungen oder Bäder mit basischen Mineralien. Dadurch werden nicht nur die Säuren aus dem Körper »gelockt«, so dass sich die Ausscheidung verstärkt. Solch eine Pflege schützt die Haut auch vor den schon genannten Säureschäden, weil die Säuren auf der

Lachen hilft bei Übersäuerung: Wer häufig und herzhaft lacht, atmet tiefer und intensiver. Dadurch wird die Säureausscheidung über die Lunge deutlich erhöht und natürlich auch mehr Sauerstoff eingeatmet, der gebraucht wird, um Schlacken zu »verbrennen«.

Hautoberfläche neutralisiert werden.

Wenn der Organismus basisch ist und nur wenig Säure ausscheiden muss, ist die Haut sehr widerstandsfähig gegen Infektionen.

Entzündungen heilen im basischen Milieu schnell ab, Hautpilze können unter diesen Bedingungen kaum existieren.

Der so genannte Säureschutzmantel wird auf diese Weise zwar vorübergehend geschwächt, doch er stabilisiert sich rasch wieder. Wie und womit man die basische Hautpflege durchführen kann, lesen Sie ab Seite 150.

Wie und womit man die basische Hautpflege durchführen kann, lesen Sie ab Seite 150.

Wir sind für ein basisches Leben geschaffen. Das Fruchtwasser und auch die Hautflora von Säuglingen sind basisch.

Reichlich und richtig trinken!

Um die Säureausscheidung über Nieren und Haut zu unterstützen, sollten Sie reichlich trinken. 1,5 bis 2 Liter täglich sollten es schon sein.

Empfehlenswert sind stille Mineral- oder Heilwässer mit einem geringen Carbonatgehalt, aber auch Kräutertees, die Sie – wenn überhaupt – nur mit ein wenig Bienenhonig süßen sollten. Früchtetees sind in der Regel sauer und sollten im Rahmen einer Übersäuerungstherapie besser gemieden werden.

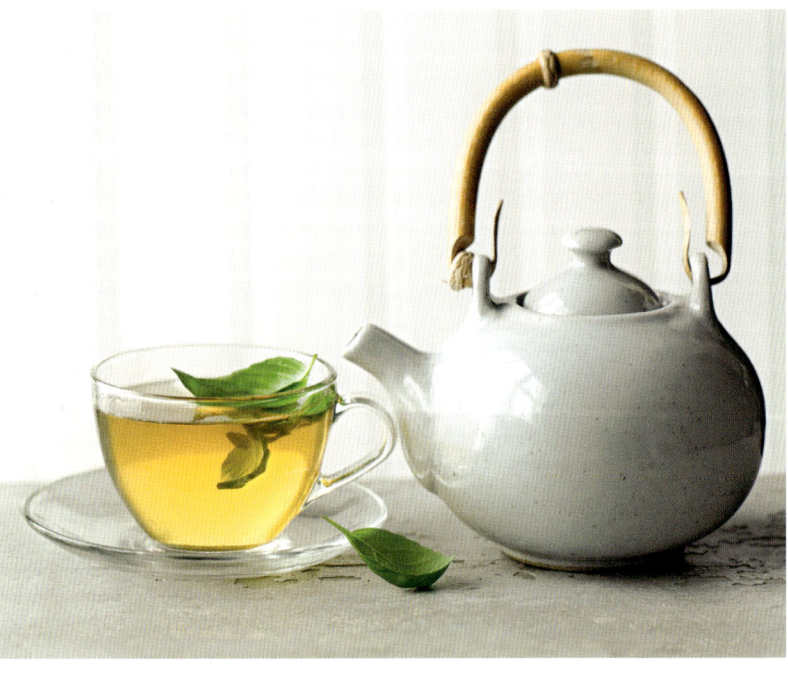

Notventile der Säureausscheidung

Als Notventile könnte man zwei Körperbereiche bezeichnen, über die ebenfalls eine Säureausscheidung erfolgen kann und bei Gelegenheit auch erfolgt.

Zum einen ist es die Genitalschleimhaut der Frauen, die ein saures Sekret, den Scheidenausfluss, produzieren kann. Ein starker und ständiger Ausfluss, unter dem manche Frauen leiden, ist deshalb sehr häufig ein deutlicher Hinweis auf eine Übersäuerung des Körpers.

Zum anderen sind es die Tränendrüsen, die ebenfalls eine mehr oder weniger saure Flüssigkeit absondern. Wenn uns die Tränen, die wir nach einer starken innerlichen Erregung vergießen, im Gesicht brennen, zeigt das, wie stark die Säureproduktion im Organismus durch eine Stressattacke gesteigert wird. Auch wer es häufig mit brennenden Augen zu tun hat, muss nicht unbedingt nur seine Augen überanstrengt haben – er kann auch unter einer zeitweiligen oder sogar chronischen Übersäuerung leiden.

Beobachten Sie doch, ob diese Symptome vorkommen oder sich in der jüngsten Zeit verstärkt haben.

Info

Unser Organismus verfügt also über ein fein abgestimmtes, sehr effektives System zur Regulierung der Säure-Basen-Balance sowie zur Ausscheidung der überschüssigen Säuren, die im Stoffwechsel anfallen. Auch kurzfristige Säureattacken von außen können auf diese Weise abgefangen werden.

Dieses System hat viele Möglichkeiten, doch eben auch seine Grenzen! Wird es überlastet – sei es durch die Funktionsschwäche der entsprechenden Regulierungsorgane, durch Krankheiten, die den Stoffwechsel stören, durch Stressbelastung, durch übermäßige körperliche Belastung, vor allem aber durch die erhöhte Zufuhr saurer und Säure bildender Bestandteile unserer täglichen Nahrung –, dann kann es seine Aufgabe nicht mehr bewältigen, und es kommt zu einer Übersäuerung des Körpers.

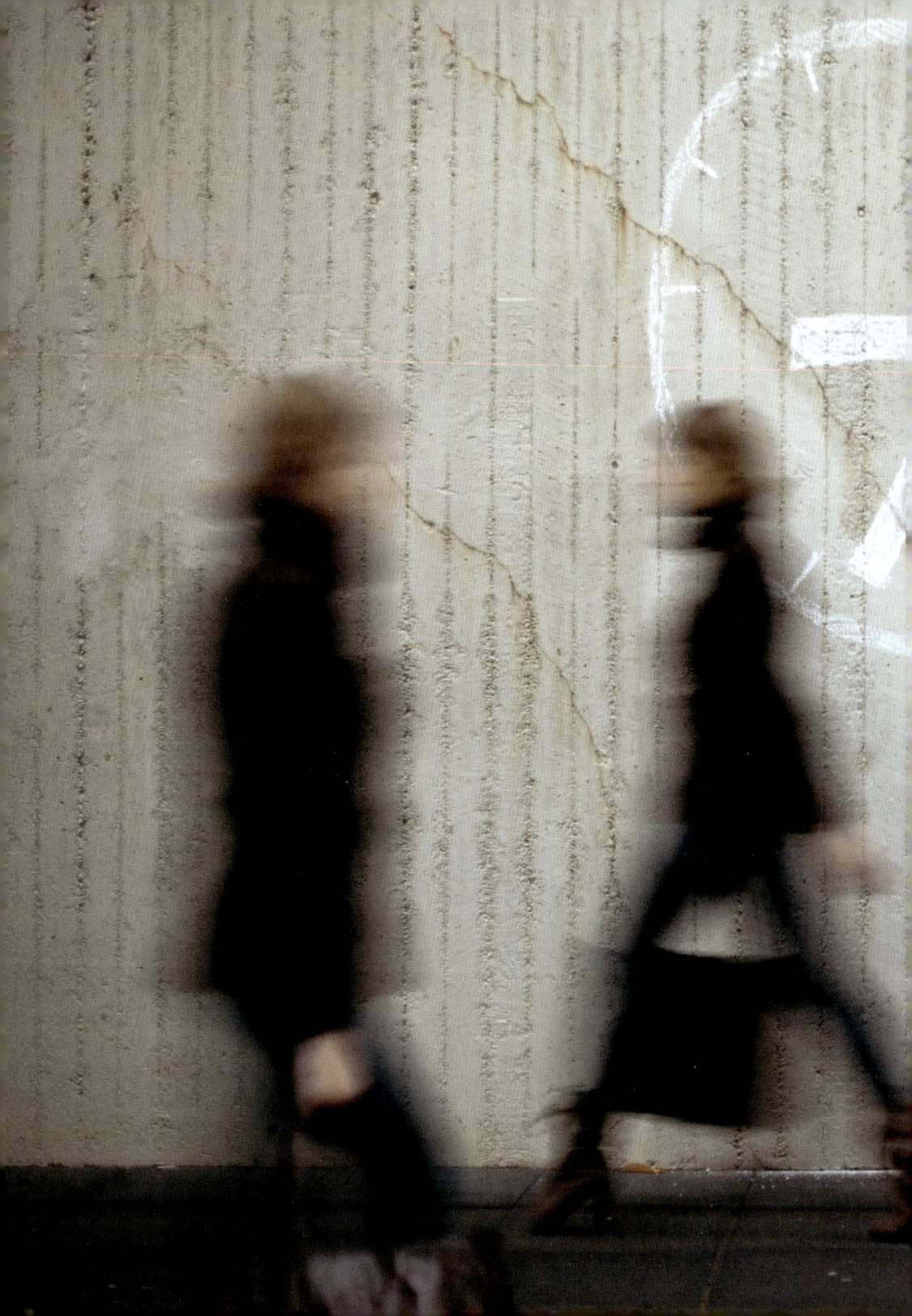

Die Ursachen der Übersäuerung

Der tägliche Stress lässt uns ganz schön sauer werden. Doch den allergrößten Schaden fügen wir unserem Säure-Basen-Gleichgewicht durch falsche Ernährung und eine schlechte Esskultur zu. Zu viel, zu fett, zu süß – so lautet auch hier das Sündenregister. Dazu kommt, dass wir außerdem oft zu schnell essen und nicht genügend kauen. Säuren lauern aber auch in der Umwelt und werden beispielsweise durch Elektrosmog aktiviert.

Innere und äußere Ursachen

Es lässt sich denken, dass die Gründe für eine krank machende Übersäuerung des Organismus, von der heute so viele Menschen betroffen sind, komplexer Natur sind und sich nicht auf die eine oder andere Ursache reduzieren lassen. Deshalb sollen hier auch nur die wichtigsten genannt werden – dabei natürlich vor allem die, die Sie selbst am ehesten beeinflussen können.

Eine chronische Übersäuerung kann vereinfacht auf zwei grundlegende Ursachenfelder zurückgeführt werden – auf solche, die der Organismus selbst hervorbringt, und auf solche, die von außen einwirken und den Säure-Basen-Haushalt aus dem Gleichgewicht bringen.

Übersäuerung von innen

Es gibt eine Reihe von Gesundheitsstörungen und ernsthaften Krankheiten, die mit einer Übersäuerung des Organismus verbunden sind. Dazu gehören vor allem Allergien, Arteriosklerose mit den Folgen Herzinfarkt und Schlaganfall, Arthrose, Diabetes mellitus II (früher als Altersdiabetes bezeichnet), Gallen- und Nierensteine, Gicht, Krebserkrankungen, Migräne, Neurodermitis, Osteoporose, Erkrankungen des rheumatischen Formenkreises sowie Geschwüre im Magen- und Darmbereich. Alle diese Erkrankungen führen zu einer Übersäuerung des Organismus, wobei nicht sicher ist, ob eine vorhergehende Übersäuerung auch zum Auslöser werden kann. Gesichert scheint dagegen zu sein, dass diese Krankheiten durch eine Übersäuerung gefördert werden und dass eine Entsäuerung den Fortgang der Leiden verlangsamen, oft aufhalten und in manchen Fällen sogar heilen kann.

Der Einfluss des Darms

Das Geschehen im Darm nimmt einen ganz wesentlichen, vielleicht den entscheidenden Einfluss auf Gesundheit oder Krankheit. Zum einen wird hier darüber entschieden, ob und wie das, was wir Tag für Tag essen, verwertet wird, wie die lebenswichtigen Nähr- und Energiestoffe aufgeschlossen und an den Organismus weitergegeben sowie ob Gift- und Schlackenstoffe mit dem Kot ausgeschieden werden.

Was den Darm krank macht – die sieben Todsünden

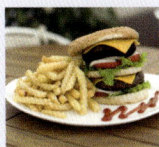

1. Falsche Ernährung

Wir essen zu viel, zu fett, zu süß und zu wenig naturbelassene Nahrung.

2. Genussmittel sind Genussgifte

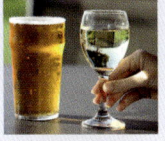

Ein Gläschen in Ehren schadet nicht, aber der regelmäßige Genuss, besser Missbrauch von Alkohol, Nikotin, Koffein und auch von Süßigkeiten überreizt den Darm und treibt die Übersäuerung voran.

3. Falsche Essgewohnheiten

Wir genießen kaum noch, das Essen wird hastig hinuntergeschlungen – beim Lesen, Fernsehen oder gar bei der Arbeit. Es wird zu wenig gekaut und eingespeichelt, so dass Magen und Darm überfordert werden.

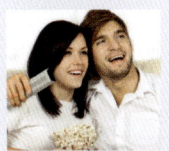

4. Keine Zeit

Weil wir es meistens eilig haben, essen wir immer weniger naturbelassene Lebensmittel und greifen zu den bequemeren, aber wertlosen Konserven oder zum Fastfood, was für unseren Darm überflüssigen Ballast darstellt.

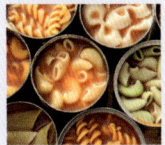

5. Bewegungsarmut

Das moderne Arbeitsleben verlangt uns oft viel zu wenig körperliche Aktivität ab. Wenn wir nicht für sportlichen Ausgleich sorgen – auch in ganz moderater Form –, wird der Darm träge und erledigt seine Aufgaben nicht mehr optimal.

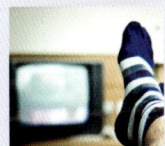

6. Stress und Hektik

Beides schlägt uns im wahrsten Sinne des Wortes auf den Darm. Er antwortet darauf mit Verstopfung, Durchfall oder sogar Geschwüren. All das verstärkt unser Unwohlsein und lässt die Stressspirale noch schneller drehen.

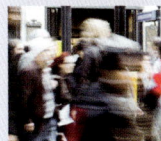

7. Abführmittel

Wenn nichts mehr zu gehen scheint, wird zu schnell und zu oft zur chemischen Hilfe gegriffen. Das »peitscht« zwar für den Moment den Darm an, lässt ihn aber ebenso schnell wieder erschlaffen. Dann folgt scheinbar zwangsläufig die nächste Pille. Der Darm gewöhnt sich daran und reagiert nur noch, wenn er diesen Reiz verspürt. Sonst geht nichts, und irgendwann geht gar nichts mehr – ein Teufelskreis, auf dem man sich am besten von vornherein nicht einlässt.

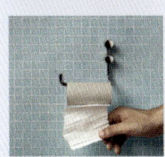

Zum anderen bildet die Darmflora mit ihren zahlreichen Mikroorganismen einen wichtigen, vielleicht den wichtigsten Teil unseres Immunsystems. Wie stark oder wie schwach aber unsere Abwehrkräfte gegen Krankheitserreger aller Art sind, wird im Wesentlichen vom Darm beeinflusst.

Zum dritten schließlich ist ein gesunder Darm auch eines der mächtigsten Bollwerke gegen die schleichende Übersäuerung unseres Körpers, denn ein konstant basisches Milieu, wie es für die Verdauung unerlässlich ist, lässt Säuren und deren Schlackenprodukten keine Chance.

Ist die Verdauung durch endogene oder exogene Ursachen aber erst einmal gestört – z.B. durch eine Stoffwechselerkrankung, durch falsche Ernährung, durch mangelnde körperliche Bewegung oder durch Stress –, hat die Übersäuerung freie Bahn. Denn dann wird die so effektive, aber auch so empfindliche Darmflora gestört, Pilze, Gärungs- und Fäulnisbakterien nehmen überhand und setzen die für uns positiven Mikroorganismen außer Gefecht.

Die Säureflut von außen

Der weitaus größere Teil der Säuren, die unsere Säure-Basen-Balance zum Kippen bringen können, kommt aber von außen. Und meist sorgen wir selbst dafür, dass der krank machende oder die Krankheit fördernde Nachschub nicht abreißt – vor allem mit Messer und Gabel!

Selbstmord mit Messer und Gabel

»Mit dem Kopf in der Zukunft, mit dem Bauch in der Steinzeit!« So könnte

Mein Rat

Was also tun, um den Teufelskreis zu durchbrechen, der darin besteht, dass es ohne eine gesunde Darmfunktion kein intaktes Säure-Basen-Gleichgewicht geben kann – und ohne eine ausgewogene Balance zwischen Säuren und Basen keine gesunde Darmfunktion?

Ich plädiere für eine Doppelstrategie, die beides verbindet und möglichst gleichzeitig wirksam werden soll: eine grundlegende Darmsanierung, die mit einer Entsäuerungstherapie Hand in Hand geht (siehe hierzu auch Seite 192). Sorgen Sie also dafür, dass nicht der Tod im Darm sitzt, sondern das Leben, die Gesundheit!

man eines der gravierendsten Gesundheitsprobleme unserer Zeit auf den Punkt bringen. Während sich Umwelt, Lebensbedingungen, Ernährungssituation und viele andere Umstände unseres Daseins in den vergangenen Jahrtausenden entscheidend verändert haben, funktioniert unser Organismus noch immer so wie der eines Steinzeitmenschen. Evolution und Fortschritt gingen getrennte Wege. Während wir die kühnsten Geistesträume der Menschheit wahr machen und zu fernen Planeten reisen, benötigt unser Körper eigentlich immer noch das, was die Jäger und Sammler vor Zehntausenden von Jahren auf dem Mammutfell servierten: überwiegend naturbelassene pflanzliche Kost, ganz selten mal ein Stück Fleisch, einen Fisch oder ein Ei.

Dabei hatte unser Vorfahr aus der Steinzeit körperliche Schwerstarbeit zu leisten, um sich und die Seinen am Leben zu erhalten, während wir unsere Tage zumeist im Sitzen verbringen und unsere Wege vorwiegend auf Rädern zurücklegen. Dafür essen wir für zwei Steinzeitmenschen.

Zu viel, zu fett, zu süß

Auf unser Problem bezogen heißt das klipp und klar, dass der Mensch sich nach wie vor überwiegend basisch bis neutral ernähren sollte. Tut er das nicht, dann besteht die Gefahr, dass das Säure-Basen-Gleichgewicht des Organismus aus der Balance gerät – mit den genannten und bekannten Folgen, die man allzu oft mit dem verharmlosenden Begriff »Zivilisationskrankheiten« beschreibt und am liebsten schnell wieder vergisst – bis man irgendwann selbst davon betroffen ist. Und betroffen sind leider nicht nur wenige, sondern viele, und es werden immer mehr. Aus meiner täglichen heilpraktischen Arbeit mit Tausenden Patienten aller Alters- und Berufsgruppen weiß ich das mit großer Sicherheit. Es mag für manche Leser ungeheuerlich klingen, aber ich behaupte hier und jetzt, dass mindestens 80 Prozent meiner erwachsenen Mitbürger entweder schon übersäuert sind oder zumindest unmittelbar davon bedroht sind.

Wie sollte das auch anders sein, wenn wir beharrlich gegen die Natur, gegen unseren Körper leben. Anstatt – wie es unser Organismus verlangt – gut drei Viertel unserer Nahrung aus Basen bildenden oder zumindest neutralen Lebensmitteln zu gewinnen, wie es unsere Vorfahren halten mussten, machen wir meist ganz genau das Gegenteil. Wie aus einer umfassenden wissenschaftlichen Studie – dem europäischen Monica-Projekt – hervorgeht, ernährt sich der Durchschnittsbürger in unserem Land zu etwa 40 Prozent (bezogen auf die Gesamtkalorien) von Fetten, wobei die gesättigten tierischen Fette den Hauptanteil haben. Dazu kommen 20 Prozent tierisches Eiweiß, also Fleisch und Wurst sowie Fisch, etwa 10 Prozent zuckerhaltige Kohlenhydrate sowie noch einmal 10 Prozent Alkoholisches. Das sind summa summarum etwa 80 Prozent Säure liefernde bzw. Säure bildende Nahrungsmittel, die man nur mit viel Zynismus als Lebensmittel bezeichnen kann.

Es muss noch einmal ganz klar und deutlich gesagt werden: Unsere heutige Ernährungsweise steht bei den meisten von uns im eklatanten Widerspruch zu den objektiven körperlichen Bedürfnissen und Möglichkeiten. Sie bringt über kurz oder lang eines der wichtigsten Steuerungssysteme unseres Organismus – das Säure-Basen-Gleichgewicht – aus dem Takt, führt zur Übersäuerung und damit erfahrungsgemäß auch in die Krankheit.

> Tierische Eiweiße kommen scheinbar basisch daher, werden aber im Körper zu Purinen verstoffwechselt, woraus wieder schwer lösliche Säuren und Säureschlacken entstehen, die uns sauer machen.

Wenn die Abwehr versagt

Eigentlich verfügt unser Organismus ja über ein ausgeklügeltes System, um mit einem maßvollen bzw. zeitweiligen Säureüberschuss fertig zu werden und die Säure-Basen-Balance aufrechtzuerhalten. Zum einen gibt es mehrere so genannte Puffersysteme, die zur rechten Zeit und am richtigen Ort basische Substanzen ausschütten, dadurch die überschüssigen Säuren neutralisieren und den pH-Wert konstant halten. Zum anderen werden die Säuren über verschiedene Organsysteme aus dem Körper ausgeschieden.

Es ist klar, dass diese Systeme durch die wahren »Säurefluten«, die Tag für Tag mit der Nahrung über sie hereinbrechen, aufs Höchste gefordert, wenn nicht überfordert werden. Es muss uns also nicht verwundern, dass diese natürlichen Abwehrmechanismen schließlich irgendwann auch versagen müssen.

Lieber langsam und gründlich

Wir essen nicht nur zu viel, zu fett, zu süß – die allermeisten von uns essen auch zu schnell und zu spät! Unsere schnelllebige Zeit, in der man häufig befürchtet, etwas zu versäumen, und auch die Beschaffenheit der industriell vorgefertigten bzw. zubereiteten Nahrungsmittel verführen dazu, das Essen hastig hinunterzuschlingen, ohne es gründlich zu kauen und einzuspeicheln. Aber damit überlassen wir Magen und Darm mehr Verdauungsarbeit, als ihnen gut tut. Und wenn diese Organe überfordert sind, haben die Säuren leichtes Spiel und können sich im Körper festsetzen.

Also, essen Sie langsam, und gewöhnen Sie sich an, jeden Bissen gründlich – mindestens 30-mal – zu kauen. Nehmen Sie sich Zeit, genießen Sie den Geschmack der Speisen, und lassen Sie sich möglichst nicht von Radio, Fernsehen oder gar von der Zeitung vom Genuss ablenken. Und führen Sie auch keine allzu intensiven Tischgespräche. Sie wissen doch: Der Kenner genießt und schweigt!

Der richtige Zeitpunkt

Und was bedeutet zu spät? Viele Menschen nehmen heutzutage den größten Teil ihrer täglichen Kost am Nachmittag oder Abend zu sich. Für ein ausgiebiges Frühstück fehlt die Zeit, mittags muss ein Sandwich reichen, damit das Arbeitspensum geschafft werden kann – aber abends, da nimmt man sich dann richtig Zeit für ein opulentes Mahl mit allem Drum und Dran. Das mag – oft oder sogar regelmäßig praktiziert – der Seele durchaus gut tun, aber man leistet damit dem Säure-Basen-Haushalt und seiner Gesundheit keinen Freundschaftsdienst. Denn

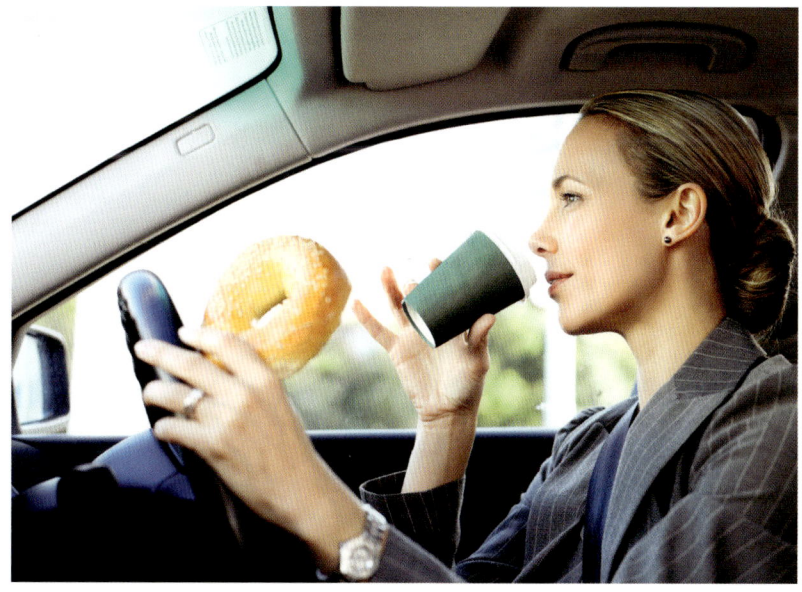

wieder trifft es den Darm besonders hart: Dieses Organ ruht sich während der Nacht nämlich von der Verdauungsarbeit des Tages aus. Wie einst der Steinzeitmensch, dessen Gene wir auch heute noch in uns tragen, »begibt« er sich bald nach Sonnenuntergang »zur Ruhe« und »erwacht«, wenn sich das erste Tageslicht zeigt. Folglich kann er das, was am späten Abend oder in der Nacht in ihn gelangt, nicht oder zumindest nicht gründlich verarbeiten.

Die höchst ungesunde Folge der späten Nahrungszuführung ist, dass der unverdaute Nahrungsbrei so lange im Darm verweilt, bis Fäulnis- und Gärungsbakterien ihr »schmutziges« Werk verrichtet haben und neben allerlei anderen Giftstoffen auch Säuren und saure Schlacken zurückbleiben.

Und dabei ist die Übersäuerung noch nicht einmal das schlimmste Ergebnis der allabendlichen Völlerei: Auch die sensible Darmflora mit ihren Millionen fleißiger und nützlicher Mikroorganismen wird auf Dauer gestört. Die Darmfunktion ist geschwächt, und es kann sogar zu schweren Verdauungsstörungen kommen, die wiederum einer weiteren Übersäuerung Tür und Tor öffnen. Ein Teufelskreis, der am Abend ausgerechnet bei Ihrem Lieblingsitaliener beginnen kann!

Was »Wunderdiäten« bewirken

Mal ganz abgesehen davon, dass man sauer ist, wenn wieder mal eine der viel gepriesenen und teuer bezahlten Schlankheitsdiäten nichts gebracht und nur den Frust verstärkt hat, können solche Gewaltkuren auch Ihre Säure-Basen-Balance ganz schön durcheinander bringen.

Meistens wird nämlich bei solchen Abspeckkuren die Kalorienzufuhr abrupt gestoppt und mehr oder weniger radikal reduziert. Ihr Organismus holt sich nun die notwendige Energie aus den für solche Notfälle angelegten Fettdepots. Insofern tritt also ein, was beabsichtigt war. Was die Diätdesigner aber verschweigen, ist die bedenkliche Tatsache, dass die aus den Depots geholten Fettsäuren nicht sofort und vor allem nicht vollständig abgebaut werden. Zurück bleiben saure Reste – die so genannten Ketosäuren –, die das Säure-Basen-Gleichgewicht belasten.

Und was auch nicht gesagt wird: Der Körper – durch die Hungerattacke gewarnt – geht sofort daran, wieder neue Fettdepots für den nächsten zu erwartenden »Diät-GAU« anzulegen, diesmal vielleicht sogar ein wenig mehr. Der berühmtberüchtigte Jo-Jo-Effekt ist da, denn bald muss die nächste, noch tollere Superdiät folgen. Ergebnis – siehe oben! An den Hüften tut sich nichts, nur die gute Laune und vor allem die Säure-Basen-Balance bleiben auf der Strecke. So kann man nicht schlank, höchstens krank werden.

Ernährung –
sauer oder basisch?

Seien Sie mal ehrlich! Wie oft essen Sie Fleisch und Wurst? Täglich oder doch mindestens jeden zweiten Tag? Da haben Sie schon eine der entscheidenden Ursachen für eine mögliche Übersäuerung Ihres Körpers. Denn tierisches Eiweiß ist einer der wichtigsten Säurebildner.

Wie aber steht es mit den anderen Nahrungsmitteln, die wir täglich essen? Auf lange Listen, in denen jedes einzelne Produkt mit seinen sauren bzw. basischen Potenzen aufgeführt ist, soll hier verzichtet werden. Nicht nur, weil bei der Fülle der Daten der Überblick und die Orientierung verloren gingen, sondern vor allem, weil jeder von uns sowohl einen sehr individuellen Geschmack als auch sehr unterschiedliche Voraussetzungen hinsichtlich der Säure-Basen-Balance in seinem Organismus hat. Was dem einen bekommt, kann der andere nur schlecht vertragen, was dem einen hilft, kann dem anderen unter Umständen sogar sehr schaden.

Es gibt in der Literatur eine Fülle von Nahrungsmitteltabellen, die zum Teil auf sehr unterschiedlichen Berechnungsgrundlagen aufbauen. Die Tabelle, die wir auf den Innenklappen des Buchumschlags für Sie zusammengestellt haben, stützt sich dagegen hauptsächlich auf Erfahrungswerte, die ich in 25-jähriger Praxis gewonnen habe.

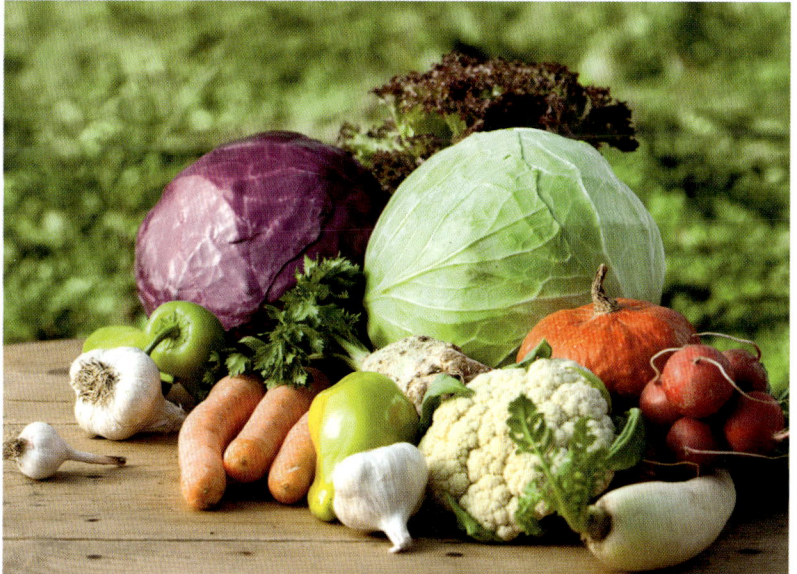

Die folgende Übersicht soll lediglich eine Orientierungshilfe geben, damit jeder von Ihnen seine eigenen Erfahrungen machen kann.

Saure bzw. Säure bildende Nahrungsmittel

Nahrungsmittel, die Säuren in den Organismus einbringen, sind u.a.:

- Fleisch und Fleischprodukte, Fleischbrühe
- Fisch
- Kuhmilchprodukte, vor allem Käse
- Hühnereier, vor allem Eiklar
- Getreide und Getreideprodukte
- Nüsse, vor allem Erdnüsse (auch Erdnussbutter und -öl)
- Rosenkohl, Spargel
- Hülsenfrüchte
- Essig, Senf
- Kohlensäurehaltige Getränke

Nahrungsmittel, die im Organismus Säuren bilden, sind u.a.:

- Zucker und alle Süßigkeiten, auch Schokolade, Speiseeis, Kuchen
- Teigwaren aus Weißmehl, Zwieback
- Raffinierte, gehärtete Fette und Öle (Margarine, raffinierte Speiseöle)
- Reis (geschält, poliert), Weiß- und Graubrot
- Bohnenkaffee und Schwarztee (wenn kürzer als fünf Minuten gezogen)
- Zuckerhaltige Limonaden, auch Colagetränke, gesüßte Fruchtsaftgetränke aus Konzentraten
- Alkoholika

Säure bildend sind natürlich auch alle Nahrungsmittel, die man in Eile und unter Stresseinfluss zu sich nimmt.

Nahrungsmittel mit ausgewogener Säure-Basen-Bilanz

Die nachfolgenden Lebensmittel führen dem Organismus in etwa gleich viel Säuren und Basen zu, können also auch als neutral bezeichnet werden:

- Vollkorngetreide, Roggenvollkornbrot, Nudeln aus Roggenvollkornmehl, Knäckebrot
- Weizenkeime
- Hirse und Hirseprodukte
- Grüne Bohnen, frische Erbsen
- Frische Butter, Sahne
- Wasser

Ausgewogen im Sinne einer ausgeglichenen Säure-Basen-Bilanz sind selbstverständlich auch Kombinationen aus sauren bzw. Säure bildenden Nahrungsmitteln und solchen, die ausgesprochen basisch sind. Letztere sind in der folgenden Übersicht aufgeführt.

Basische bzw. Basen bildende Nahrungsmittel

Die folgenden Lebensmittel führen dem Organismus Basen zu oder werden dort basisch verstoffwechselt. Das trifft auch auf die meisten sauer schmeckenden Früchte zu, die neben einem hohen mineralischen Basenanteil auch die schwache Fruchtsäure enthalten, welche im Organismus leicht in CO_2 und Wasser gespalten wird, ohne dabei Basen zu binden.

Und das ist eine Zusammenstellung der wichtigsten Basen spenden-den Lebensmittel:

- Kartoffeln
- Gemüse – außer Hülsenfrüchte, Spargel, Rosenkohl, Artischocken
- Tofu, Sojasprossen
- Obst
- Getrocknete Früchte
- Obstsäfte (aus der frischen Frucht)
- Pilze
- Wild- und Gewürzkräuter
- Mandeln
- Rosinen
- Mineralwässer ohne Kohlensäure

Übrigens: Konserven sind nicht nur ernährungsphysiologisch nahezu wertlos, sie können auch kaum etwas zur Verbesserung der Säure-Basen-Balance beitragen. Auch die Zubereitung der Speisen in der Mikrowelle wird nicht empfohlen.

Das Problem des heutigen Anbaus

Um das gesunde Wachstum der Pflanzen zu gewährleisten, benötigen sie je nach Art und Standort zwar unterschiedliche, jedoch stabile pH-Wert-Bedingungen. Dafür sorgen verschiedene Puffersysteme im Boden, die vorwiegend Säurebelastungen, aber auch Basenattacken abfangen und dadurch die Pflanzennährstoffe optimal aufbereiten.

Heute, da durch Überdüngung und Industrieabgase (saurer Regen) viele Böden chronisch übersäuert sind, geraten diese natürlichen Puffersysteme an die Grenzen ihrer Leistungsfähigkeit. Die Folgen: Pflanzenschäden (Waldsterben) sowie zunehmende Verarmung der Feldfrüchte, die wir als Nahrungsmittel zu uns nehmen, bezüglich lebenswichtiger Mineralstoffe und auch Vitamine.

Britische Wissenschaftler fanden heraus, dass die meisten konventionell erzeugten Obst- und Gemüsesorten heute bis zu 75 Prozent weniger Kalzium, Magnesium und Natrium enthalten als noch vor 50 Jahren und damit ihre Bedeutung als Basenbildner stark eingeschränkt ist.

So tragen diese »Lebensmittel«, die ursprünglich Basen bildend und damit gesund waren, mittlerweile vielfach zur Übersäuerung unseres Organismus bei. Lediglich pflanzliche Nahrungsmittel, die im biologischen Landbau erzeugt werden, sind davon erwiesenermaßen deutlich weniger betroffen.

Mein Rat

Rohkost ja – aber nicht immer!

Rohkost, noch dazu, wenn sie Basen bildend wirkt, ist zu empfehlen. Allerdings tut man seinem Darm keinen Gefallen, wenn man sie abends zu sich nimmt. Sie bleibt dann auch ohne Wirkung. Der Grund: Der Darm kann abends oder nachts keine kräftige Verdauungsarbeit leisten, wie sie für Rohkost aus Obst und Gemüse erforderlich wäre. Fazit: Die wertvolle Kost wird nicht verdaut, belastet den Organismus und ruft schließlich Gärungs- und Fäulnisbakterien auf den Plan.

Frisch ist nicht immer am besten

Zumindest gilt das für Brot! Ganz frisches Brot ist besonders stark säurebildend – auch weil wir es nicht kräftig kauen müssen und dadurch die Vorverdauung im Magen nicht optimal verläuft. Auf diese Weise belastet es den Darm.

Lassen Sie also frisches Brot wenigstens zwei bis drei Tage liegen, bevor Sie es verzehren. Kauen Sie kräftig und gründlich (jeden Bissen 30- bis 40-mal), und Sie werden sehen, es bekommt Ihnen bedeutend besser.

Schlussfolgerungen für die Ernährungspraxis

Wenn wir es ernst meinen und den Ursachen für die Übersäuerung wirklich auf die Spur kommen wollen, müssen wir bei der Ernährung beginnen. Denn das meiste von dem, was uns sauer macht, tun wir uns selbst an – jeden Tag und nun schon über viele Jahre hinweg. Sehen Sie sich die Übersichten noch einmal an! Welcher Anteil Ihrer täglichen Nahrung stammt aus welcher Lebensmittelkategorie? Kann man nicht etwas ändern, ohne auf Genuss und Lebensfreude zu verzichten? Und gewinnen Sie dabei nicht noch hinzu – Gesundheit, Leistungsfähigkeit und Schönheit?

Ein paar Grundregeln

Hier einige Tipps, wie Sie durch die richtige Ernährungsweise dazu beitragen können, eine Übersäuerung zu vermeiden bzw. abzubauen:

1. Sorgen Sie für eine gute Verdauung. Ein gesunder Darm ist die beste Voraussetzung für eine stabile Säure-Basen-Balance im gesamten Organismus. Am Anfang sollte eine gründliche Darmreinigung stehen. Nähere Informationen dazu finden Sie auf Seite 192.

2. Essen Sie nur dann, wenn Sie ein Hungergefühl verspüren. Dann ist der Magen bereit, Magensäure und Natriumbikarbonat in optimaler Menge auszuschütten, um einerseits die Nahrung gut zu verdauen und andererseits ausreichend Basenpuffer für den Säureabbau im Körper zur Verfügung zu stellen.

3. Essen Sie langsam, genießen Sie die Speisen mit allen Sinnen. Kauen Sie gründlich, dann unterstützen Sie nicht nur die gute Verdauung, sondern erkennen auch rechtzeitig Ihre Sättigungsgrenze. So bleibt dem Körper eine Überlastung erspart und Ihnen die schlanke Linie erhalten.

4. Essen Sie nicht mehr am späten Abend, denn nachts »ruht« der Darm. Alles, was Sie jetzt noch zu sich nehmen, bleibt im Verdauungstrakt liegen und wird höchstens durch saure Gärung abgebaut. Das gilt für alle Speisen, ganz besonders für Obst und andere pflanzliche Rohkost, die ja eigentlich gute Basenlieferanten sind, nachts aber ausschließlich sauer verstoffwechselt werden.

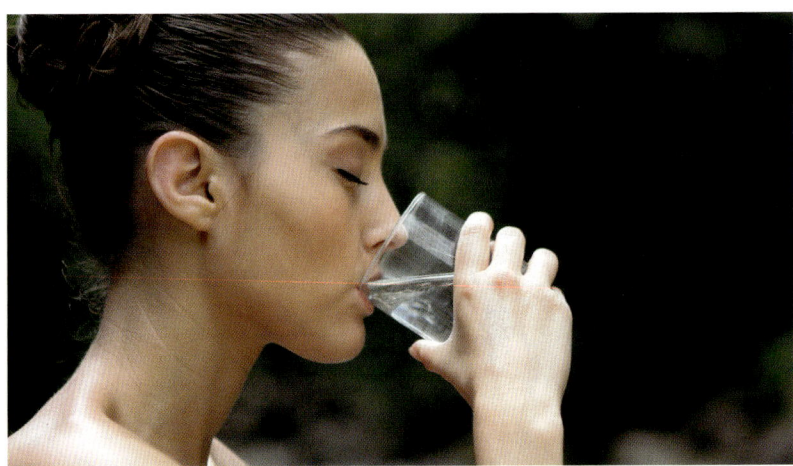

5. Trinken Sie reichlich, mindestens 1,5 bis 2 Liter Flüssigkeit zusätzlich zur Nah-rung. Damit verdünnen Sie die Säuren im Körper, sorgen für die Ausschwem-mung saurer Schlacken aus den Geweben und Zellen sowie für eine gute Fließ-fähigkeit des Blutes. Geeignet sind kohlensäurefreie Mineralwässer, abgekochtes Trinkwasser, Kräutertees und ungesüßte Fruchtsäfte. Früchtetees sind weniger günstig, weil sie oft sauer reagieren. Auch Kuhmilch ist höchstens für kleine-re Kinder unbedenklich; erwachsene, vor allem ältere Menschen können das Milcheiweiß meist nicht mehr so gut abbauen.

Übrigens: Zu den Mahlzeiten sollte man besser nicht trinken, weil dadurch der Nahrungsbrei im Magen (und damit die Magensäure) zu stark verdünnt wird, was die Verdauung erschwert.

6. Reduzieren Sie den Konsum von so genannten Genussmitteln. Bohnenkaffee ist besonders stark säurebildend, ebenso wie schwarzer Tee, der allerdings deut-lich weniger Säure bildend wirkt, wenn man ihn mehr als fünf Minuten ziehen lässt. Alle alkoholischen Getränke verschlechtern die Basenbilanz erheblich, vor allem die so genannten harten Spirituosen, aber auch süße Liköre und Weine.

Die richtige Kombination

Was nun die einzelnen Bestandteile und die Zusammensetzung in unserer täg-lichen Kost angeht, kann es nicht die Lösung sein, sich fortan nur noch rein basisch zu ernähren. Die richtige Kombination ist es, die unser Säure-Basen-

Gleichgewicht in Form hält. Wählen Sie also aus allen drei Abteilungen aus, und stellen Sie zusammen, was Ihnen schmeckt und auch bekommt – aber achten Sie auf Ausgewogenheit. Das betrifft sowohl die Zusammensetzung der einzelnen Gerichte (also Saures mit Basischem und Neutralem) als auch die Abfolge der Mahlzeiten (z.B. überwiegend basisches Frühstück, leicht saures Mittagessen, basisches Abendessen).

Wenn Sie allerdings schon ein bisschen älter sind und annehmen müssen, dass Sie bereits seit einiger Zeit übersäuert sind, dann sollten Sie die folgenden Ratschläge stärker beherzigen.

Achtung – besser meiden!

1. Wenn man Anzeichen einer Übersäuerung spürt, sollte man mit dem Verzehr von Fleisch und Fleischwaren sehr zurückhaltend sein; einmal in der Woche (am Sonntag wie früher, als Fleisch noch Luxus war!) ist genug. Auch Fisch und Hühnereier sind Säure bildend – wenn auch nicht so stark wie Schweinefleisch, das man ganz meiden sollte, wenn man eine Übersäuerung vermeiden oder verringern will.

2. Vegetarier haben es besser, denn die meisten Gemüse haben eher Basen bildende Kraft. Doch gibt es auch da Unterschiede, die man berücksichtigen sollte, wenn man es mit einer Entsäuerung ernst meint.

3. Beim Obst gilt: Reif, frisch und naturbelassen schmeckt es nicht nur am besten; es kann so auch seine Basen bildende Kraft am besten wirksam werden lassen. Konserven, auch das Selbsteingemachte, sind nicht besonders wertvoll. Sie bewirken eher das Gegenteil, regen nämlich die Säurebildung an. Wer keine Zeit hat, immer Frischobst zu kaufen, sollte sich einen Vorrat an Trockenfrüchten anlegen – sie wirken auf jeden Fall entsäuernd.

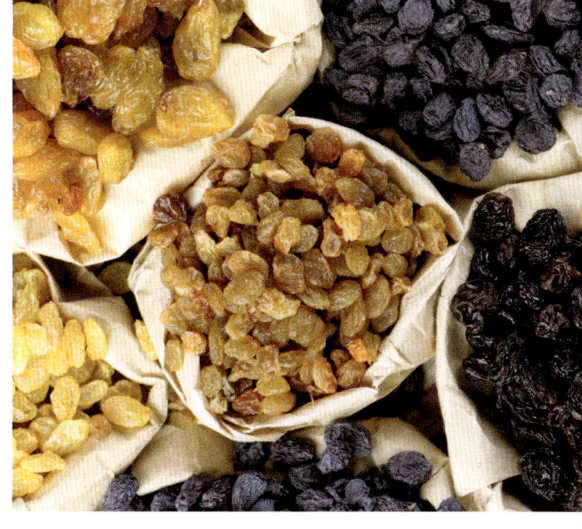

4. Kuhmilch gehört aus den schon genannten Gründen (siehe Seite 70) auf den Index. Aus meiner Erfahrung haben etwa 50 Prozent der Menschen eine Unverträglichkeit auf Kuhmilch. Da aber die Symptome nicht wahrgenommen werden oder zu schwach sind, wird weiter konsumiert. Eine echte Alternative

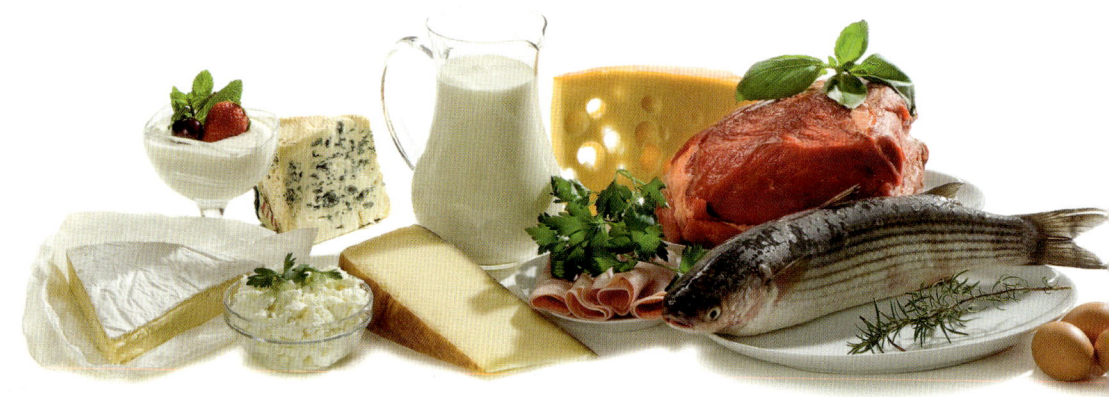

zu Kuhmilch sind Schafs- und Ziegenmilch, denn sie sind für den Menschen weitaus besser verträglich. Aber auch hier kann bei jahrelanger Einnahme eine Intoleranz entstehen. Bevorzugen Sie Vorzugsmilch (keine Pasteurisierung und Homogenisierung) – sofern Sie diese bekommen. Sie ist deutlich gesünder und verträglicher, auch weil sie von gesünderen Tieren kommt.

Weichkäse und Quark sollte man meiden sobald die Gefahr einer Übersäuerung besteht. Erwünscht sind dagegen Hartkäse aufgrund seiner besseren Verträglichkeit und etwas Blauschimmelkäse, dessen Bakterienkulturen für den Darm wertvoll sind.

5. Der Mensch lebt zwar nicht vom Brot allein, doch ohne das tägliche Brot kommen wir wohl kaum aus. Das muss auch nicht sein, doch sollten wir bedenken, dass alle herkömmlichen Brotsorten eher Säure bildend wirken. Zu viel des Guten kann hier durchaus zur Folge haben, dass wir unserem Säure-Basen-Gleichgewicht eher schaden als nutzen. Es gibt aber durchaus Alternativen. In Bioläden bzw. Biobäckereien wird immer häufiger Brot aus Dinkel- oder Hirsemehl angeboten, womit wir unseren Basendepots gute Dienste leisten. Nahrungsmittel aus diesen Getreidesorten sind deutlich weniger Säure bildend als alle anderen Mehlprodukte.

6. Wer mag zum Brot nicht gerne frische Butter? Butter ist übrigens besser als ihr Ruf, jedenfalls was ihren Beitrag zur Säure-Basen-Bilanz betrifft. Besser jedenfalls als Margarine, die oft als die gesündere Alternative angesehen wird! Dünn aufs Brot gestrichen, sollte man auf Butter nicht verzichten, denn ihr Fett ist wertvoll und relativ leicht verdaulich. Andere tierische Fette enthalten vorwiegend gesättigte Fettsäuren, die nur schwer abgebaut werden können und stark säurebildend wirken. Besonders viel davon finden wir in Schmalz, Talg und auch in fettem Fisch.

7. Unter den pflanzlichen Ölen gibt es einige mit einem hohen Anteil an gesättigten Fettsäuren, die Säure bildend wirken: die schon erwähnte Margarine, alle gehärteten Pflanzenfette zum Braten und auch die so genannten raffinierten Öle, wobei Erdnussöl besonders viel Säure bildet.

Am besten sind kaltgepresste Pflanzenöle: z.B. Oliven-, Distel-, Sonnenblumenöl.

Margarine wird als die gesündere Alternative zur Butter angesehen. Zu Unrecht – denn sie trägt weniger zu einer stimmigen Säure-Basen-Bilanz bei. Sie ist – auch wenn vom Reformhaus – ein Chemieprodukt und sollte gemieden werden. Verwenden Sie stattdessen besser Butter in Maßen.

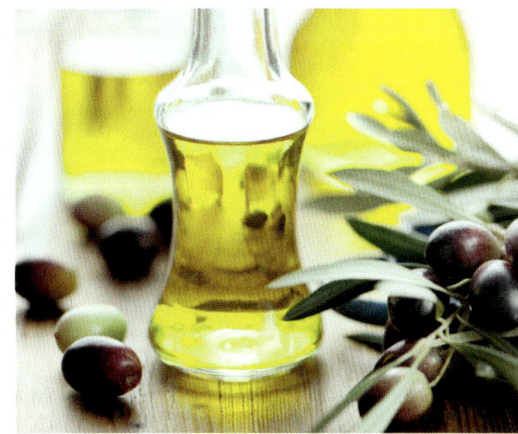

Die Viertel-Regel

Es erscheint wenig sinn- und vor allem wenig genussvoll, wenn man sich bei der Auswahl der Speisen stur nach den angegebenen Tabellen richten würde. Sie können und sollen nur Richtwerte vermitteln, keineswegs den individuellen Geschmack und die Lust am Genuss einschränken.

Am besten, Sie nutzen sie folgendermaßen: Wählen Sie aus dem Angebot für Ihren Speiseplan maximal ein Viertel der eher Säure bildenden Nahrungsmittel

Mein Rat

Patienten, die in meine Praxis kommen, nehmen oft bis zu zehn und mehr unterschiedliche Medikamente, die sie von ihrem Arzt oder Krankenhaus bekommen haben. Teilweise sind diese Medikamente so problematisch, dass viele der beklagten Beschwerden auf sie zurückzuführen sind. Wobei die ursächlichen Hauptbeschwerden, wie z.B. Bluthochdruck, Herzbeschwerden, Rheuma usw., nicht geheilt werden.

Oft setze ich nach vorheriger Austestung einige dieser Medikamente ab und gebe ein Basenpulver sowie eine entsprechende Ernährungs- und Trinkempfehlung: z.B. zwei Liter weiches – am besten abgekochtes und noch warmes – Wasser pro Tag trinken (Ayurveda!). Dann geht es den Patienten schnell viel besser.

aus. Dazu nehmen Sie ein Viertel aus dem neutralen Bereich und fügen schließlich zwei Viertel der Basen bildenden Produkte hinzu. Das ist eine durchaus ausgewogene Grundlage für eine Ernährung, die Ihr intaktes Säure-Basen-Gleichgewicht stützt.

Ist das Gleichgewicht aber schon aus dem Takt geraten und droht eine schleichende Übersäuerung, sollten Sie noch konsequenter sein. Dann wäre es richtiger, ein Verhältnis von 20 zu 80 zu wählen.

Sonderfall Arzneimittel

Noch ein Wort zu den chemischen Arzneimitteln. Die Verdienste, die viele Pharmaka durchaus haben, sollen hier keineswegs geschmälert werden. Doch muss Kritik erlaubt sein, wenn zu viel und zu unspezifisch verordnet eingenommen wird. Dabei wird in aller Regel auch kaum an die Wirkung der Medikamente auf den Säure-Basen-Haushalt mit seinen komplizierten Verflechtungen und Abhängigkeiten gedacht. Und viele chemische Medikamente sind nun mal sauer oder wirken Säure bildend, wie z.B. die sehr häufig eingenommenen Schmerzmittel auf der Basis von Azetylsalizylsäure. Dazu kommt noch, dass nicht gleich jede kleine Entzündung, jedes kleine Fieber mit der chemischen Keule behandelt werden muss. Im Gegenteil: Solche Symptome sind oft Anzeichen dafür, dass sich der Körper von sauren Schlacken befreit, sind also durchaus nicht Krankheitszeichen, sondern können auf einen beginnenden Reinigungs- und Gesundungsprozess hinweisen.

Die Devise bei der Anwendung chemischer Arzneimittel sollte also sein: So viel wie nötig, aber nicht so viel wie möglich. Und das hilft nicht nur unserem Säure-Basen-Gleichgewicht, sondern auch den leeren Kassen unseres Gesundheitssystems.

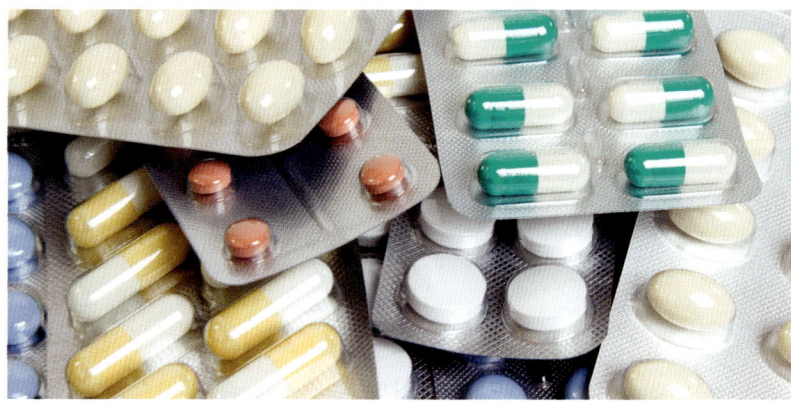

Weitere Ursachen der Übersäuerung

Falsche Ernährung und unsere heutigen Essgewohnheiten können als die Hauptursachen für die sich immer weiter ausbreitende schleichende oder sogar chronische Übersäuerung angesehen werden. Es gibt aber auch noch andere äußere Ursachen, auf die ich im Folgenden wenigstens kurz eingehen will. Wer sich noch umfassender informieren möchte, sei an dieser Stelle auf das empfehlenswerte Buch von N. Treutwein »Übersäuerung. Krank ohne Grund?« hingewiesen, das ebenfalls in diesem Verlag erschienen ist.

Stress

»Ich bin so richtig sauer!« Das sagt man häufig, wenn Ärger, Stress und Hektik einen so richtig in die Zange genommen haben. Und es stimmt – im wahrsten Sinne des Wortes: Jede Aufregung, jeder Streit, aber auch Angst und Traurigkeit erzeugen saure Reaktionen im Körper.

Hier kommt der Sympathikus ins Spiel, ein Teil des vegetativen Nervensystems, mit dem wir auf Außenreize aktiv und energisch – mit Erregung – reagieren. Er sorgt für die Säureausschüttung in den Organismus, und wenn wir dem Stress nicht entgehen können, kommt es über kurz oder lang zu einer Übersäuerung. Das ist schon schlimm genug, doch es kann noch schlimmer kommen. Ist man bereits übersäuert – vielleicht wegen falscher Ernährung –, dreht sich die Spirale in die entgegengesetzte Richtung: Die Säure aktiviert den Sympathikus. Somit entsteht Stress und Erregung auch dann, wenn keine oder nur geringe Außenreize vorhanden sind. Dann ärgert man sich über die sprichwörtliche Fliege an der Wand, regt man sich über Dinge auf, die es wirklich nicht wert sind – kurz: Man ist mürrisch, leicht reizbar und findet nur schwer zur Ruhe.

Für Ruhe, Harmonie und gesunde Entspannung sorgt der »Gegenspieler« des Sympathikus innerhalb des vegetativen Nervensystems, der Parasympathikus. Er erzeugt ein basisches Milieu und wird eben auch durch eine basische Stoffwechsellage angeregt. Da beides – Erregung und Entspannung, Aktivität und Ruhe – zu einem gesunden Leben gehören, leuchtet es ein, dass ein intaktes Säure-Basen-Gleichgewicht eine wichtige Voraussetzung für ein ausgeglichenes Seelenleben ist. Andererseits führt eine Lebensweise, die den gesunden Ausgleich zwischen Anspannung und Entspannung, zwischen Leistung und Erholung missachtet, unweigerlich zur weiteren Übersäuerung.

Bewegungsmangel

Wer nun aber Entspannung und Erholung bloß als süßes Nichtstun versteht, ist allerdings auch nicht gut beraten. Bewegungsmuffel und chronische Couch-Potatoes müssen nicht nur um ihre Figur fürchten, sondern auch um ihre Säure-Basen-Balance. Schlaffe, schlecht durchblutete Muskeln können die Säureschlacken kaum abtransportieren.

Wer sich nicht bewegt, atmet nur flach und scheidet dadurch deutlich weniger Kohlensäure aus. Bewegungsarmut lässt überdies den Darm träge werden, so dass Gärung und Fäulnis die Oberhand gewinnen können. All das kann einer Übersäuerung Vorschub leisten bzw. eine bereits bestehende Dysbalance im Säure-Basen-Haushalt weiter verstärken.

Umwelteinflüsse

Elektrische Leitungen, Funkmasten und Mobiltelefone – die von ihnen erzeugten elektrischen Felder stehen im Verdacht, die Übersäuerung des Organismus zu fördern.

So wie der saure Regen aus Industrieabgasen den Boden übersäuert, so kann auch unser Organismus unter sauren Umwelteinflüssen leiden, die in Form von Ausdünstungen aus Farben und Kunststoffen, als Abgase oder Rückstände von Spritz- und Düngemitteln auf uns einwirken.

Lärm und Elektrosmog

Auch Lärm, dem wir ständig ausgesetzt sind, kann eine Übersäuerung auslösen oder verstärken. Wir sollten darauf achten, dass wir wenigstens die Zeit, die wir zur Erholung haben, nicht noch durch selbst produzierten Lärm entwerten.

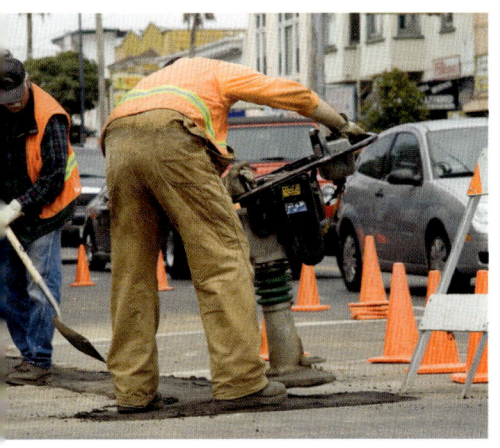

In jüngster Zeit verdichten sich die Erkenntnisse, dass auch der so genannte Elektrosmog einer Übersäuerung des Organismus Vorschub leistet: also die mit unseren Sinnen nicht wahrnehmbaren elektromagnetischen Abstrahlungen von elektrischen Geräten, Mobilfunksystemen, Hochspannungsleitungen, Halogenlampen, Energiesparlampen oder Mikrowellengeräten.

Die elektromagnetischen Felder umgeben uns auf Schritt und Tritt, und wir können diese Einflüsse nicht mehr aus der Welt schaffen, aber es gibt durchaus die Möglichkeit, sich ihnen ein Stück weit zu entziehen. Sorgen Sie z.B. wenigstens für eine störungsfreie Nacht, indem Sie Rundfunk- und Fernsehgeräte, aber auch Telefon und Handy aus dem Schlafzimmer verbannen.

Im Alter wird man schneller »sauer«

»Je älter, desto saurer!« Das ist etwas überspitzt formuliert, macht aber auf ein Problem aufmerksam, das durchaus zu beachten und bei Vorbeugung und Therapie einer möglichen Übersäuerung zu berücksichtigen ist.

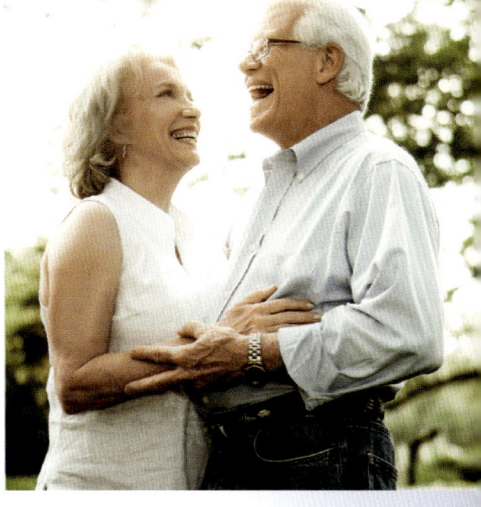

Abnehmende Nierentätigkeit

Mit zunehmendem Lebensalter nimmt die Fähigkeit unserer Nieren zur Säureausscheidung langsam, aber stetig ab. Erkennbar wird das an einem Absinken des pH-Wertes im Blut, der sich mit den Jahren im unteren Normbereich (zwischen 7,35 und 7,45) bewegt. Gleichzeitig sinkt die Konzentration des Natriumbikarbonat-Puffers im Blutplasma, so dass sich auch die Fähigkeit des Organismus verringert, Säureattacken zu neutralisieren.

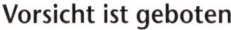

Beim Anti-Aging kommt es weniger darauf an, dem Leben mehr Jahre zu geben, als vielmehr darauf, den Jahren mehr Leben zu geben.

Vorsicht ist geboten

Aus der Kenntnis dieser Tatsache lässt sich nun mindestens dreierlei ableiten:
Erstens, dass eine bereits bestehende Übersäuerung im Alter noch schwerwiegender ist als in jungen Jahren und zu entsprechenden Folgekrankheiten führen bzw. diese verschlimmern kann.
Zweitens, dass es mit zunehmendem Lebensalter immer wichtiger wird, durch eine entsprechende Ernährungs- und Lebensweise für eine ausgeglichene Säure-Basen-Balance zu sorgen und gegebenenfalls auch geeignete Entsäuerungstherapien anzuwenden.
Drittens, dass man durch eine konsequent »basische Lebensweise« bzw. durch regelmäßige Entsäuerung nach der Fischer-Reska-Therapie auch dem biologischen Alterungsprozess entgegenwirken, ihn verlangsamen kann.

Anti-Aging fängt immer mit Entsäuerung an

Letzteres ist bei weitem mehr als nur ein frommer Wunsch, denn die moderne Anti-Aging-Medizin hat nachgewiesen, dass ein basisches Milieu unsere Zellen länger leben lässt, während sie im sauren Bereich deutlich schneller altern und absterben.
Altern bedeutet also – vereinfacht gesagt –, dass nach und nach mehr Zellen absterben, als neue gebildet werden. Kann man diese Entwicklung aber verlangsamen, dann kann man auch das Altern verzögern.
Heute ist immer öfter von Anti-Aging die Rede, das dem Wunsch vieler Menschen entgegenkommt, möglichst lange jünger auszusehen, vor allem aber gesund und leistungsfähig zu bleiben. Entsäuerung ist dazu der erste Schritt.

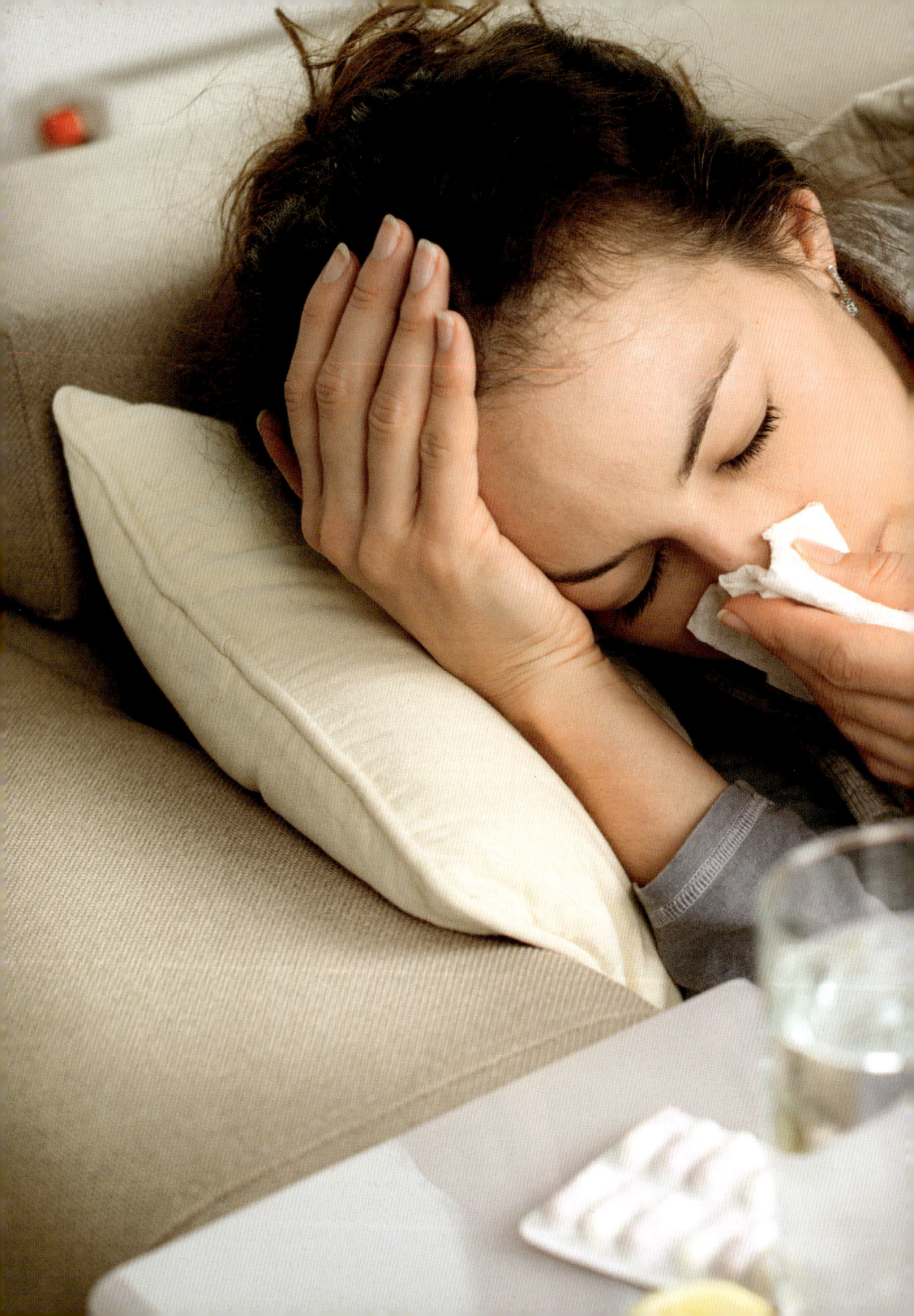

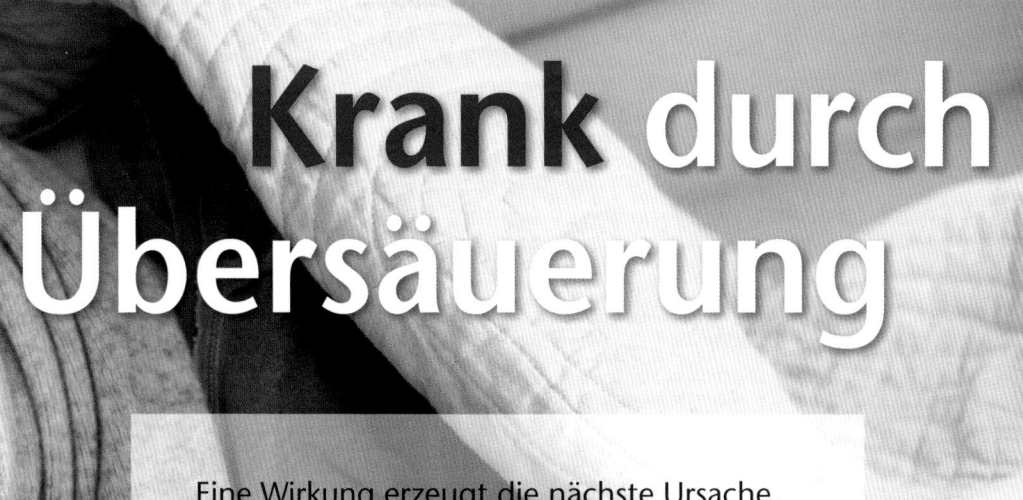

Krank durch Übersäuerung

Eine Wirkung erzeugt die nächste Ursache. Die Stufen der Übersäuerung reichen von einer kaum erkennbaren Verschiebung der Säure-Basen-Balance über die chronische Übersäuerung und Verschlackung bis zur Säurekatastrophe, die nicht selten tödlich endet. Wie man die Gefahr rechtzeitig erkennen kann und worauf man gefasst sein muss, wenn man nichts dagegen tut, darum geht es in diesem Kapitel.

Die Stufen der Übersäuerung

Der Zusammenhang von Übersäuerung und Krankheit ist auch deshalb problematisch, weil es gar nicht immer so leicht fällt, Ursache und Wirkung klar voneinander abzugrenzen. Zum einen gibt es Krankheiten – wie etwa die Bildung von Gallen- und Harnsteinen –, die unmittelbar auf eine Übersäuerung des Organismus zurückzuführen sind. Zum anderen existieren chronische Krankheiten – wie etwa eine Niereninsuffizienz –, die zu einer Störung der Säure-Basen-Balance führen, wodurch eine Übersäuerung erst beginnt oder verstärkt wird.

Es entsteht ein Teufelskreis, in dem die zunehmende Übersäuerung immer mehr krank und die fortschreitende Krankheit zunehmend sauer macht. Es gibt fünf Übersäuerungsgrade, deren Kenntnis dabei helfen kann, die eigene Befindlichkeit zu erkennen und richtig zu reagieren.

> Bei übersäuerungsbedingten Gesundheitsstörungen und chronischen Krankheiten schaukeln sich Ursache und Wirkung oft gegenseitig hoch.

Die ideale Säure-Basen-Bilanz

Säuren und Basen sind sowohl im extra- wie im intrazellulären Raum im optimalen Gleichgewicht. Das Blut und die Basen bildenden Organe verfügen über ausreichende Pufferkapazitäten. Die Mineralstoffdepots sind gut gefüllt.

Diese Definition beschreibt in der Tat einen Idealzustand, den man in der Realität wohl kaum noch antreffen wird, es sei denn bei einem frisch geborenen Säugling – aber auch das nur dann, wenn die Mutter während der Schwangerschaft über ein ausgeglichenes Säure-Basen-Gleichgewicht verfügte.

Erste Stufe: verborgene Übersäuerung

Während das Blut seinen pH-Wert noch stabil hält, sind die Pufferbasen bereits vermindert. Zur Kompensation werden erste Mineralstoffdepots im Organismus angegriffen. Es beginnt die Ablagerung überschüssiger Säuren in Form von Salzen und Schlacken in weiter entfernten Körpergeweben. In diesen Bereichen wird die Durchblutung schon leicht beeinträchtigt, so dass die Übersäuerung der Zellen beginnt.

Äußerlich wird der in dieser Stufe gewissermaßen latent übersäuerte Mensch kaum schon Krankheitszeichen wahrnehmen, es können allerdings mehr oder weniger deutliche Beeinträchtigungen der Befindlichkeit auftreten: Müdigkeit,

Leistungsschwäche, auch leichte Verdauungsbeschwerden, Verstopfung, Magendrücken sowie eine erhöhte Infektionsanfälligkeit. In meiner Praxis erkenne ich dieses Stadium der beginnenden Übersäuerung mit Hilfe geeigneter Diagnosemethoden, wie etwa der Kirlian-Fotografie oder der Augendiagnose.

Ich bin aufgrund meiner Erfahrungen davon überzeugt, dass das Stadium der verborgenen Übersäuerung heute praktisch der »Normalzustand« ist, in dem sich hierzulande mindestens 80 Prozent aller Erwachsenen befinden. Das ist bedenklich, muss aber nicht tragisch werden. Denn in diesem Stadium hat eine Entsäuerungstherapie die allerbesten Chancen, die Übersäuerung zu stoppen und ernsthafte Folgen für die Gesundheit zu verhindern.

Zweite Stufe: akute oder temporäre Übersäuerung

Dieses Stadium der Übersäuerung tritt beispielsweise bei einer unvermittelt einsetzenden Infektion ein, die das Säure-Basen-Gleichgewicht in den sauren Bereich verschiebt. Unser Organismus reagiert auf diesen Angriff mit entsprechenden Abwehrmaßnahmen, wie mit Fieber, Entzündungen, Erbrechen, Durchfall, Schweißausbrüchen und vermehrtem Harndrang. Darm, Nieren, Lunge und Haut – also die Ausscheidungsorgane – arbeiten auf Hochtouren, um im Körper entstandene, meist säurehaltige Giftstoffe auszuleiten. Dabei werden die körpereigenen Puffersysteme erheblich in Anspruch genommen, um den verstärkten Säureanfall zu kompensieren.

Sind die Krankheitserreger besiegt, kann sich das Säure-Basen-Gleichgewicht wieder einregulieren – vorausgesetzt, dass genügend Basenreserven vorhanden sind. Ist das nicht der Fall, werden überschüssige Säuren als Schlacken in den Geweben und Zellen deponiert. Neuerlich auftretende Infektionen, die jetzt leichteres Spiel haben, intensivieren diesen Übersäuerungsprozess, der schließlich das Immunsystem schwächt und chronischen Krankheiten Tür und Tor öffnet. Hier bahnt sich ein Teufelskreis an, der durchbrochen werden muss.

Schon bei einer latenten Übersäuerung kann man annehmen, dass der Körper nicht in der Lage ist, die Balance selbst wiederherzustellen.

Dritte Stufe: chronische Übersäuerung

Wer die Signale der latenten und akuten Übersäuerung nicht erkennt oder ignoriert, wird früher oder später in das Stadium der chronischen Übersäuerung gelangen. Oftmals geschieht das anfangs unmerklich, bis die Puffersysteme so geschwächt, die Basenreserven so angegriffen sind, dass schon ein kleiner Anlass genügt, um eine schwere, ja lebensbedrohliche Krankheit auszulösen. Das ist z.B. beim Rheuma der Fall, einer Krankheit, die scheinbar »ohne Grund« auftritt und doch eine, meist die eigentliche, Ursache in der fortgeschrittenen Übersäuerung des Körpers hat.

Auch in diesem Fall wird durch das Krankheitsgeschehen die Übersäuerung weiter gefördert, so dass es unbedingt erforderlich ist, nicht nur die in Erscheinung getretene Krankheit mit allen Mitteln der ärztlichen Kunst zu behandeln, sondern auch das eigentliche Grundübel – die Übersäuerung. Das ist auch deshalb wichtig, weil viele Medikamente, die von Seiten der Schulmedizin zur Therapie eingesetzt werden, selbst saure Valenzen freisetzen und auf diese Weise zwar die Symptome, nicht aber die eigentliche Ursache bekämpfen. Außerdem sind Medikamente mit vielerlei Nebenwirkungen behaftet, die man nicht immer spürt, aber den Körper zusätzlich mit Säuren belasten. Ich rate daher dringend zu einer konsequenten Entsäuerungstherapie nach der Fischer-Reska-Methode (siehe ab Seite 186), die auf Dauer zu einer deutlichen Besserung der Beschwerden führt.

Vierte Stufe: partielle oder lokale Übersäuerung

Kommt es infolge chronischer Übersäuerung beispielsweise zur Mangeldurchblutung bestimmter Gewebebereiche oder sind Fließgeschwindigkeit und Sauerstoffaufnahme des Blutes durch eine so genannte Säurestarre der roten Blutzellen stark herabgesetzt, kann es zu lokalen Übersäuerungsschäden mit schwer wiegenden Folgen kommen. Betrifft die lokale Übersäuerung die Herzkranzgefäße, droht ein Herzinfarkt, tritt sie im Gehirn auf, dann muss man mit einem Schlaganfall rechnen.

Eine solche lokale Säurekatastrophe ist nur schwer vorhersehbar, sie setzt aber fast immer eine erhebliche allgemeine Übersäuerung voraus. Deshalb ist es wichtig, von vornherein auf eine Entsäuerungstherapie zu setzen, die das Risiko für derartig lebensbedrohliche Erkrankungen erheblich vermindern kann.

Fünfte Stufe: Säurekatastrophe

Wenn wichtige Organfunktionen, die den Säure-Basen-Haushalt regulieren, teilweise oder total ausfallen, also Basenbildung und Säureausscheidung nicht mehr gewährleistet sind, dann kommt es zu einer Säureüberflutung aller Körperzellen. Deren Tätigkeit bricht zusammen, mit oft tödlichen Folgen. Manchmal gelingt es der Intensivmedizin, diesen Vorgang durch starke Basengaben aufzuhalten. Aber das kann nur die letzte – nicht selten vergebliche – Rettung sein. Wir sollten alles unternehmen, dass es nicht erst so weit kommen muss. Das aber bedeutet, dem Grundübel Übersäuerung mit aller Kraft zu begegnen – am besten jetzt, am besten sofort. Das war der grundlegende Gedanke, der mich leitete, eine effektive, bis in die Zellen wirkende Entsäuerungsmethode zu finden, die jeder von Ihnen selbst anwenden kann.

Wie Übersäuerung krank macht

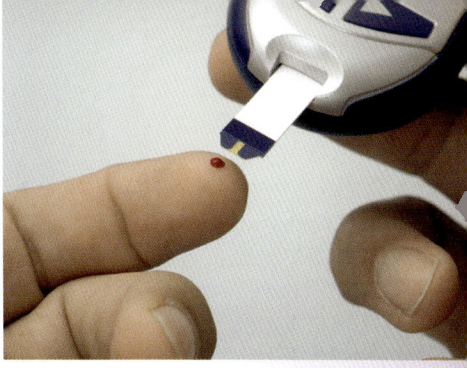

Wenn ich im Folgenden die wichtigsten Übersäuerungskrankheiten detailliert beschreibe, dann soll Ihnen das Anhaltspunkte geben, um festzustellen, ob und wie Sie möglicherweise von einer Übersäuerung betroffen sind. Denn viele der aufgeführten Krankheiten entstehen ja nicht nur infolge einer übersäuerten Stoffwechsellage, sondern ihre Symptome weisen ja eben auch auf diese Situation hin. Hat man dann die drohende Gefahr erkannt, kann man entschlossen dagegen angehen. Dazu will ich Sie ermutigen!
Es ist üblich, die Übersäuerungskrankheiten nach ihren grundlegenden Ursachen zu ordnen. Das verdeutlicht nicht nur die Zusammenhänge zwischen Säurewirkung und Krankheitsbild, sondern erleichtert auch das wirksame Vorgehen dagegen.

Blutzuckermessung an der Fingerspitze. Diabetes gehört zu den typischen Stoffwechselkrankheiten, die durch Übersäuerung mit ausgelöst werden und andererseits die Übersäuerung weiter vergrößern.

Vergiftungen und Verätzungen

Das sind Krankheiten, die auf die unmittelbare Einwirkung starker Säuren auf Organe, Gefäße, Schleimhäute und Gewebe zurückzuführen sind. Der Körper reagiert darauf häufig mit Entzündungen. Dazu gehören u.a. Arthritis (Gelenkentzündung), Kolitis (Dickdarmentzündung), Diabetes mellitus (Zuckerkrankheit), Gastritis (Magenschleimhautentzündung), Legasthenie (Lese-Rechtschreib-Schwäche), Morbus Bechterev, Morbus Crohn und die Parkinson-Krankheit. Einige dieser Krankheiten werden im folgenden Kapitel »Übersäuerungskrankheiten von A bis Z« (ab Seite 87) ausführlicher beschrieben.
Durch die Säureeinwirkung wird auch das Immunsystem erheblich beeinträchtigt, wodurch nicht nur Krankheitserreger aller Art begünstigt sind, sondern sich auch der Heilungsprozess erheblich verzögern kann.

Mineralienmangel durch Säureüberschuss

Werden die körpereigenen Puffersysteme durch überschüssige Säuren abgebaut, »holt« sich der Organismus basische Mineralstoffe aus anderen Bereichen des Körpers, um den Säureüberschuss zu neutralisieren und das Säure-Basen-Gleichgewicht stabil zu halten. Dieser »Mineralienraub« führt zu Mangelerscheinungen vor allem im Bereich der Knochen und Gelenke, aber auch der Gefäße und der Haut. Daraus resultieren dann Krankheiten wie beispielsweise Arteriosklerose, Bandscheibenleiden, Haarausfall, Karies, Krampfadern, Leistenbruch, Osteoporose, Parodontose. Auch dazu mehr ab Seite 87.

Mineralstoffmangel behindert auch die lebenswichtige Arbeit der Enzyme, die den Zellstoffwechsel regulieren. Die dadurch entstehende Übersäuerung vermindert die Arbeit der Enzyme noch stärker.

Stoffwechselstörungen durch Übersäuerung

Infolge einer gestörten Säure-Basen-Balance kann es zu erheblichen Störungen wichtiger Organe kommen, die für die Regulierung des Stoffwechsels verantwortlich sind. Dazu gehören der gesamte Verdauungstrakt mit Magen und Darm, aber auch die für Entgiftung und Ausscheidung zuständigen Organe wie Leber und Nieren sowie die mit ihnen verbundenen Drüsen.

Angriff auf das Immunsystem

Eng verbunden mit diesen Organsystemen, vor allem mit dem Darm, ist wiederum das Immunsystem, das ebenfalls in Mitleidenschaft gezogen und in seiner Funktionsfähigkeit beeinträchtigt werden kann.

Schließlich macht sich ein durch Übersäuerung gestörter Stoffwechsel auch durch zahlreiche Ausscheidungskrankheiten bemerkbar, die sich u.a. in folgenden Krankheitsbildern äußern: Akne, Allergien, Ekzeme, Furunkel, Fußschweiß, Hämorrhoiden, Hautjucken, Karbunkel, Mandelvereiterung, Neurodermitis, Offenes Bein, Schuppenflechte. Einige der wichtigsten Krankheiten, die zu dieser Gruppe gehören, werden ab Seite 87 ausführlicher dargestellt.

Mein Rat

Die beste Osteoporoseprophylaxe ist nicht eine Hormonsubstitution (man weiß heute, dass sie sowieso nicht das bringt, was man erwartet hat), sondern eine Entsäuerung.

Ich sage meinen Patientinnen immer, dass sie, wenn sie Hormone nehmen, die ja erwiesenermaßen Krebs fördern, ihre Osteoporose gar nicht mehr erleben werden, weil sie vorher an Krebs sterben!

Die Osteoporosetherapie in meiner Praxis sieht so aus, dass ich neben einer Entsäuerung und zusätzlicher Mineralisierung des Knochengerüsts mit biochemischen Zellsalzen eine Kolon-Hydro-Therapie anordne. Mit bestem Erfolg!

Durch Verschlackung bedingte Krankheiten

Der Körper deponiert überschüssige Säuren, die nicht abgebaut oder ausgeschieden werden können, als Salze bzw. Schlacken im Gewebe. Davon sind zunächst periphere, gewissermaßen weniger wichtige Gewebebereiche betroffen. Sind diese Speicher gefüllt, werden mit der Zeit auch wichtigere, bald auch lebenswichtige Gewebe und Zellen verschlackt. In diesen Bereichen kommt es infolge mangelnder Durchblutung und unzureichender Sauerstoffversorgung schließlich zu Störungen, die von harmlosen Altersflecken auf der Haut bis zum lebensgefährlichen Gefäßverschluss mit der Möglichkeit von Herzinfarkt oder Schlaganfall reichen.

Ist die Menge an deponierten Salzen so groß, dass sie von den Körperflüssigkeiten nicht mehr in Lösung gehalten werden können, kristallisieren sie aus und setzen sich in den Geweben und Organen ab. Die Folgen reichen vom lästigen Zahnstein über schmerzhafte Steinbildungen in Galle, Nieren und Blase bis hin zu schweren chronischen Krankheiten wie Arthrose, Gicht und Rheuma.

Beeinflussung des vegetativen Nervensystems

Eine saure Stoffwechsellage regt auch den Sympathikus an, einen der beiden »Akteure« unseres vegetativen Nervensystems. Das führt einerseits zur Ausschüttung von Stresshormonen, macht uns also erregt und aggressiv, obwohl dazu gar kein äußerer Grund vorliegen muss. Andererseits wird unter dem Einfluss von Übersäuerung und damit verbundener erhöhter Sympathikusaktivität unsere Stimmung gedrückt, nicht selten sogar depressiv. Wir werden dann antriebslos und klagen über verminderte Leistungsfähigkeit sowie rasche Ermüdung, haben aber dennoch oft Schlafprobleme.

Psychische Erkrankungen

Auch diese Folge einer Übersäuerung führt auf Dauer zu erheblichen Gesundheitsstörungen, die sich nicht selten in Gedächtnisschwäche, Stimmungsschwankungen, psychischen Erkrankungen u.Ä. manifestieren, wie im nächsten Kapitel noch genauer nachzulesen ist.

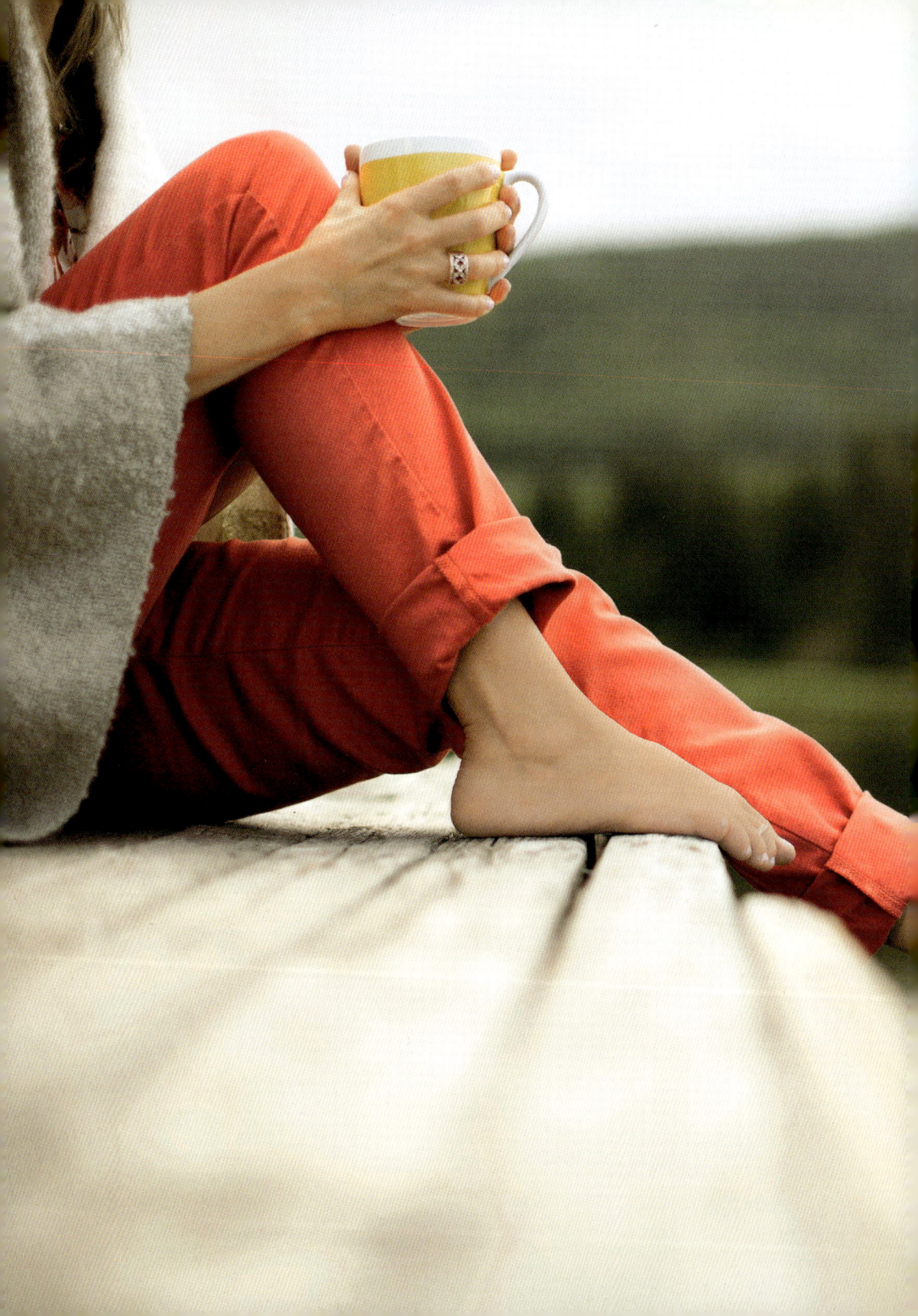

Übersäuerungskrankheiten von A bis Z

Es gibt kaum eine Krankheit oder Gesundheitsstörung, die nicht – direkt oder indirekt – von einer Übersäuerung verursacht oder verstärkt wird. Andererseits gibt es auch eine Reihe von Stoffwechselkrankheiten, die ihrerseits die Säure-Basen-Balance aus dem Takt bringen.

Die wichtigsten Krankheitsbilder

Die nachfolgende Übersicht beschreibt 93 Krankheitsbilder, die direkt oder indirekt durch eine Übersäuerung des Organismus verursacht oder durch sie gefördert werden. Eine Entsäuerungstherapie, wie sie im nächsten Kapitel beschrieben wird, kann in vielen Fällen das Entstehen dieser Krankheiten verhindern, fast immer die Beschwerden lindern und manchmal auch wesentlich zur Heilung beitragen.

Bitte bedenken Sie aber, dass in den meisten Fällen erst eine eindeutige ärztliche Diagnose erforderlich ist, bevor Sie mit einer Selbstbehandlung im Sinne der Entsäuerungstherapie beginnen können.

Abwehrschwäche

Von einer Schwächung Ihres Immunsystems müssen Sie ausgehen, wenn Ihre Anfälligkeit für Infekte besonders hoch ist. Das ist z.B. schon der Fall, wenn Sie im Jahr mehr als sechsmal unter Erkältungen oder anderen so genannten banalen Infekten der Atemwege leiden. Auch häufig auftretende und langwierig verlaufende Entzündungen sowie immer wiederkehrende Pilzkrankheiten der Haut oder der Nägel weisen auf eine Abwehrschwäche hin. Neben verschiedenen chronischen Krankheiten, die das Immunsystem stark beanspruchen können, ist es vor allem die Übersäuerung des Gewebes, die im Zusammenhang mit der Minderdurchblutung zu einer Blockierung der Abwehrzellen führt.

Eine Entsäuerungs- und Entschlackungstherapie kann zu einer Stabilisierung und deutlichen Erhöhung der körpereigenen Abwehrkräfte führen.

AIDS

Die heimtückische Vireninfektion hat eine chronische Abwehrschwäche zur Folge, die nicht selten tödlich ausgeht. Das völlig ausgezehrte Immunsystem kann dann sogar sonst harmlosen Infektionen nicht mehr widerstehen. Obwohl man inzwischen eine Reihe von Medikamenten entwickelt hat, die den Krankheitsverlauf verzögern oder abschwächen können, sind die Heilungsaussichten derzeit noch äußerst gering.

Wissenschaftler haben inzwischen herausgefunden, dass es während der ersten Phasen der Krankheit zu einer Art Unterernährung und Entwässerung des Körpers kommt. Daraus folgt dann eine Übersäuerung des Stoffwechsels, die schließlich mit zu einem langsamen Verfall aller Körperfunktionen führt.
Eine rechtzeitig eingeleitete Entsäuerungstherapie, verbunden mit einer Ernährungsumstellung, kann das Befinden eines Aidskranken verbessern, den Krankheitsverlauf verzögern und insgesamt die Lebensqualität deutlich erhöhen.

Akne

Die unangenehme Hauterkrankung – früher vor allem bei pubertierenden Jugendlichen beobachtet – ist heute selbst bei Erwachsenen nicht selten. Auch das kann als ein Hinweis auf die verbreitete und zunehmende Übersäuerung gewertet werden, denn eine saure Stoffwechsellage begünstigt die Akne außerordentlich. Ausgelöst wird die Akne vulgaris – so ihr vollständiger wissenschaftlicher Name – zwar durch eine Hormonstörung, welche die Talgdrüsen übermäßig aktiviert, doch sorgt die Übersäuerung des Gewebes für eine Verstärkung der Hornschicht der Haut, so dass der gebildete Talg nicht normal abfließen kann und als Fremdkörper im Gewebe verbleibt. Das führt zu einer Entzündungsreaktion, die bei bestehender Gewebeübersäuerung und damit verbundener Abwehrschwäche recht heftig verläuft. Auch die bekannte Tatsache, dass sich die Akne unter Stresseinfluss sowie bei Frauen kurz vor der Menstruation verschlimmert, weist ziemlich eindeutig auf den Zusammenhang mit dem Übersäuerungsproblem hin, denn in beiden Situationen herrscht eine saure Stoffwechsellage vor.
Meine Erfahrungen besagen, dass eine pflegende bzw. reinigende Behandlung der Hautoberfläche zwar hilfreich sein kann, dass aber nur eine konsequente Ernährungsumstellung auf basische Kost oder sogar eine Entsäuerungstherapie deutliche Besserung bringt.

Jeder dritte Deutsche leidet unter allergischen Beschwerden, am häufigsten an Heuschnupfen – Tendenz steigend.

Allergien

Eine deutliche Zunahme allergischer Erkrankungen in den letzten Jahren lässt ebenfalls auf eine rapide Zunahme der Übersäuerung schließen, denn die überwiegende Mehrzahl der Allergien hängt eindeutig mit einem gestörten Säure-Basen-Gleichgewicht zusammen. Bei den weit verbreiteten Nahrungsmittelallergien ist es meist ein durch saure Kost übersäuerter Darm, der die Allergene durch die durchlässig

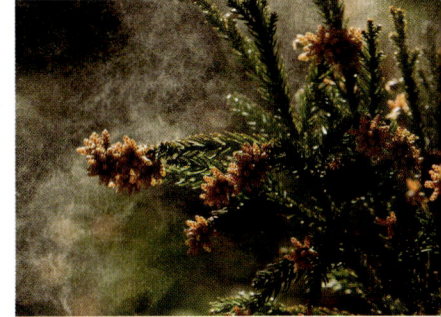

gewordene Darmschleimhaut in den Blutkreislauf passieren lässt. Auch Hautallergien, wie beispielsweise die Neurodermitis (siehe Seite 119), treten sehr oft nach dem Verzehr säurehaltiger bzw. Säure bildender Nahrungsmittel in Erscheinung bzw. verschlimmern sich.

In beiden Fällen empfehle ich eine gründliche Darmsanierung, verbunden mit einer Entsäuerungstherapie, sowie die Umstellung auf eine basenreiche Ernährung. Das wird eine Allergie zwar nicht endgültig ausheilen können, schwächt aber die allergischen Reaktionen deutlich ab und führt zu einer wesentlichen Erleichterung für den Allergiker.

Altern, vorzeitiges

Altersforscher haben ermittelt, dass unsere genetischen Reserven für ein durchschnittliches Lebensalter von 120 bis 140 Jahren ausreichen, wenn wir in gesunder Umwelt gesund leben könnten. Nun gibt es viele Gründe, warum kaum einer von uns dieses Alter erreicht. Einer davon ist ganz gewiss die im Lauf des Lebens zunehmende Übersäuerung, die unseren Körper nach und nach der Mineralstoffe beraubt sowie allmählich mit Schlacken füllt. Verfügt unser Organismus zum Zeitpunkt der Geburt noch über einen Anteil von 30 Prozent an Mineralstoffen und 70 Prozent schlackenfreier Körperflüssigkeiten, so sind es im Alter von etwa 40 Jahren nur noch 15 bzw. 35 Prozent. Dazu kommen dann etwa 25 Prozent verschlackter Körperflüssigkeiten sowie ebenfalls 25 Prozent Schlacken in den Körpergeweben. Mit etwa 60 Jahren sind die entsprechenden Zahlen: 10, 25, 32 und 33 Prozent. Das bedeutet: Unsere Mineralstoffdepots sind auf ein Drittel reduziert, während zwei Drittel unseres Körpers verschlackt sind. Mit

Jugendlichkeit ist nicht zwingend eine Frage des Alters – wir haben es auch ganz massiv selbst in der Hand, wie wir in die Jahre kommen.

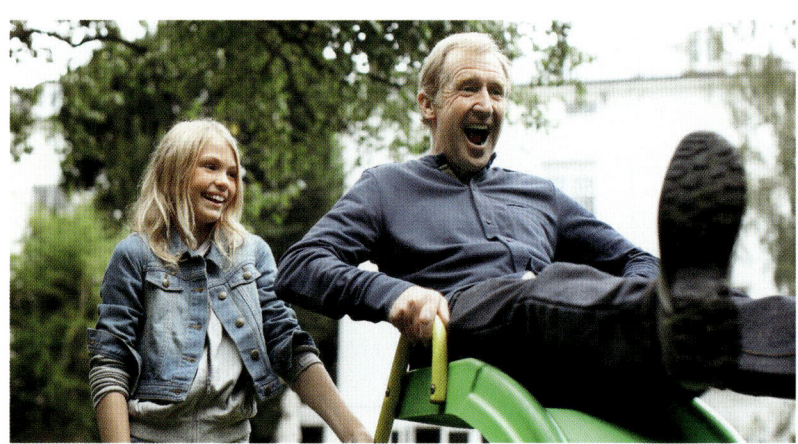

zunehmendem Alter beschleunigt sich dieser Vorgang – die Abnahme der Mineralstoffdepots und die Zunahme der Verschlackung – weiter, weil Säureabbau und -ausscheidung langsamer vor sich gehen. Auf diese Weise schleppen manche Zeitgenossen bereits an der Schwelle zum Pensionsalter 50 bis 60 Prozent ihres Körpergewichts in Form von Schlacken mit sich herum.

Die Folgen sind bekannt: Die Gewebe verdichten sich, verhärten schließlich, so dass die Körperzellen immer schlechter mit Sauerstoff und Nährstoffen versorgt werden. Dies sowie die verlangsamte Ausscheidung der Abbauprodukte des Zellstoffwechsels führen zur Unterernährung der Zellen, zu ihrer Selbstvergiftung, Degenerierung, zur Sklerose.

Je früher dieser Prozess einsetzt und je umfassender er ist, desto früher und schneller altern wir. Wir können ihn verzögern, wenn wir durch intrazelluläre Entsäuerung und Entschlackung der Gewebe dafür sorgen, dass die Körperzellen lange leben können – und wir mit ihnen.

Antriebsschwäche

Durch eine Verschiebung der Säure-Basen-Balance in den sauren Bereich wird der Sympathikus (ein Teil unseres vegetativen Nervensystems) aktiviert. Dadurch werden nicht nur vermehrt Stresshormone freigesetzt, auch unsere Stimmungslage verändert sich. Lustlosigkeit, Leistungsabfall und Antriebsschwäche machen sich bemerkbar. Damit verbunden sind sowohl rasche Ermüdung als auch Schlafstörungen.

Ich habe es in meiner Praxis oft erlebt, dass sich diese Situation nach einer Entsäuerungstherapie grundlegend gewandelt hat. Energie, Tatkraft und Lebensfreude kehrten zurück, und die Menschen fühlten sich wie neugeboren.

Arteriosklerose

Ist der Organismus so stark übersäuert, dass die Pufferkapazitäten des Blutes nicht mehr ausreichen, den optimalen pH-Wert zu halten, kann es zur Katastrophe kommen: Die Blutzellen »versteifen«, die Gefäßwände werden unelastisch. Dadurch verringert sich schließlich der Blutfluss – die Sauerstoff- und Nährstoffversorgung der Organe fällt ab. Um sie dennoch zu gewährleisten, wird der Blutdruck erhöht. Reicht das nicht aus, erstarren die Blutzellen weiter, bilden sich Ablagerungen an den Gefäßwänden, kann es zum Blutgerinnsel und damit zum Verschluss der Gefäße kommen. Die Folgen sind fatal: Die nun nicht mehr versorgten Organe bzw. Gewebe sterben ab. Die Diagnose heißt dann Herzin-

Auch bei der Arteriosklerose haben wir es mit einem Teufelskreis der Übersäuerung zu tun. Bei der zusätzlichen Muskelarbeit, durch die der Blutdruck erhöht wird, entsteht zusätzlich Säure, die sich zunächst im Muskel ablagert und durch Schmerzen bemerkbar macht.

farkt oder Schlaganfall; auch das so genannte Raucherbein hat diese Ursache. Jede Arteriosklerose ist eine sehr ernst zu nehmende Erkrankung, die schon bei den ersten Anzeichen (Blutdruckerhöhung, Schmerzen, Taubheitsgefühl, Schwindel u.Ä.) unbedingt in fachärztliche Behandlung gehört. Dennoch können Sie durch eine Entsäuerungstherapie, am besten verbunden mit einer basenreichen Ernährung, selbst einiges dazu beitragen, dass es gar nicht erst so weit kommt, oder die Heilung wirkungsvoll unterstützen.

Arthritis

Chronische Gelenkentzündungen, die äußerst schmerzhaft sein können, werden zwar in der Regel nicht durch eine saure Stoffwechsellage ausgelöst, jedoch durch die Gewebeübersäuerung erheblich verschlimmert. Das geschieht immer dann, wenn das Bindegewebe als Säurespeicher bereits überfüllt ist und überschüssige Säuren in den Geweben von Sehnen und Gelenkhäuten abgelagert werden. Dann kommt es zu starken Schmerzen und Schwellungen, die von einer schleichenden Zerstörung des betroffenen Gelenks begleitet werden.

Schmerzmittel, welche die Beschwerden zwar lindern können, haben erfahrungsgemäß keine Heilwirkung und sind oft so zusammengesetzt, dass sie die Übersäuerung weiter verstärken.

Mit einer Entsäuerungstherapie, die auch die Pufferkapazität der Gelenkflüssigkeit stabilisiert, können wohl kurzfristig keine Heilerfolge erreicht werden, jedoch lassen sich die Beschwerden lindern. In jedem Fall sollte eine solche Therapie die schulmedizinische Behandlung begleiten. Die Umstellung auf basenreiche Ernährung ist in jedem Fall anzuraten.

Die Arthrose – der Verschleiß des Knorpelgewebes in den Gelenken – kann durch eine konsequente Entsäuerungstherapie verhindert bzw. deutlich gemildert werden.

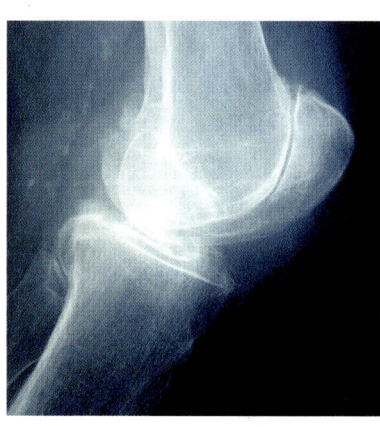

Arthrose

Der Begriff »Arthrose« bezeichnet den Verschleiß des Gelenkknorpels infolge Abnutzung, Überbelastung, Fehlstellung oder andere degenerative Prozesse. In der Folge verliert die Knorpeloberfläche zunächst an Glätte und Elastizität, schließlich setzt eine Zerstörung des Knorpels ein, so dass die Gelenkknochen schmerzhaft aneinander reiben und die Bewegungsfähigkeit eingeschränkt ist.

Ablagerungen meist säurehaltiger Schlackepartikel im Gelenkspalt beschleunigen diesen Prozess, und eine Übersäuerung der Gelenkschmiere (Synovia) führt zu einer Unter- bzw. Fehlernährung des Knorpelgewebes.

Ein bereits eingetretener Knorpelverschleiß kann durch eine Entsäuerungstherapie zwar nicht rückgängig gemacht werden, doch kann der weitere Abbau merklich verzögert, wenn nicht sogar gestoppt werden. Vor allem kann verhindert werden, dass sich das betroffene Gelenk entzündet, also eine → Arthritis entsteht. Werden die sauren Schlacken neutralisiert und verfügt das Gewebe danach über eine ausreichend hohe Pufferkapazität, treten Entzündungen deutlich seltener auf als im sauren Milieu.

Asthma bronchiale

Die anfallsartige Atemnot, die durch Verkrampfung der Bronchien ausgelöst wird, wird in der Regel auf zwei hauptsächliche Ursachen zurückgeführt, wobei jedes Mal Säuren mit im Spiel sind.

Beim allergischen Asthma, von dem meist jüngere Menschen betroffen sind, wird durch eine saure Stoffwechsellage das Hormon Histamin in erhöhter Menge freigesetzt, das wiederum die Verkrampfung der Bronchien hervorruft. Beim nicht allergischen Asthma, das vor allem im mittleren oder höheren Lebensalter auftritt, sorgt eine Gewebeübersäuerung für eine Verkrampfung der Muskulatur, welche die Erweiterung bzw. in diesem Fall die Verengung der Bronchien reguliert. In beiden Fällen aber tritt eine Situation ein, die einer weiteren Übersäuerung Vorschub leistet. Ist die Atmung bei einem Asthmaanfall beeinträchtigt, kann das Blut in den Lungen weniger Kohlensäure abgeben und weniger Sauerstoff aufnehmen.

Es hat sich gezeigt, dass eine konsequente Entsäuerung, vor allem auch des intrazellulären Bereichs, sehr hilfreich ist. Die Anfälle – so wird mir von vielen Patienten berichtet – werden seltener und weniger belastend, auch eine Heilung wird auf diese Weise wirkungsvoll unterstützt.

Bandscheibenbeschwerden

Meist sind die Beschwerden darauf zurückzuführen, dass die überlasteten oder verschlissenen Bandscheiben, die eigentlich als Stoßdämpfer zwischen den Wirbeln fungieren sollen, zwischen den Wirbelkörpern herausgedrückt werden und sich dann an den Wirbelkanten reiben. Dabei geschieht es oft, dass die in das umliegende Bindegewebe eingebetteten Nerven regelrecht eingeklemmt werden.

**Bandscheiben wer-
den vor allem dann
mit Nährstoffen
versorgt, wenn wir
uns bewegen. Der
Rücken leidet also,
wenn wir ihn nicht
genug fordern und
zusätzlich oft auch
falsch belasten**

Als besonders schmerzhaft wird dies vor allem dann empfunden, wenn das Bindegewebe, aus dem die Nerven versorgt werden, übersäuert ist, was leider häufig der Fall ist. Dann werden die Nerven übermäßig gereizt, so dass es zu erhöhtem Schmerzempfinden kommt.

Ich empfehle meinen Patienten mit Bandscheibenbeschwerden erst eine Entsäuerungstherapie, bevor sie sich zu einer Operation entschließen. Oft führt die Entsäuerung des Bindegewebes dazu, dass die Schmerzen gelindert werden oder ganz verschwinden. Dann kann in vielen Fällen sogar eine Operation vermieden werden.

Bindegewebsschwäche

Wird das Bindegewebe als Säurepuffer und Zwischenspeicher für Schlacken durch permanenten Säureüberschuss (oder Basenmangel) überstrapaziert, verliert es an Elastizität und damit an Filterfähigkeit sowohl für die Versorgung der Körperzellen als auch für die Entsorgung der Abfallprodukte. Es altert vorzeitig, ebenso wie die von ihm versorgten Zellen und Organe. Das wird nicht nur äußerlich in Form von Hauterschlaffung und Haltungsverfall sichtbar, sondern auch innerlich spürbar, wenn z.B. die Nervenkraft nachlässt.

Eine konsequente Entsäuerung – also Säureneutralisierung, Schlackenausscheidung und Basenanreicherung – kann helfen, eine eingetretene Bindegewebsschwäche deutlich zu vermindern. Noch besser wäre es natürlich, durch eine basenreiche Ernährung von vornherein dafür zu sorgen, dass eine vorzeitige Gewebsschwäche gar nicht erst eintritt.

Bindehautentzündung

Manche Menschen neigen schon bei stärkerem Luftzug oder Lichteinfall zu entzündlichen Prozessen im Augenbereich, vor allem im Bereich der Bindehaut, aber auch an den Augenlidern sowie an der Hornhaut. Die meisten davon Betroffenen wissen nicht, dass bei der überwiegenden Mehrzahl der Fälle eine Übersäuerung des Organismus eine grundlegende Ursache für diese Empfindlichkeit der Augen ist. Wie schon mehrfach erwähnt, aktiviert eine saure Stoffwechsellage den Sympathikus des vegetativen Nervensystems, welcher wiederum Entzündungsprozesse anregt und fördert.

Ich habe die Erfahrung gemacht, dass die Entzündungsanfälligkeit nach einer Entsäuerungstherapie wesentlich geringer wurde. Auch die Lichtempfindlichkeit wurde vermindert.

Da der Bluthochdruck auch mit einem zu hohen Verzehr an Kochsalz in Verbindung gebracht wird, ist in diesem Fall zu empfehlen, chloridarme bzw. -freie Basenpräparate einzunehmen.

Blutdruck, hoher

Ein deutlich erhöhter Blutdruck ist ein ernsthaftes Krankheitszeichen, das erfahrungsgemäß besonders auf eine → Arteriosklerose mit der Gefahr eines Herzinfarkts oder Schlaganfalls hinweist. Auch »harmlosere« Beschwerden wie Sehstörungen, Kopfschmerzen oder Potenzprobleme beim Mann können dadurch verursacht werden. Wie bekannt ist, spielt das Säure-Basen-Gleichgewicht in diesem Zusammenhang eine wichtige Rolle. Reicht die basische Pufferkapazität des Blutes nicht mehr aus, versteifen sich die Blutzellen, der Blutfluss in den Gefäßen verlangsamt sich. Um ihn im Interesse einer optimalen Versorgung der Zellen und Gewebe aufrechtzuerhalten, erhöht der Organismus den Blutdruck, presst das Blut sozusagen durch die Adern. Wenn dann noch die Gefäßwände aufgrund von Säureeinlagerungen an Elastizität einbüßen, besteht höchste Gefahr, dass Gerinnsel und schließlich Embolien entstehen. In meiner Praxis erlebe ich es immer wieder, dass sich bei vielen Bluthochdruckpatienten, die konsequent über längere Zeit Basenpulver einnehmen, der Blutdruck weitgehend normalisiert.

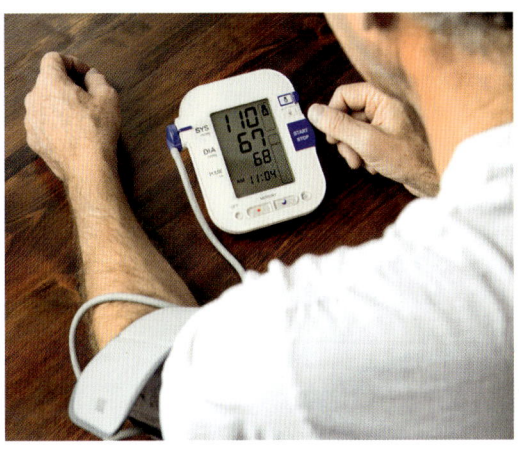

Da der Bluthochdruck auch mit einem zu hohen Verzehr an Kochsalz in Verbindung gebracht wird, ist in diesem Fall zu empfehlen, chlorid-arme bzw. -freie Basenpräparate einzunehmen.

Blutfettwerte, erhöhte

Erhöhte Mengen von Cholesterinen und Triglyzeriden im Blutserum gelten als Risikofaktoren für verschiedene Herz-Kreislauf-Erkrankungen. Es gibt Hypothesen, dass eine Übersäuerung bzw. eine nicht ausreichende basische Pufferkapazität des Blutes maßgeblich dafür verantwortlich sein könnte. Danach wird das in den Gefäßwänden vorhandene basische Kalzium zur Pufferung des Blutes entnommen und durch Cholesterin ersetzt.

Auch wenn eine derartige Annahme nicht eindeutig zu bestätigen ist, gibt es eine gute Nachricht: Eine repräsentative Studie hat ergeben, dass durch die Gabe von Basenpräparaten, wie sie bei einer Entsäuerungstherapie verwendet werden, die Blutfettwerte spürbar gesenkt werden konnten. Offenbar wird durch das Natriumbikarbonat die Leber angeregt, mehr Fettsäuren zu verstoffwechseln.

Bronchitis

Siehe auch → Asthma. Durch Übersäuerung ist die Infektanfälligkeit erhöht, so dass akute und chronische Bronchialinfekte bei dieser Stoffwechsellage wesentlich häufiger auftreten. Bei Rauchern verschärft sich die Anfälligkeitssituation noch dadurch, dass durch die Inhaltsstoffe des Rauchs die Bildung von basischem Natriumbikarbonat in den Belegzellen des Magens gehemmt und dadurch vermindert wird. Eine zusätzliche Übersäuerung ist die Folge, die wiederum die Nikotinabhängigkeit verstärkt (siehe Seite 120).

Patienten haben mir berichtet, dass eine Raucherentwöhnung wesentlich erfolgreicher verlief, wenn sie von einer Basenpulvereinnahme begleitet war.

Candida-Mykose

Zu den zahlreichen Symptomen, die mit einer Candida-Mykose in Zusammenhang gebracht werden, gehören neben Verdauungsproblemen u.a. auch Migräne, Funktionsstörungen der Schilddrüse, Menstruationsstörungen und nervöse Gereiztheit.

Die durch Übersäuerung hervorgerufene Überbesiedlung mit Hefepilzen der Gattung Candida albicans wird für eine Vielzahl von Erkrankungen und Befindlichkeitsstörungen verantwortlich gemacht, die bei weitem nicht nur den Darm betreffen.

Auslösende Ursache ist meist eine falsche, Säure bildende Kost, die – meist auch noch zu hastig gegessen – zur Gärung (oft schon im Dünndarm) führt. In diesem sauren Milieu können sich die Pilze prächtig entwickeln und ihrerseits saure Stoffwechselprodukte abgeben.

Wirkliche Abhilfe kann hier nur eine grundlegende Darmsanierung bringen, die von einer Ernährungsumstellung auf basenreiche Kost begleitet sein sollte. Diese Ernährungsweise gilt es dann beizubehalten.

Depressive Verstimmung

Ich habe häufig erlebt, dass Menschen, die unter Depressionen litten, total übersäuert waren. Auch hier offenbart sich uns ein Teufelskreis: Die lang andauernde psychische Belastung erzeugt nach und nach eine übersäuerte Stoffwechsellage, die wiederum den Sympathikus aktiviert, der seinerseits die Psyche negativ beeinflusst.

Eine konsequente Entsäuerung kann gewiss nicht die oft verborgenen psychischen Wurzeln einer Depression freilegen; sie kann aber z.B. eine Psychotherapie höchst wirkungsvoll unterstützen. Ganz allgemein gilt, dass eine ausgeglichene Säure-Basen-Balance für eine optimale Stimmungslage sorgt: Der Mensch ist ausgeglichener und hat einfach mehr Freude am Leben.

Diabetes mellitus

Es gibt viele Gründe, die zu dieser sich immer weiter verbreitenden Zivilisationskrankheit führen können: eine vererbte Veranlagung, Stoffwechselstörungen, falsche Ernährung, Übergewicht u.a.

Eine wichtige Ursache ist auch die Übersäuerung. Beim so genannten Typ-1-Diabetes (eine Autoimmun-Erkrankung), der oft bereits in jüngeren Jahren in Erscheinung tritt, wird die Funktion der Bauchspeicheldrüse durch Säuren mit beeinträchtigt. Es wird zu wenig Insulin produziert. Dieses Hormon ist aber für den Transport und für die Umwandlung des Traubenzuckers im Organismus verantwortlich. Kann es diese Aufgabe nur unzureichend erfüllen, steigt die Zuckerkonzentration im Blut stark an. In der Folge kommt es zu einem massiven Abbau von Fettsäuren, deren Abbauprodukte – die so genannten Ketonkörper – die Übersäuerung noch verstärken. So kann es bei einer starken Überzuckerung zu einer lebensgefährlichen akuten Übersäuerung (Azidose) kommen. Beim so genannten Altersdiabetes (Typ-2-Diabetes), der weitaus häufiger vorkommt, ist die Fähigkeit des Organismus, das Insulin zu verarbeiten, eingeschränkt. Im Ergebnis kommt es allerdings zu den gleichen Erscheinungen wie beim Typ-1-Diabetes.

Bei beiden Diabetes-Typen hat man festgestellt, dass die Verwertung des zur Verfügung stehenden Insulins bei saurer Stoffwechsellage deutlich schlechter ist als beim idealen, d.h. leicht ins Basische tendierenden Säure-Basen-Gleichgewicht. Deshalb hilft, neben der Gabe von Insulin, eine Entsäuerungstherapie fast immer, den Zuckerspiegel im Blut abzusenken – vor allem auch deshalb, weil dadurch die Wirkung des Hormons deutlich verstärkt wird.

Rund sechs Millionen Menschen in Deutschland haben Diabetes, etwa 150 Millionen sind es weltweit. Die meisten Patienten mit einer gut eingestellten Insulinversorgung können ein nahezu beschwerdefreies Leben führen.

Durchblutungsstörungen

Schon im Zusammenhang mit der → Arteriosklerose habe ich darauf hinge-wiesen, dass eine stark verminderte Pufferkapazität des Blutes dazu führt, dass die roten Blutkörperchen gewissermaßen steif werden, an Elastizität und damit an Beweglichkeit einbüßen. Das macht sich besonders in engen oder bereits verengten Blutgefäßen bemerkbar. Auf diese Weise wird die Sauerstoff- und Nährstoffversorgung der betroffenen Körperbereiche nicht mehr ausreichend gewährleistet. Das macht sich beispielsweise – weniger bedrohlich – an → kalten oder »eingeschlafenen« Händen und Füßen bemerkbar, aber auch – wesentlich bedrohlicher – am so genannten Raucherbein: In diesem Fall sind dann nämlich größere Gewebebereiche regelrecht vom Absterben bedroht.

Die Kombination von Entschlackung und Basenpulvergaben, wie ich sie in meiner Fischer-Reska-Entsäuerungstherapie anwende, kann den Blutfluss wieder in Bewegung bringen und Durchblutungsstörungen über-winden helfen. Im fortgeschrittenen Stadium ist allerdings eine ärztliche Betreuung unbedingt erforderlich.

Ekzeme

Die entzündlichen Hautstörungen sind – vor allem, wenn sie immer wieder er-scheinen – sehr oft deutliche Hinweise auf eine Übersäuerung des Organismus. Oft stellen sie die sichtbaren Reaktionen einer → Allergie dar, die durch das Immunsystem bekämpft wird. Infolge der Übersäuerung sind diese Reaktionen einerseits besonders heftig, andererseits heilen die Entzündungen unter diesen Bedingungen nur schwer ab.

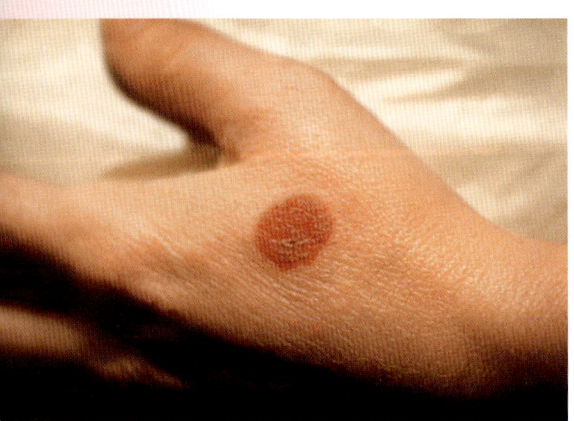

Einige meiner Kollegen sehen in solchen Hauterscheinungen auch sozusagen einen Notausgang, durch den das darunter liegende übersäuerte Gewebe den Säureüberschuss aus-zuscheiden versucht. Wenn das so ist, macht es wenig Sinn, ein Ekzem durch Salben oder Pu-der abzudecken; es ist dann selbstverständlich weitaus wichtiger und hilfreicher, konsequente Entsäuerungsmaßnahmen – von innen und auch äußerlich (mit Basenbädern oder -pa-ckungen) – vorzunehmen.

Entzündungen

Eine Entzündung ist gewissermaßen die Verteidigungsreaktion des Körpers gegen einen Angriff von Giften oder Säuren. Es wird dabei Wasser zur Verdünnung der Schadstoffe herangezogen, die Temperatur erhöht, um den Abbau zu beschleunigen, und die Durchblutung verbessert, um die Schadstoffe bzw. deren Abbauprodukte rasch abzutransportieren. Insofern ist eine Entzündung also keine Krankheit, sondern eigentlich ein Heilungsvorgang, den man – wenn immer es geht – gewähren lassen sollte. Dem steht allerdings entgegen, dass in einem übersäuerten Organismus das Immunsystem zu überschießenden Reaktionen neigt, dass die Entzündungsreaktionen also heftiger und oft auch langwierig sind. Außerdem besteht, z.B. in Gelenken, die Gefahr von Wasseransammlungen (so genannten Ödemen).

Umso wichtiger ist es, die eigentliche Ursache, die Übersäuerung, zu beseitigen. In der Folge sollte durch eine ausgewogene basenreiche Ernährung dafür gesorgt werden, dass die Säure-Basen-Balance stabil bleibt.

Die gute alte Hausapotheke: In meiner Kindheit badete man beispielsweise die Finger in (alkalischer) Seifenlauge, wenn die Nagelhaut entzündet war oder man sich einen Holzsplitter eingezogen hatte. Das ließ die Entzündung rasch abklingen.

Erschöpfung

Hierbei ist nicht von einer normalen Ermüdung als gesunde Reaktion nach vollbrachter Leistung die Rede, sondern von einer anhaltenden Leistungsschwäche, die auch nach einer angemessenen Erholungspause anhält. Ursache ist meistens anhaltender Stress, so dass eine entsprechende Umstellung der Lebensweise angeraten ist, um sich aus dem Leistungs- und meist auch Stimmungstief zu befreien. Doch muss zusätzlich bedacht werden, dass Stress eine saure Stoffwechsellage erzeugt, wodurch der Sympathikus gereizt wird, was schließlich die Erschöpfungsreaktion hervorruft.

Auch hier ist Entsäuerung ein erster, wichtiger Schritt. Und so erfahren viele meiner Patienten, dass eine Entsäuerungstherapie sie effektiv zur Ruhe bringt und ihnen erst dadurch eine Erholung möglich ist.

Fieber

Eine erhöhte Körpertemperatur weist auf eine erhöhte Abwehrreaktion unseres Immunsystems gegenüber einer Infektion oder anderen Krankheitserregern hin. Insofern ist es eine gesunde Reaktion, die man – bei harmlosen Infektionen allemal – auch nicht mit chemischen Medikamenten behindern sollte.

Tritt die Temperaturerhöhung dagegen auch bei Abwesenheit einer Infektion auf, kann es sich auch um eine Reaktion des vegetativen Nervensystems (wieder des Sympathikus) auf einen andauernden Reiz infolge von Übersäuerung handeln. Auch Stoffwechselstörungen, wie etwa Verdauungsprobleme, und starke seelische Belastungen können zu einem leichten Fieber führen. Auch diese Ursachen sind letztlich auf eine Übersäuerung zurückzuführen, so dass eine Regulierung des Säure-Basen-Gleichgewichts zu empfehlen ist.

Fußschweiß

Schweißfüße sind oft ein Signal dafür, dass der Körper so stark übersäuert ist, dass die Nieren die Ausscheidung nicht mehr alleine bewältigen können. Der Organismus scheidet deshalb vermehrt Säuren, aber auch andere Giftstoffe über die Haut aus. Die dabei austretenden Abbau- und Zersetzungsprodukte sind die Träger der üblen Gerüche. Eine Entsäuerungstherapie beseitigt das Übel schon nach kurzer Zeit!

In rund 80 Prozent der Fälle verursachen Gallensteine keinerlei Krankheitszeichen und müssen auch nicht behandelt werden. Oft sind sie ein Zufallsbefund bei einer Ultraschall- oder Röntgenuntersuchung. Manchmal verursachen sie aber durchaus massive Beschwerden. Sie können beispielsweise plötzlich und ohne Vorwarnung äußerst schmerzhafte Koliken auslösen.

Gallensteine

Die Leber gehört zu den Organen, die eine besonders wichtige Rolle bei der Regulierung unseres Säure-Basen-Gleichgewichts spielen. Dazu benötigt sie eine optimale Menge an basischem Natriumbikarbonat, das in den Belegzellen des Magens als Puffersubstanz gebildet wird. Steht es infolge einer bereits bestehenden Übersäuerung des Organismus nicht in ausreichendem Maß zur Verfügung, kann die von der Leber gebildete Gallenflüssigkeit nicht genügend gepuffert werden, so dass Salze der Gallensäuren in fester Form ausfallen und sich mit dem ebenfalls vorhandenen überschüssigen Cholesterin zu steinharten Konglomeraten verbinden, die zu äußerst schmerzhaften Koliken führen können. Oft ist ein operativer Eingriff nötig, um die Gallensteine zu entfernen.
Hier ist vor allem Vorbeugung zu empfehlen. Eine basenreiche Ernährung und eine Lebensweise, die der Übersäuerung entgegenwirkt, sind die beste Gewähr dafür, die Steinbildung zu vermeiden.

Gastritis

Das ist eine Entzündung der Magenschleimhäute, die dann entsteht, wenn das Säure-Basen-Gleichgewicht im Bereich der Verdauungsorgane gestört ist. Die Belegzellen des Magens produzieren einen Überschuss an Salzsäure, der nicht durch entsprechende Mengen basischer Substanzen kompensiert wird. Die Magensäure verätzt die Schleimhäute, die dem Schutz der Magenwand dienen sollen: Es kommt zunächst zu krampfartigen Magenbeschwerden, schließlich können sich sogar Geschwüre entwickeln. Eine basenreiche Ernährung hilft, den Säureüberschuss abzubauen. Wichtig ist auch, gründlich zu kauen und das Essen nicht hastig hinunterzuschlingen. Eine Entsäuerungstherapie kann eine gute Grundlage dafür sein, Ernährung und Essverhalten in diesem Sinne zu verändern.

Gedächtnisschwäche

Konzentrationsmangel, Vergesslichkeit und andere Anzeichen nachlassender geistiger Leistungsfähigkeit – oft von quälenden Kopfschmerzen begleitet – sind ebenfalls Störungen, die direkt oder indirekt auf eine Übersäuerung zurückzuführen sind. Direkt, weil infolge Übersäuerung und nachfolgender Verschlackung des Gewebes die Sauerstoff- und Nährstoffversorgung des Gehirns durch das Blut behindert wird. Indirekt, weil eine saure Stoffwechsellage den Sympathikus des vegetativen Nervensystems aktiviert, der wiederum dafür sorgt, dass die Blutgefäße krampfartig verengt werden. Das Resultat ist dasselbe: eine Unterversorgung der Gehirn- und Nervenzellen und die daraus entstehende Minderung der geistigen Leistungsfähigkeit. Dass ältere Menschen davon häufiger betroffen sind als die Jungen, liegt übrigens nicht daran, dass sie geistig »abbau-

Gedächtnisschwäche tritt ein, weil infolge Übersäuerung und nachfolgender Verschlackung des Gewebes die Sauerstoff- und Nährstoffversorgung des Gehirns durch das Blut behindert wird.

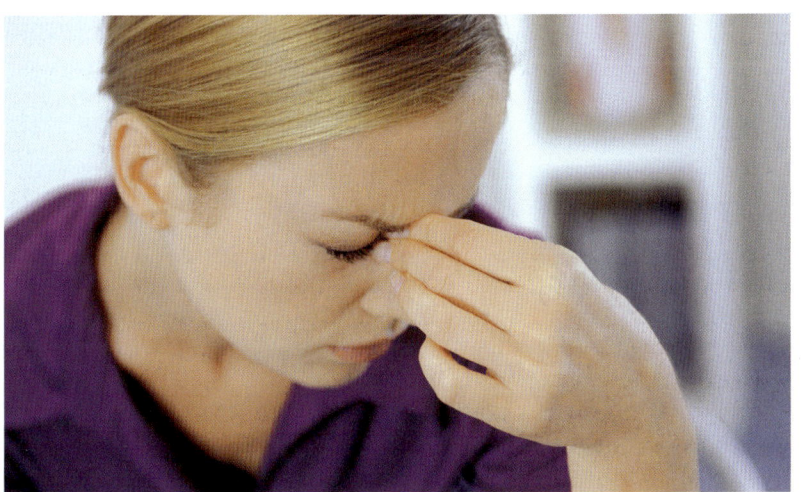

en«, wie oft gesagt wird, sondern ist in den allermeisten Fällen darin begründet, dass ihr Organismus oft schon über Jahrzehnte hinweg chronisch übersäuert und die Verschlackung des Gewebes schon so weit fortgeschritten ist, dass schließlich nun auch das Gehirn davon betroffen wird.

Auch hier hat sich gezeigt, dass eine konsequente und auf lange Frist angelegte Entsäuerungstherapie sehr viel dazu beitragen kann, diese Demenzprozesse nicht nur zu stoppen, sondern auch Gedächtnisleistung und Konzentrationsfähigkeit wieder zu verbessern.

Gicht

Dieses häufige Zivilisationsleiden ist ein Musterbeispiel für eine durch Übersäuerung verursachte Erkrankung. Hier handelt es sich um die Harnsäure, ein Abbauprodukt des Stoffwechsels, die bei Basenmangel nicht mehr zu löslichen Salzen neutralisiert werden kann, sondern in feinen, nadel-spitzenartigen und scharfkantigen Kristallen auskristallisiert. Setzen sich die Kristalle in den Geweben oder innerhalb der Gelenke ab, führt das zu heftigen Entzündungen, die nicht nur äußerst schmerzhaft sind, sondern auch die Bewegungsfähigkeit der betroffenen Gelenke erheblich einschränken.

Zwar ist bekannt, dass es bei vielen Betroffenen eine genetische Veranlagung gibt, durch die der Abbau der Harnsäure beeinträchtigt wird, dennoch ist der Ausbruch der Krankheit auch in diesen Fällen nicht schicksalhaft vorbestimmt. Durch eine vernünftige Beschränkung beim Verzehr tierischen Eiweißes und die Zufuhr ausreichender basischer Stoffe kann der Harnsäurehaushalt unter Kontrolle gehalten und das schmerzhafte Leiden verhindert werden. Das ist viel besser, als die Bildung der Harnsäure mit chemischen Pharmaka bekämpfen zu müssen, deren Nebenwirkungen oft weitere Gesundheitsstörungen zur Folge haben.

Haarausfall

Heute trifft man immer mehr – auch schon ganz junge – Männer mit »hoher Stirn« oder kreisrunder Hinterkopfglatze. Das ist ein deutliches Signal zunehmender Übersäuerung. Dabei setzt die Säure zu einem Doppelschlag auf das Haupthaar an: Zum einen »raubt« sie die basischen Mineralien im Haarboden, die das Haar zu seinem Aufbau braucht, und zum anderen werden Säureschlacken im Bindegewebe der Kopfhaut deponiert, die eine Versorgung von Haarboden und Haaren mit Nährstoffen und Sauerstoff erschweren.

Dass Frauen meist erst im Alter vom Haarausfall betroffen sind, liegt daran, dass sie während ihrer fruchtbaren Zeit mit der Menstruation eine größere Menge an Säuren und Schlacken ausscheiden(siehe Kasten „Haarpackung" auf Seite 153). Nach meinen Erfahrungen kann eine langfristig angelegte Entsäuerungs- und Entschlackungstherapie den Fortgang des Haarausfalls verzögern und sogar zum Stillstand bringen.

Hämorrhoiden

Bei den leidigen Häemorrhoiden handelt es sich meistens um ein komplexes Geschehen, bei dem eine Venenschwäche vorliegt und häufig auch die Leber beteiligt ist. Sehr oft hängen sie eng mit einer Übersäuerung zusammen.
Die Begleiterscheinungen (Übersäuerung, Leberprobleme und Venenschwäche) können naturheilkundlich hervorragend medikamentös behandelt werden. Eine Entsäuerungstherapie hilft sowohl gegen die Übersäuerung als auch gegen eine Leberbelastung. Manchmal muss auch mit Aderlass, Bewegung und Ernährungsumstellung therapiert werden.
Die Häemorrhoiden veröden zu lassen ist eine Notmaßnahme. Wenn nicht ursächlich behandelt wird, kommen die Probleme meist irgendwann zurück. Am Besten man greift das Problem naturheilkundlich an, ehe es so groß wird, dass eine chirurgische Behandlung unumgänglich wird.
Besonders während der Schwangeschaft sollte man vorbeugende Maßnahmen in Betracht ziehen (Ernährung, Basensubstitution, Gymnastik und Bewegung, eventuell Roßkastanienpräparate) damit es nach der Geburt keine Probleme gibt. Fragen Sie hierzu bitte Ihren Arzt/Heilpraktiker, denn es gibt kein Konsens und jede Schwangerschaft bzw. jede Schwangere ist anders (wenn Sie sicher gehen wollen, verwenden Sie homöopathische Roßkastanienpräparate).

Harnsteine

Es gibt mehrere Arten von Harnsteinen, deren Bildung in allen Fällen durch einen Überschuss von Säuren in den Nieren oder den ableitenden Harnwegen verursacht wird. Es handelt sich dabei um Salze verschiedener Säuren, die in so großer Menge gebildet werden, dass sie nicht in Lösung gehalten werden können, sondern als Kristalle aus dem Harn ausgeschieden werden. Mit der Zeit wachsen diese Kristalle und werden zu steinartigen Gebilden, die in die Harnwege gelangen und dort zu heftigen, oft kolikartigen Schmerzen führen.
Am häufigsten sind die Oxalatsteine, also die Salze der Oxalsäure, die u.a. in Kaffee und schwarzem Tee reichlich enthalten ist. Harnsäuresteine bestehen aus

Eine eiweißreiche, einseitige Ernährung und geringe Flüssigkeitszufuhr, aber auch starker Gewichtsverlust (z.B. durch Diäten) steigern die Neigung zur Harnsteinbildung.

den Ureaten, den Salzen der Harnsäure, die vor allem bei der Verstoffwechslung von tierischem Eiweiß – also Fleisch – gebildet wird. Schließlich können auch die Salze der Phosphorsäure und der Zystinsäure entsprechende Harnsteine bilden, die allerdings insgesamt seltener vorkommen.

Für alle gilt, dass eine ausgewogene, basisch orientierte Ernährung, der weitgehende Verzicht auf Genussmittel sowie eine ausgeglichene Lebensweise die beste Vorbeugung ist. Bei einer Behandlung, die auf Auflösung der Harnsteine abzielt, sollte man allerdings wissen, um welche Art von Steinen es sich handelt. Dazu ist eine fachärztliche Untersuchung erforderlich.

Bei Oxalat-, Harnsäure- und Zystinsteinen hilft die zusätzliche Einnahme von Basenpräparaten im Rahmen einer Entsäuerungstherapie, weil sich die Steine im basischen Urin leichter auflösen. Allerdings sollten Sie bedenken, dass infolge des oftmals gestörten Harnflusses Infektionen auftreten können, die möglicherweise zu den Nieren aufsteigen. Ärztliche Kontrolle ist deshalb erforderlich. Bei Phosphatsteinen, die ausnahmsweise im basischen Urin und immer im Zusammenhang mit einer Harnwegsinfektion entstehen, wäre eine zusätzliche Basengabe eher schädlich. Hier muss erst der Infekt behandelt werden, bevor man an die Steinauflösung geht. Dabei kann in diesem Fall sogar eine leichte Säuerung des Urins nützlich sein.

Eines gilt jedoch für alle Harnsteine: Der Harn muss ständig verdünnt werden, damit die Salzkristalle entweder in Lösung bleiben oder aber wieder aufgelöst werden. Das heißt: Trinken, trinken und nochmals trinken, mindestens drei Liter am Tag. Ich empfehle abgekochtes, lauwarmes Leitungswasser oder stille Mineralwässer, die viel Magnesium enthalten sollten.

Hauterkrankungen

Die Haut ist gewissermaßen der Spiegel der inneren Organe. Hautfärbung und -tonus geben deshalb auch Aufschluss über den Ursprung und den Umfang der Übersäuerung des Organismus. Die Haut leidet aber auch ganz direkt unter der Übersäuerung. Entweder handelt es sich um → Allergien oder um so genannte Ausscheidungskrankheiten, die entstehen, wenn überschüssige Säuren oder Schlacken verstärkt über die Haut ausgeschieden werden, weil die anderen Ausscheidungsorgane überfordert sind. Dazu gehören auch Hautirritationen wie Hautjucken, übermäßiges Schwitzen, Körpergeruch sowie eine erhöhte Sonnenbrandempfindlichkeit.

Hauterkrankungen aller Art sind für eine Entsäuerungstherapie besonders prädestiniert. Meist stellt sich eine Besserung schon nach kurzer Therapiedauer ein. Auch eine Ausheilung ist in vielen Fällen möglich. Und erfahrungsgemäß werden andere Therapien dadurch immer beschleunigt.

Herzinfarkt

Wie schon bei der Beschreibung der → Arteriosklerose und des → Bluthoch-
drucks zu sehen war, führt eine chronische Übersäuerung des Organismus zu
einer Minderdurchblutung und damit zu einer Unterversorgung bestimmter
Gewebe- bzw. Organbereiche. Geschieht dies im Bereich der Herzkranzgefäße,
kann es zu einer Totalübersäuerung des Herzmuskels kommen, der daraufhin
versagt – Herzinfarkt!
Um die oft tödlich endende Säureattacke zu verhindern, gilt es die Hauptrisi-
kofaktoren von vornherein so niedrig wie möglich zu halten: Fehl- und Über-
ernährung, hoher Genussmittelkonsum (vor allem Tabak und Alkohol), Bewegungsmangel, erhöhte Stressbelastung. Da alle diese Faktoren auch geradezu
klassische Übersäuerungsfaktoren sind, liegt es auf der Hand, dass eine Entsäuerungstherapie das Risiko deutlich vermindern kann. Nach einem überstandenen
Herzinfarkt sollte eine solche Therapie unbedingt Bestandteil der Rehabilitati-
onsmaßnahmen sein.

Auftreten und Verbreitung der Schmerzen bei Angina pectoris bzw. bei einem drohenden Herzinfarkt. Halten die Schmerzen länger als 30 Minuten an – sofort zum Arzt!

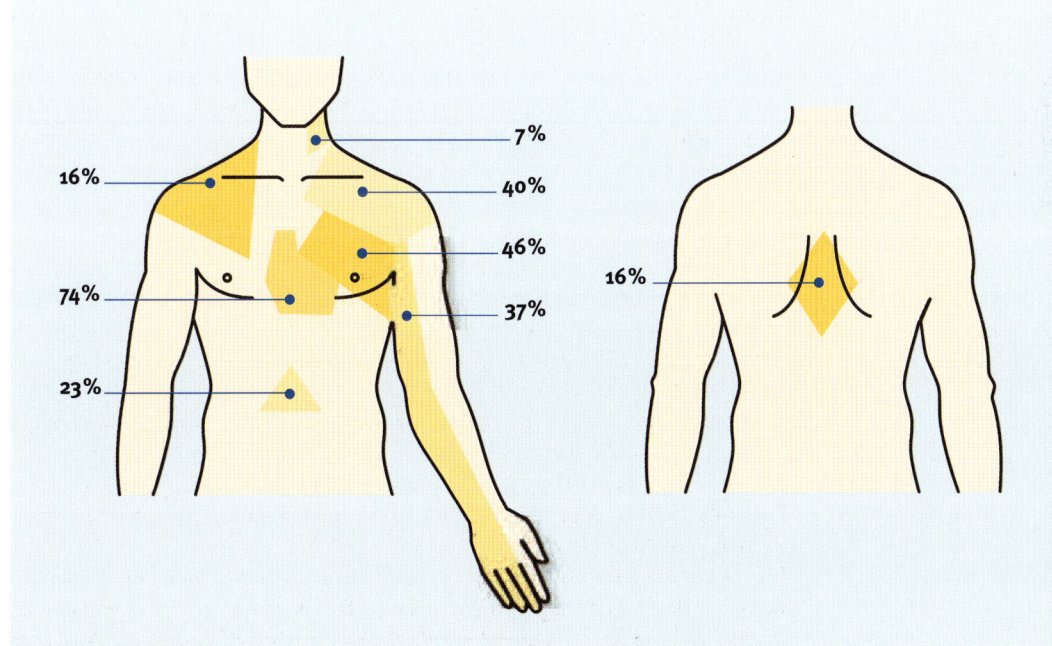

Herz-Kreislauf-Erkrankungen

Die Ursachen fast aller Krankheitsbilder und -symptome in diesem Bereich sind im Wesentlichen auf zwei Faktoren zurückzuführen, die beide eng mit dem Säure-Basen-Gleichgewicht zusammenhängen. Ist dieses in Richtung einer Übersäuerung verschoben, kommt es erstens zu einer Verminderung des Blutflusses und dadurch zu einer Unterversorgung der Herzkranzgefäße und des Herzmuskels (→ Herzinfarkt). Der Verminderung des Blutflusses versucht der Organismus durch eine Erhöhung des Blutdrucks (→ Blutdruck, hoher) entgegenzuwirken. Zweitens wirkt eine Übersäuerung auf das vegetative Nervensystem ein, so dass der Sympathikus aktiviert wird, der Herzbeschwerden verschiedener Art initiiert, die von Herzrhythmusstörungen bis zur Angina pectoris reichen.

Eine Entsäuerungstherapie sowie in der Folge eine ausgewogene basenreiche Ernährung können viele – auch psychosomatische – Herzbeschwerden lindern oder abklingen lassen. Kommt dann noch eine aktive Lebensweise mit moderater sportlicher Bewegung und guter Stressanpassung dazu, können viele Herzbeschwerden bald überwunden sein.

Als Angina pectoris bezeichnet man plötzlich einsetzende Schmerzen im Brustkorb, die vorzugsweise in die linke Schulterregion ausstrahlen und häufig mit einem Engegefühl in der Brust verbunden sind. Sie sind manchmal – vor allem, wenn sie länger anhalten – das Signal für einen drohenden Herzinfarkt.

Herzrhythmusstörungen

Jeder hat es schon erlebt, dass ihm bei großer Erregung »das Herz bis zum Hals schlägt«. Sie wissen, dass mit einer solchen Erregung immer auch eine kurzzeitige Übersäuerung des Organismus verbunden ist, die den Sympathikus unseres vegetativen Nervensystems aktiviert. In einem gesunden Organismus ist das kein Problem – Erregung wie Übersäuerung vergehen, das Herz schlägt wieder ruhig und gleichmäßig. Ist unser Körper aber latent oder chronisch übersäuert, kommt der Sympathikus nicht zur Ruhe. Dann lässt er das Herz auch dann schneller schlagen, wenn weder Erregung noch Sauerstoffmangel vorhanden sind und danach verlangen.

Eine solche Überbeanspruchung des Herzes ist anfangs noch harmlos, kann auf Dauer aber durchaus zu ernsthaften Krankheitserscheinungen führen. Deshalb sollten Sie schon bei den ersten Anzeichen prüfen, ob tatsächlich eine Übersäuerung im Spiel ist, und dann die geeigneten Entsäuerungsmaßnahmen ergreifen.

Hörsturz

Meist kündigt sich der Hörsturz zuerst durch Ohrgeräusche (→ Tinnitus) an, bevor er schließlich zum totalen Hörverlust in einem Ohr führt. Die Mediziner sind sich darin einig, dass eine lokale Durchblutungsstörung vorliegt, die u.a.

durch eine Fehlsteuerung des vegetativen Nervensystems (Sympathikus) hervorgerufen wird. Übermäßige körperliche und seelische Belastungen können die Auslöser sein. Aus meiner Sicht trifft dies durchaus zu, hängt aber vor allem mit der Übersäuerung zusammen, die ja auch durch diese Faktoren – körperliche Überbelastung und Stress – mit verursacht wird. Aber eben nicht nur dadurch! Auch eine saure Stoffwechsellage, hervorgerufen durch Fehlernährung und zunehmende Säureverschlackung, ist meines Erachtens für diese, übrigens immer häufiger auftretende, Erkrankung verantwortlich. Dadurch kommt es nämlich zur Versteifung der Blutzellen, die den Blutfluss behindert, und wird auch eine Verkrampfung der Gefäßmuskulatur gefördert. Schließlich lagern sich sogar feinste Säurekristalle in den Nervenzellen der Gehörorgane ab.

So wirksam deshalb die klassische Behandlung mit Mitteln zur Durchblutungsförderung auch ist – sie vermag die Ursachen nur zeitweilig zurückzudrängen, aber sie beseitigt sie nicht. Erst eine grundlegende Entsäuerung schafft die Voraussetzungen dafür – natürlich verbunden mit Maßnahmen, welche die körperliche und seelische Entspannung fördern.

Unter einem Hörsturz versteht man eine plötzlich auftretende, meist einseitige Schwerhörigkeit – bis hin zum völligen Hörverlust.

Immunschwäche

Bei der Beschreibung der heimtückischen Immunschwächekrankheit → Aids wurde bereits klar, wie die Übersäuerung indirekt die Schwächung des körpereigenen Abwehrsystems fördert. Aber auch unter völlig normalen Umständen trägt die Übersäuerung des Organismus erheblich dazu bei, unsere Abwehrkräfte zu schwächen und uns anfälliger für vielerlei Infektionen werden zu lassen.

Zum einen ist es wieder einmal die verminderte Fließfähigkeit des Blutes, welche die Abwehrzellen daran hindert, rechtzeitig und in ausreichender Anzahl an Ort und Stelle zu sein, damit die eindringenden Krankheitserreger wirksam bekämpft werden können. Zum andern ist bei einer chronischen Übersäuerung auch immer das Darmmilieu betroffen, was dazu führt, dass Giftstoffe und krank machende Bakterien nicht ausgeschieden werden, sondern durch die undicht gewordenen Darmwände direkt ins Blut und damit in den Organismus übergehen können. Damit aber werden drei Viertel unseres Immunsystems blockiert und überfordert, so dass Krankheitserreger an anderer Stelle leichtes Spiel haben.

Wer also häufig unter Infektionen (z.B. der Atemwege) leidet, sollte sich Gedanken darüber machen, ob dafür nicht die Störung der Säure-Basen-Balance vor allem im Verdauungsapparat mitverantwortlich sein könnte. In diesem Fall ist eine gründliche Darmsanierung – etwa durch eine Kur nach F. X. Mayr oder die Kolon-Hydro-Therapie –, verbunden mit einer Entsäuerungstherapie, bestimmt hilfreich.

Infektionen

Neben der schon genannten übersäuerungsbedingten → Immunschwäche ist auch die intrazelluläre Übersäuerung für eine erhöhte Anfälligkeit gegenüber Infektionen verantwortlich. Wenn in einem mit Säuren überlasteten Organismus die sauren Abfallprodukte des Zellstoffwechsels nicht mehr abtransportiert und ausgeschieden werden können, haben es Viren viel leichter, in die derart übersäuerten Zellen einzudringen und sich dort rasch zu vermehren. Eine oftmals gefährliche Virusinfektion – beispielsweise eine Grippe – ist dann die Folge.

Wer sich säurearm ernährt und auch sonst eine gesunde Lebensweise pflegt, kann viel zur Vorbeugung tun. Ist der Organismus aber bereits übersäuert, hilft am besten eine kombinierte intra- und extrazelluläre Entsäuerungstherapie.

Unter Infektion versteht man das Übertragen, Eindringen und Vermehren von Mikroorganismen in unserem Körper. Ob Krankheitssymptome auftreten, hängt von den krank machenden Eigenschaften des Erregers und den Abwehrkräften des Betroffenen ab.

Kalte Hände und Füße

Dass man angesichts einer gefährlichen Situation »kalte Füße« bekommt, ist schon sprichwörtlich geworden. Sie wissen ja auch, warum das so ist. Heftiger Stress ruft eine zeitweilige Säureausschüttung hervor, die den Sympathikus aktiviert, welcher wiederum die Blutgefäße verkrampfen und verengen lässt, so dass der Blutfluss behindert ist. Da das Blut nicht nur Sauerstoff und Nährstoffe hinsowie Stoffwechselendprodukte abtransportiert, sondern auch die Körperwärme reguliert, kommt es dann zu solchen Kälteerscheinungen.

Stress ist nicht die einzige Ursache, sondern meist eine allgemeine Übersäuerung des Körpers, gegen die man etwas tun kann und sollte. Nicht nur wegen der zwar lästigen, aber scheinbar harmlosen Kälteerscheinungen an Händen und Füßen, sondern vor allem, um eine weitergehende Übersäuerung mit ihren möglicherweise ernsteren Folgen zu verhindern.

Karies

Gleich von zwei Seiten sind unsere Zähne den Angriffen der Säure ausgesetzt. Von außen, wenn wir viel Süßes und Kohlenhydratreiches zu uns nehmen: Was davon in den Zähnen zurückbleibt – Zucker und Stärke –, wird sofort von den Bakterien der Mundflora zur aggressiven Milchsäure umgewandelt, die den Zahnschmelz angreift. Was davon in unseren Verdauungsapparat gelangt, erhöht die Übersäuerung des Organismus. Und die attackiert die Zähne von innen, indem sie zwecks Pufferung des Säureüberschusses die basischen Mineraldepots des Körpers »ausraubt«. Zu diesen Mineraldepots gehören neben den Knochen (→ Osteoporose) eben auch die Zähne, deren stützende Kalziumsubs-

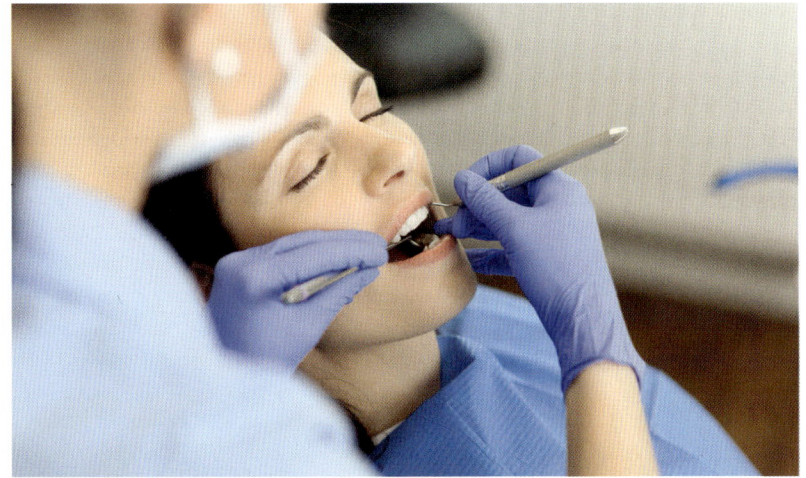

Säuren sind Mineralienräuber. Dadurch wird u.a. die Zahnsubstanz geschwächt, und Karies ist die oft schmerzhafte Folge.

tanz nach und nach der Übersäuerung zum Opfer fällt. Auf Dauer leiden Zahnschmelz und Zahnsubstanz unter den Säureattacken – die Karies verrichtet ihr vernichtendes Werk! Mal abgesehen von den dabei auftretenden, meist heftigen Schmerzen hat der Zahnverfall oder gar -verlust noch viel schlimmere Folgen: Er hindert uns nämlich daran, gründlich zu kauen und einzuspeicheln, wodurch – wie wir wissen – einer weiteren Übersäuerung Tür und Tor geöffnet werden.

Dreierlei ist zu tun, damit es erst gar nicht so weit kommt: Erstens sollten Sie auf Zuckerhaltiges ganz verzichten. Neben den schon genannten Süßigkeiten gehören auch zuckerhaltige Getränke wie Limonaden, Fruchtsaft- und Colagetränke (enthaltene Phosphorsäure wirkt zusätzlich zahnschädigend und übersäuernd) dazu.

Zweitens sollten Sie auf regelmäßige und richtige Zahnpflege achten – am besten nach jeder Mahlzeit die Zähne putzen und, wenigstens abends, die Zahnzwischenräume mit Zahnseide reinigen. Drittens schließlich hilft eine Entsäuerungskur, den basischen Puffervorrat des Organismus wieder aufzufüllen, so dass die basischen Mineralreserven vor Säureangriffen bewahrt bleiben.

Mein Rat

Ich empfehle eine basische Zahnpflege, bei der etwas Basenpulver auf die Zahnbürste oder den Finger gegeben wird. Man verreibt das Basenpulver auf den Zähnen und spült erst nach einer Weile mit wenig warmem Wasser nach.

Schwangere sollten bedenken, dass das werdende Leben bevorzugt mit allen notwendigen Mineralstoffen versorgt wird, selbst wenn das auf Kosten der mütterlichen Substanz geht. Das betrifft auch das Kalzium, das zum Aufbau der kindlichen Knochensubstanz gebraucht wird. Steht davon, etwa infolge einer Übersäuerung bei der Mutter, nicht mehr genügend zur Verfügung, wird es aus deren Knochen und Zähnen entnommen. Daher kommt auch die Redensart, dass jedes Kind die Mutter einen Zahn kostet. Um das zu vermeiden, sollten werdende Mütter nicht nur die Übersäuerung beseitigen, sondern auch zusätzlich Kalziumpräparate einnehmen.

»Kater«

Was als fröhliche Party beginnt, kann leicht mit einem fürchterlichen Katzenjammer enden. Alkohol und Nikotin (auch das, was man als Nichtraucher passiv einatmet), das fleischbeladene Büffet, die sauerstoffarme Luft und schließlich der vermeintlich aufmunternde Kaffee zum Abschluss sind ein Säuremix, der die Säure-Basen-Balance unseres Körpers überfordert. Bleierne → Müdigkeit, starke → Kopfschmerzen und → Stimmungsschwankungen sind das Ergebnis einer solchen Nacht. »Nie wieder!«, sagt man sich dann oft. Doch das ist schnell vergessen, wenn das nächste Fest steigen soll.

Ich finde, es spricht wenig dagegen und vieles dafür, dass man auch einmal über die Stränge schlägt – einmal »lumpt«, wie wir in Bayern sagen. Allerdings – das sage ich aus eigener Erfahrung – sollten Sie einiges berücksichtigen, wenn Sie sich den Kater am nächsten Morgen ersparen wollen:

● Sorgen Sie am Tag davor für reichlichen Basenvorrat, indem Sie zwei- bis dreimal je einen Teelöffel Basenpulver in einem Glas Wasser einnehmen.

● Trinken Sie nicht wahllos durcheinander. Bleiben Sie am besten bei einem trockenen Rotwein oder einem guten Bier.

● Trinken Sie zu (oder nach) jedem Glas Alkohol mindestens die gleiche, besser die doppelte Menge kohlensäurefreies Wasser, um die Säuren zu verdünnen.

● Bewegen Sie sich so viel wie möglich. Am besten ist es, wenn Sie, so oft es geht, eine »flotte Sohle aufs Parkett legen«, um die Kohlensäure auszuatmen.

Mein Rat

Wenn ich annehmen muss, dass ich am Abend nicht um ein Gläschen und ein etwas »schwereres« Essen herumkomme, nehme ich vorher auch gerne ein Konzentrat aus bitteren Kräutern ein. Das hilft, Alkohol und Fett viel besser zu verdauen.

- Nehmen Sie vor dem Zubettgehen und nach dem Aufstehen je 1 bis 2 Teelöffel Basenpulver, um die Pufferkapazität aufzufrischen.

Das hilft wirksamer gegen die Übersäuerungserscheinungen, die den Kater hervorrufen, als der meist empfohlene Rollmops oder das Glas Alkohol danach. Beides mag ja vorübergehend (durch Aktivierung von Natriumbikarbonat bzw. durch kurzfristige Durchblutungssteigerung) etwas Linderung bringen, verstärkt aber am Ende das Übel. Übrigens: Wer seinen Säure-Basen-Haushalt in Ordnung hält, braucht sich viel weniger vor einem Kater zu fürchten als derjenige, dessen Organismus übersäuert ist.

Kinderkrankheiten

Es ist traurig, aber leider eine Tatsache, dass heutzutage viele Krankheiten bei unseren Jüngsten durch eine Übersäuerung entweder hervorgerufen oder verschlimmert werden. Das liegt zum einen daran, dass nicht wenige Neugeborene unter der Übersäuerung leiden, die sie aus dem übersäuerten Organismus der Mutter »mitgenommen« haben, und zum anderen an einer Ernährung, die zu viel Süßes und zu wenig naturbelassene Lebensmittel enthält. Kommen dazu noch Bewegungsmangel und Reizüberflutung, z.B. durch stundenlanges Fernsehen, ist alles für eine frühe »Übersäuerungskarriere« vorbereitet. So kommt es schon im frühen Lebensalter zu verschiedenen entzündlichen Erkrankungen, beispielsweise der Haut, die nur langsam abheilen, sowie zu häufigen fiebrigen Erkrankungen.

Auch in diesen Fällen kann und muss entsäuert werden. Am besten wirken Einläufe mit basischen Tees (z.B. Kamille oder Fenchel) und auch die Einnahme von Basenpulver, das man am besten in zuckerfreie Obst- oder Gemüsesäfte einrührt. Die Ernährung der Kinder sollte viel Obst und Gemüse, vor allem auch Kartoffeln, enthalten und Fertiggerichte vermeiden. Industriezucker – in Süßigkeiten und vornehmlich in zuckerhaltigen Getränken (Limonaden) – sollte strikt verbannt werden. Den Heißhunger auf Süßes kann man mit süßem Obst, Trockenfrüchten (Rosinen) sowie mit (nicht zu viel!) Honig stillen.

Konzentrationsstörungen

Wenn es Ihnen häufig schwer fällt, Ihre Gedanken uneingeschränkt auf ein bestimmtes Problem und dessen Lösung zu richten, fühlen Sie sich zu Recht in Ihrer Leistungsfähigkeit eingeschränkt. Kein Grund zur Verzweiflung, denn Sie ahnen ja längst, dass auch hier wieder der schon oft erwähnte Sympathikus im Spiel sein könnte, der durch die Übersäuerung des Organismus aktiviert wird. Und Sie nehmen vielleicht auch an, dass eine säurebedingte Durchblutungsstörung des Gehirns das Problem noch verstärken könnte. Sie haben auch hier Recht!

Ich habe in meiner Praxis zahlreiche Menschen kennen gelernt, die – oft in sehr verantwortungsvoller Position tätig – über solche Konzentrationsstörungen klagten und deshalb mit Bangen an ihre berufliche Zukunft dachten. Nach einer Entsäuerungstherapie waren die Verzweiflung und auch die Zukunftsängste meist wie weggeblasen. Viele dieser Patienten waren nun so kreativ wie nie zuvor und können sich heute kaum mehr vorstellen, dass es Probleme gibt, die nicht auch lösbar sind.

Kopfschmerzen

Forscher berichten von fast 200 verschiedenen Erscheinungsformen des bohrenden, stechenden, ziehenden, immer aber quälenden Schmerzes, der irgendwo zwischen Stirn und Nacken auftritt und viele von uns zeitweilig, manche sogar dauernd belästigt. So groß wie die Zahl der Erscheinungsformen, so verschieden dürften auch die unmittelbaren Ursachen sein. Doch eine der Ursachen ist in vielen Fällen die Übersäuerung, die sowohl den Sympathikus aktiviert und dadurch eine Gefäßverkrampfung bewirkt als auch – infolge der Versteifung der Blutzellen – den Blutfluss behindert. Beides führt zu Durchblutungsstörungen des Hirngewebes und damit zu einer Unterversorgung bzw. Übersäuerung der Hirnzellen. Der nun auftretende Schmerz ist dann nichts anderes als der »Schrei« des Gewebes nach Versorgung bzw. Entsäuerung.

Leider beantworten viele dieses Signal mit der Einnahme von (meist säuernden)

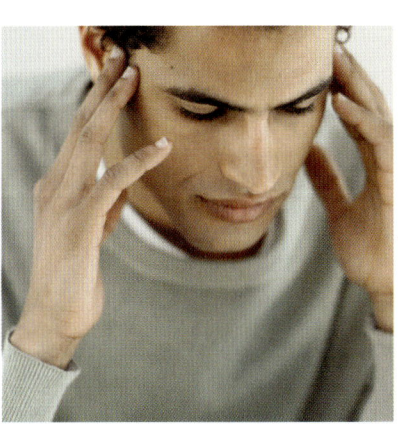

Schmerzmitteln, wodurch die Empfindlichkeit der Nervenzellen zwar zunächst betäubt, im Grunde aber die eigentliche Ursache nur noch verstärkt wird. Die Folge: Immer mehr und immer stärkere Schmerzmittel werden eingenommen, um den immer stärker werdenden Schmerz zu betäuben, aber eben nicht zu beseitigen. Besser ist es, gegen die zugrunde liegende Übersäuerung anzugehen. Manchmal reicht dazu schon eine konsequente Nahrungsumstellung in Richtung einer säurearmen und basenreichen Kost, was inzwischen durch wissenschaftliche Studien bestätigt wurde. Lässt sich so keine zufrieden stellende Verbesserung erreichen, hilft mit großer Wahrscheinlichkeit eine umfassende Entsäuerungstherapie, die auch die intrazelluläre Entsäuerung einschließt.

Körpergeruch

Unangenehme Körperausdünstungen, oft mit starkem Schwitzen verbunden, sind häufig Signale für eine chronische Übersäuerung des Organismus. Wenn nämlich die Nieren als wichtigste Ausscheidungsorgane mit der Säureflut nicht mehr fertig werden, muss die Haut einen größeren Beitrag zur Säureausscheidung leisten. Die dabei mit austretenden Giftstoffe sorgen für den lästigen Geruch. Häufig ist er auch mit dem so genannten kalten Nachtschweiß in Verbindung, der immer dann auftritt, wenn die Nieren in ihrer nächtlichen Ausscheidungs-, d.h. Entsäuerungsarbeit überlastet sind.

Jedes – auch das als noch so wirkungsvoll und lang anhaltend angepriesene – Deodorant kann die unangenehmen Gerüche bestenfalls überdecken. Die richtige Methode ist auch in diesem Fall eine Entsäuerungstherapie, die nicht nur die Geruchsbelästigung beseitigt, sondern auch ganz allgemein das Wohlbefinden erhöht.

Krebs

Obwohl es beachtliche medizinische Teilerfolge bei der Bekämpfung dieser heimtückischen, sehr oft tödlichen Krankheit gibt, ist sich die Medizin über die Ursachen und prinzipiellen Wege zu ihrer Vorbeugung und Heilung noch nicht völlig im Klaren. Deshalb wäre es unverantwortlich, hier falsche Hoffnungen zu wecken, indem ich etwa eine Entsäuerungstherapie als das gegebene Allheilmittel gegen den Krebs propagiere.

Übersäuerte Zellen können entarten

Es scheint aber sicher zu sein, dass eine besonders starke Übersäuerung der Zellen als eine der Ursachen, zumindest als Vorstadium der Krebsentstehung anzusehen ist. Durch Übersäuerung geht der Zellstoffwechsel in eine Form der Gärung über, die unter Umständen zu einer Entartung der betreffenden Zellen führt, die sich in einem Wachstum und einer Vermehrung äußert, die vom Organismus nicht mehr kontrolliert werden können. Schließen sich solche entarteten Zellkolonien zusammen, kommt es zur Bildung von Tumoren, die sich mehr oder weniger rasch vergrößern und auch so genannte Metastasen ausbilden können. Welche letztlich die auslösenden Signale sowohl für die Zellentartung als auch für Wachstum und Tumorbildung sind, ist allerdings noch nicht bekannt.

Vorbeugung und begleitende Behandlung

Betrachtet man dies aus der Sicht der Entsäuerungspraxis, lassen sich – bei aller Vorsicht – einige Hinweise geben, die auf Vorbeugung und begleitende Behandlung mit Hilfe der Entsäuerungstherapie abzielen.

Die zelluläre Übersäuerung verhindern

Erstens verhindert ein optimales Säure-Basen-Gleichgewicht eine zelluläre Übersäuerung. Das kann als wichtiger Teil einer Krebsprophylaxe angesehen werden. Zweitens kann eine Entsäuerungstherapie den Verlauf einer Krebserkrankung wahrscheinlich erheblich verlangsamen, weil sie den Zellen immer wieder den sauren Nährboden entzieht. Dadurch haben andere Therapiemethoden bessere Chancen.

Schmerzen lindern, die Widerstandskraft stärken

Auch werden durch eine Entsäuerungstherapie die Schmerzen deutlich gelindert und der Gesamtzustand erheblich verbessert. Dadurch wächst auch die Widerstandskraft gegenüber der Krankheit, was ganz wesentlich dazu beiträgt, den Krebs schließlich zu besiegen.

Eine große Zahl von Krebserkrankungen und -todesfällen ließe sich vermeiden – durch regelmäßige Vorsorgeuntersuchungen und gesündere Lebensgewohnheiten.

Lebererkrankungen

Die Leber als zentrales Organ des Stoffwechsels ist wie kaum ein anderer Körperbereich von einer optimalen Säure-Basen-Balance abhängig. Ist der Organismus übersäuert, reagiert sie mit Funktionsstörungen – vor allem in Bezug auf die Ausschüttung der Gallenflüssigkeit – oder mit Entzündungen.

Damit Fettstoffwechsel, Entgiftung und Säure-Basen-Regulierung im Verdauungsapparat gut funktionieren und unser Wohlbefinden sichern, ist eine basenreiche Ernährung die beste Voraussetzung. Ist die Leberfunktion aber schon gestört, kann man mit einer Entsäuerungstherapie oft eine deutliche Besserung erreichen.

Mein Rat

Bei Krebs ist aus meiner Erfahrung eine Umstellung auf vegetarische Ernährung, Vermeidung von Zucker und Sport äußerst wichtig.

Magengeschwür

Die Feststellung, dass einem die Aufregung »auf den Magen schlägt«, weist schon darauf hin, dass auch hier eine Säure-Basen-Abhängigkeit besteht. Doch damit ist es noch nicht getan, wenn es um → Gastritis und Magengeschwüre geht. Hier haben wir es vielmehr mit einer Überproduktion von Salzsäure in den Belegzellen des Magens zu tun, die nicht direkt an die Verdauungstätigkeit gekoppelt ist. Im Magen wird neben der Magensäure eine adäquate Menge basischen Natriumbikarbonats gebildet, das als Puffermedium über das Blut verteilt und zur Neutralisation der Säuren eingesetzt wird. Wird davon aber infolge einer chronischen Übersäuerung alles zu schnell verbraucht, werden die Belegzellen des Magens angeregt, weiteres Natriumbikarbonat sozusagen außerhalb der Reihe zu produzieren. Die dabei zwangsläufig mitproduzierte Salzsäure, die im leeren Magen keine Verdauungsaufgabe hat, kann nun die Magenschleimhaut (→ Gastritis) und natürlich auch die Magenwände angreifen.

Bei der Behandlung richtet die Schulmedizin ihr Hauptaugenmerk darauf, die Säuresekretion zu unterdrücken. Damit wird aber auch die Bildung von Natriumbicarbonat verhindert, so dass die Übersäuerung im Organismus weiter fortschreitet. Aus meiner Sicht ist es günstiger, Natriumbicarbonat (in Form von Basenpulver) von außen zuzuführen, so dass die »außerplanmäßige« Basen- und somit auch Säureproduktion gar nicht erst erforderlich wird. Wenn dann die überschüssigen Säuren im Rahmen einer Entsäuerungstherapie noch aus dem Körper entfernt werden, können derartige Magenerkrankungen durchaus verhindert werden.

Für eine Reihe von Magenerkrankungen wird auch das Bakterium Helicobacter pylori verantwortlich gemacht. Die Erfahrung zeigt, dass durch die Einnahme von Basenpulver sein Wachstum aufgrund schlechterer Wachstumsbedingungen stark gehemmt wird.

Bei 75 Prozent aller Patienten mit Magengeschwür ist das Bakterium Helicobacter pylori im Magen nachweisbar.

Magenunterfunktion

Besonders bei älteren Menschen machen sich Verdauungsstörungen bemerkbar, die auf eine verminderte Salzsäureproduktion im Magen zurückzuführen sind. Dieses Defizit nun durch Zuführung der Säure von außen zu kompensieren, wie in der Schulmedizin üblich, bietet keine wirkliche Lösung des Problems, weil es nicht die gleichfalls eingeschränkte Bildung des basischen Natriumbikarbonats berücksichtigt. Auch in diesem Fall ist eine Basenzufuhr von außen die optimale Lösung, die das nachhaltig gestörte Säure-Basen-Gleichgewicht und schließlich auch die gestörte Verdauung wieder in Ordnung bringt.

Migräne

Ähnlich wie bei → Kopfschmerzen muss auch bei Migräne von einem Zusammenhang mit dem Säure-Basen-Gleichgewicht im Körper ausgegangen werden. Sowohl die Verkrampfung der Blutgefäße durch die saure Aktivierung des Sympathikus als auch die Durchblutungsstörung infolge einer Säureversteifung der roten Blutkörperchen können zumindest als wichtige Mitursachen betrachtet werden. Dafür spricht vor allem, dass eine große Zahl ehemals von Migräne geplagter Patienten nach einer – oft langwierigen – Entsäuerungsbehandlung weitgehend beschwerdefrei waren. Eine vollständige Heilung allerdings scheint so nicht möglich zu sein, weil ich beobachtet habe, dass diejenigen Patienten, die einen Rückfall in die Übersäuerung erlebten, auch wieder über Migräneattacken klagten.

Morbus Crohn

Dabei handelt es sich um eine chronische Entzündung innerhalb der Verdauungswege, die hauptsächlich die Wand des Dünndarms befällt. Obwohl man über die Erreger noch nicht allzu viel in Erfahrung bringen konnte, scheint sicher zu sein, dass Gärungsprozesse im Darm und die dabei frei werdenden Säuren die Entzündung »anfeuern« und letztendlich sogar dazu führen können, dass die Darmwand durchbrochen wird.

Entsäuerung ist hier das erste Mittel der Wahl, um die Beschwerden deutlich zu lindern. Inwieweit andere Methoden der Darmsanierung angebracht sind, hängt vom Grad der Erkrankung ab und sollte unbedingt in Abstimmung mit dem Arzt entschieden werden.

Müdigkeit, chronische

Dass müde Muskeln übersäuert sind, ist bekannt. Dass aber manche Menschen unter einem chronischen Müdigkeitssyndrom leiden, ist nicht einfach auf diese Tatsache zurückzuführen.

Dennoch hat sich gezeigt, dass eine Entsäuerungstherapie vielen meiner Patienten geholfen hat, die chronische Müdigkeit zu überwinden. Auch → Konzentrationsstörungen, → Gedächtnisschwäche und → Schlafstörungen konnten auf diesem Weg deutlich gebessert oder sogar beseitigt werden. Es ist also anzunehmen, dass die chronische Müdigkeit Ausdruck der Erschöpfung ist, die infolge einer dauernden Reizung des Sympathikus durch Übersäuerung eintritt. Ihr mit Kaffee, Zigaretten oder anderen Aufputschmitteln begegnen zu wollen, führt noch tiefer in die Säurekrise hinein und sollte deshalb unbedingt unterlassen werden. Allein eine umfassende Entsäuerung kann auf Dauer Abhilfe schaffen.

Multiple Sklerose (MS)

So wenig man über die Ursachen dieser schweren Nervenkrankheit weiß, so gering sind auch derzeit noch die Chancen ihrer Heilung. Es wäre deshalb unverantwortlich, falsche Hoffnungen dahingehend zu wecken, dass eine Entsäuerungsbehandlung allein hier helfen könnte. Dennoch gibt es Hinweise darauf, dass es sich bei der Schädigung der so genannten Markscheiden, also der Ausläufer des Bindegewebes, durch die die Nervenzellen mit Sauerstoff und Nährstoffen versorgt werden, um Säureschäden handeln könnte. Werden nämlich hier Säureschlacken abgelagert, verhärtet das Gewebe und behindert so die Versorgung der Nervenzellen, die davon irreparable Schädigungen davontragen.
Es kann also vermutet werden, dass ein stabiles Säure-Basen-Gleichgewicht den Ausbruch der Krankheit zumindest erschweren würde. Zugleich besteht die Hoffnung, dass eine Entsäuerungstherapie den Verlauf der Krankheit aufhalten könnte.
Der Arzt für Naturheilverfahren Andreas Hammering, der ausgezeichnete Erfolge bei der Behandlung von MS erzielt, schreibt: »Am wichtigsten ist die Entsäuerung und Entschlackung, weil in einem übersäuerten Körper die Viren freies Spiel haben und auch Immunsystem sowie Psyche unter der Säurebelastung leiden. Entschlacke den Patienten, behandle die Viren und wenn nötig auch die Psyche – die Krankheit kommt mindestens zum Stillstand, normalerweise verbessert sich der Zustand deutlich!«

Mundgeruch

Unangenehmer Mundgeruch wirkt nicht nur abstoßend auf die Mitmenschen, er ist in der Regel auch ein überdeutliches Zeichen für eine chronische Übersäuerung des Organismus.
Meist konzentriert sich die Übersäuerung dann auf den Verdauungstrakt, die letztlich dazu führt, dass die normale Verdauung durch Gärung oder Fäulnis ersetzt wird. Die übel riechenden Gase, die dabei entstehen, gelangen mit dem Blut in die Lunge und werden ausgeatmet.
Andere Zersetzungsprodukte nehmen ihren Weg über den Blutkreislauf in die Schleimhäute der Verdauungswege, darunter auch in die Mundschleimhaut, wo

Bevor man bei Mundgeruch an eine Folge der Übersäuerung denkt, sollten durch ärztliche Untersuchung chronische Leber- oder Lungenerkrankungen ausgeschlossen werden, die ebenfalls mit Atemgerüchen verbunden sind.

sie vom Speichel aufgenommen werden und neben dem üblen Geruch in der Regel auch einen unangenehmen Geschmack im Mund verursachen.

Meine Erfahrung besagt, das eine Entsäuerungstherapie nicht nur diese unangenehmen Begleitumstände einer Übersäuerung im Magen-Darm-Bereich rasch beseitigen kann, sondern sie sorgt auch dafür, dass die ihr zugrunde liegenden Ursachen behoben werden.

Myogelosen

Wenn Sie häufig unter Schmerzen im Nacken-, Schulter- oder oberen Rückenbereich leiden, ist das meist auf eine Verhärtung der Muskeln und des Bindegewebes in diesen Bereichen zurückzuführen. Diese Verhärtungen oder Aufquellungen bezeichnet man als Myogelosen. Sie entstehen immer dann, wenn bei fortschreitender Übersäuerung des Organismus Säuren und saure Schlacken in diesen Gewebebereichen deponiert werden.

Man kann versuchen, die verhärteten, verquollenen Körperpartien durch Massagen oder Gymnastik beweglich zu halten, wird aber auf diese Weise die eigentliche Ursache nicht beseitigen. Erst eine konsequente Entsäuerungstherapie, welche die extra- und intrazellulären Säuren neutralisiert und zur Ausscheidung bringt, hilft wirklich und kann auf Dauer das Gewebe wieder geschmeidiger und elastischer werden lassen.

Nebenhöhlenentzündung

Das ist eine der typischen Infektionskrankheiten, unter denen manche Menschen immer wieder leiden, ohne dass ein erkennbarer Grund dafür vorliegen würde. Die Nebenhöhlenentzündung ist sehr oft auf eine Übersäuerung im Darmbereich zurückzuführen.

Durch eine Entsäuerungstherapie kann diese Anfälligkeit deutlich reduziert werden, Nebenhöhlenentzündungen treten dann kaum noch auf.

Neuralgien

Das sind scheinbar ohne Grund auftretende Nervenschmerzen, die sehr quälend sein können. Eine ärztliche Untersuchung ergibt dann meistens, dass keine erkennbare Nervenschädigung vorliegt, so dass man versucht, die Beschwerden mit Schmerzmitteln zu beruhigen. Der tiefere Grund liegt darin, dass das die Nervenbahnen umschließende Bindegewebe als Säuredeponie eines übersäuerten Organismus dient. Dadurch werden die Nervenzellen ständig durch Säuren gereizt und signalisieren diese Überreizung durch eine entsprechende Schmerzreaktion. Geht die Übersäuerung so weit, dass auch in den Muskeln Säuren deponiert sind, oder ist der Sympathikus infolge der Übersäuerung ständig aktiviert, kommt es zu Muskelverkrampfungen, durch die Nervenbahnen eingeklemmt werden können, was ebenfalls sehr schmerzhaft ist.

Die Gabe von (meist sauren oder Säure bildenden) Schmerzmitteln ist dann nur wenig hilfreich, sondern eher problematisch, weil sie die saure Stoffwechsellage noch verstärkt. Besser ist es in jedem Fall, durch eine konsequente Entsäuerungs- und Entschlackungsbehandlung das Säure-Basen-Gleichgewicht zu stabilisieren.

Neurodermitis

Das Leiden, von dem besonders häufig Kinder, aber auch Erwachsene betroffen sind, beruht auf einer oft vererbten Überempfindlichkeitsreaktion der Haut, die auf eine → Allergie zurückgeht. Die stark juckenden und manchmal nässenden Ausschläge treten bevorzugt im Bereich der Beugen von Knie und Ellenbogen in Erscheinung, können sich aber auch auf den gesamten Körper ausbreiten. Diese Ausbreitung und Verstärkung ist eng mit der Erhöhung des Säurespiegels im Organismus verbunden, sei es durch saure oder Säure bildende Nahrungsmittel, durch Infektionen oder durch erhöhte psychische Belastungen. Auch eine verstärkte Säureausscheidung durch die Haut – etwa wenn die Nieren mit den »Säurefluten« nicht fertig werden – führt zu zusätzlichen Überreizungen der empfindlichen Haut.

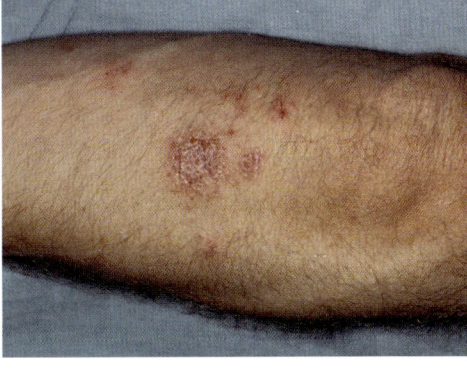

Im Allgemeinen versucht man, die Beschwerden durch Salben und Cremes zu lindern, kann dabei allerdings die inneren Ursachen nicht beseitigen. Wichtig wäre es, das oder die auslösenden Allergene zu finden, die meist in Nahrungsmitteln versteckt sind. Gelingt dies – etwa durch sorgfältiges Protokollieren der Reaktion auf bestimmte Nahrungsmittel –, ist schon viel gewonnen. Wesentlich unterstützen kann man die Behandlung dadurch, dass man die Säure-Basen-Balance durch entsprechende basenreiche Ernährung oder – wenn nötig – durch eine Entsäuerungstherapie stabilisiert. Dadurch erreicht man zweierlei: Die Pufferkapazität der Haut wird verbessert, so dass sie besser gegen Säureattacken gewappnet ist, und zugleich wird die Nierenfunktion unterstützt, so dass weniger Säure über die Haut ausgeschieden werden muss.

Nieren- und Blasensteine

siehe Harnsteine

Nierenerkrankungen

Oft wird bei Nierenerkrankungen auch ein Mangel des Enzyms Karboanhydrase festgestellt, das die Säureausscheidung unterstützt. Als Ursache wird die Mangelversorgung mit Zink angegeben, das dann zusätzlich gegeben werden muss.

Weil die Nieren die hauptsächlichen Ausscheidungsorgane für die im Organismus gebildeten Säuren sind und damit eine ganz entscheidende Rolle bei der Regulation unseres Säure-Basen-Gleichgewichtes spielen, ist es ganz besonders wichtig, dass sie voll funktionstüchtig sind. Wenn man weiß, dass selbst gut funktionierende Nieren bei einer chronischen Übersäuerung oft schon überfordert sind, kann man sich gut vorstellen, dass geschwächte oder gar kranke Organe ihrer Ausscheidungsaufgabe noch weniger gewachsen sind.

In der Tat stellt man bei Nierenerkrankungen immer auch eine starke Übersäuerung fest, die ihrerseits die Erkrankung weiter verstärkt.

Es liegt auf der Hand, dass eine ausgewogene Säure-Basen-Balance die besten Voraussetzungen bietet, Nierenerkrankungen vorzubeugen. Ebenso kann eine Entsäuerungstherapie wesentlich dazu beitragen, die Nieren zu entlasten und den Heilungsprozess wirkungsvoll zu unterstützen.

Nikotinsucht

Wenn ich die Abhängigkeit vieler Menschen vom Nikotin hier als Krankheitsbild darstelle, mag das ungewöhnlich erscheinen, hat jedoch gute Gründe. Zum einen, weil – wie wir alle wissen – das Rauchen schwere Krankheiten verursachen kann. Zum anderen, weil jede Abhängigkeit eine Suchtkrankheit darstellt, die einer Behandlung bedarf. Was aber hat diese Abhängigkeit eigentlich mit dem Säure-Basen-Gleichgewicht zu tun?

Wie jeder Raucher weiß, erlebt er mit den ersten Zügen zunächst einen Zustand scheinbarer Entspannung und des Wohlbefindens. Dieser geht jedoch bald über in einen Zustand der durch Übersäuerung erzeugten → Sympathikotonie, die entweder Erregung oder Erschöpfung, immer aber Unbehagen auslöst. Da hilft scheinbar nur der Griff zur nächsten Zigarette, um den vorher erlebten angenehmen Zustand wieder zu erleben. Der Teufelskreis der Abhängigkeit ist geschlossen – auch deshalb, weil das aufgenommene Nikotin, die eigentliche Droge, nach einiger Zeit mit dem Urin ausgeschieden wird und ersetzt werden muss, damit der Nikotinspiegel im Blut aufrechterhalten werden kann und Entzugserscheinungen ausbleiben. Man hat inzwischen festgestellt: Je mehr Nikotin

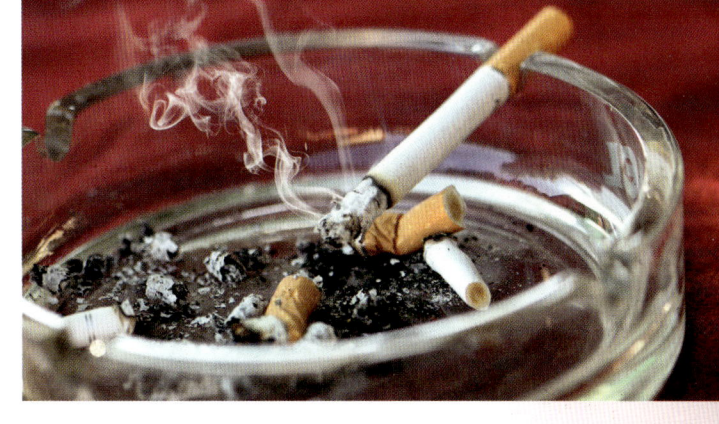

ausgeschieden wird, desto saurer ist der Urin. Die Sucht wird also umso stärker, umso stärker der Organismus übersäuert ist. In einer konsequenten Entsäuerungstherapie sehe ich einen wirksamen Weg der Raucherentwöhnung. Sie entzieht der Nikotinsucht nämlich zwei wichtige Wurzeln: erstens die → Sympathikotonie, also das psychische Verlangen, und zweitens die Übersäuerung des Harns, was zu einer verminderten Nikotinausscheidung führt und damit das physiologische Verlangen reduziert. In den USA haben Versuche in diese Richtung mittlerweile zu beachtlichen Erfolgen geführt.

Fast sieben der insgesamt 18 Millionen deutschen Raucher rauchen mehr als 20 Zigaretten am Tag und gelten daher als nikotinabhängig

Ödeme

Ödeme, also Wassereinlagerungen im Körper, stehen meist mit einer chronischen Übersäuerung des Organismus in Zusammenhang. Sind die Puffersysteme überlastet oder lässt eine Herzschwäche den Blutfluss absinken, hält der Körper Wasser zurück, um die überschüssigen Säuren zu verdünnen und das Säure-Basen-Gleichgewicht wenigstens auf diese Weise einigermaßen zu stabilisieren. Machen sich solche Ödeme bemerkbar, wird es höchste Zeit, mit einer Entsäuerungstherapie zu beginnen. Ist der Säure-Basen-Haushalt danach wieder in Ordnung, werden auch die Wasseransammlungen wieder ausgeschwemmt. Ist dies nicht der Fall, kommen Nahrungsmittelunverträglichkeiten und Allergien in Betracht. Sollte eine Herzschwäche als Ursache infrage kommen, dann ist natürlich unbedingt eine ärztliche Betreuung erforderlich!

Osteoporose

Die Knochenschwäche, von der besonders häufig Frauen jenseits der Wechseljahre betroffen sind, ist ganz eindeutig darauf zurückzuführen, dass der übersäuerte Organismus bei versagender Pufferkapazität basische Mineralien aus den Körperdepots »raubt«, um den Säureüberschuss zu neutralisieren. Diese Mineralstoffdepots sind die Zähne, Haare und Nägel, aber vor allem die Knochen des Skeletts. Ihnen wird mit dem Kalzium die wichtigste Gerüstsubstanz entzogen, so dass sie am Ende je nach ihrer ursprünglichen Konsistenz weich oder spröde werden und ihre Aufgabe als tragendes Gerüst des Körpers nicht mehr voll wahrnehmen können. Die Übersäuerung ist allerdings nicht der einzige Grund dafür, dass die Knochenstruktur an Festigkeit verliert. Der nach den Wechseljahren abfallende Östrogenspiegel sowie ein Mangel an Vitamin D tragen ebenso dazu bei wie Bewegungsmangel, der zu einer Rückbildung führt. Mit der Osteoporosevorbeugung kann man gar nicht früh genug beginnen, denn ein einmal geschädigter Knochen lässt sich kaum reparieren. Zu diesen Vorbeugemaßnahmen gehört unbedingt auch die Erhaltung eines stabilen Säure-Basen-Gleichgewichts, um die Entmineralisierung zu verhindern. Liegt aber eine Übersäuerung vor, ist eine Entsäuerungstherapie angeraten, die im fortgeschrittenen Alter mindestens jährlich wiederholt werden sollte. So gelingt es, den Mineralienraub zu stoppen oder doch zumindest erheblich zu verlangsamen.

Parodontose

Zahnfleischbluten und entzündliche Veränderungen des Zahnfleisches sind Anzeichen einer Parodontose, die letztlich dazu führen kann, dass die Zähne locker werden und schließlich sogar ausfallen.

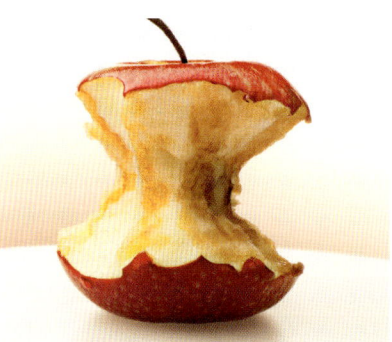

Auch hier handelt es sich um eine typische Übersäuerungskrankheit, der man mit Entsäuerungsmaßnahmen begegnen kann. Wichtig ist vor allem, dass der Speichel leicht basisch wird. Eine Entsäuerungstherapie sorgt dafür, dass auch das restliche Säure-Basen-Gleichgewicht des Körpers stabilisiert wird, so dass die Entzündungen des Zahnfleisches zukünftig ausbleiben.

Pilzinfektionen

Siehe hierzu auch den Abschnitt »Candida-Mykose« (Seite 96). Alle Pilzinfektionen sind auf eine gestörte, übersäuerte Stoffwechsellage zurückzuführen, deren Ausgangspunkt fast immer im Darm zu suchen ist. Darmsanierung und Entsäuerung sind daher die besten Voraussetzungen, um den schädlichen Pilzorganismen ihre Lebensgrundlage zu entziehen.

Prämenstruelles Syndrom

Wenn man davon ausgeht, dass mit der Menstruation gleichzeitig eine Entschlackung und Säureausscheidung erfolgt, kann es nicht verwundern, wenn in einem übersäuerten Organismus unmittelbar vor der Regelblutung ein gewisser Säurestau auftritt, der die bekannten Symptome des prämenstruellen Syndroms aufweist: seelische Überempfindlichkeit, Kopfschmerzen und Migräne, Hautunreinheiten und Wassereinlagerungen (Ödeme) im Gewebe.

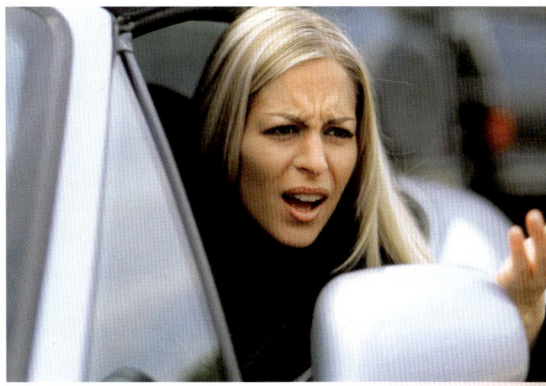

Ich rate Frauen, die über Beschwerden vor und während der Periode klagen, es einmal mit einer Entsäuerungstherapie zu versuchen. In den meisten Fällen konnten dadurch die Symptome des prämenstruellen Syndroms deutlich gemildert werden.

Gereiztheit, aggressive Ausbrüche und mangelnde Beherrschung sind oft Eigenschaften eines »sauren« Menschen, dessen Sympathikus infolge der Übersäuerung ständig Stresshormone ausschüttet.

Raynaud-Syndrom

Darunter versteht man das meist überraschend einsetzende Taubwerden von Fingern oder Zehen, was sehr oft auf eine übersäuerungsbedingte Verkrampfung der peripheren Blutgefäße zurückgeht. Abgesehen davon, dass dabei Schmerzen auftreten, besteht immer die Gefahr, dass die betroffenen Gebiete absterben können.

Deshalb sind die Betroffenen gut beraten, wenn sie die ärztlichen Maßnahmen zur Durchblutungsförderung mit einer Entsäuerungstherapie begleiten.

Reizbarkeit

Gereiztheit, aggressive Ausbrüche und mangelnde Beherrschung sind nicht immer ein Ausdruck eines cholerischen Temperaments, sondern oft Eigenschaften eines »sauren« Menschen, dessen Sympathikus infolge der Übersäuerung ständig in Aktion ist und Stresshormone ausschüttet.

Viele meiner Patienten, die wegen dieser und anderer Stresssymptome meinen Rat gesucht und eine Entsäuerungstherapie durchgeführt haben, waren ungemein überrascht, dass sich ihre Stimmung danach grundsätzlich gewandelt hatte – sie waren wesentlich ausgeglichener, besonnener, großzügiger und heiterer als noch vor der Behandlung.

Reizdarm

Unter dieser Bezeichnung werden verschiedene Beschwerden im Bereich des Verdauungssystems vereinigt, die oftmals in Kombination miteinander auftreten: Verstopfung und Durchfall, kolikartige Bauchschmerzen und andere Verdauungsstörungen. Allen gemeinsam ist, dass sie von einer Reizung bzw. Entzündung der Darmschleimhaut begleitet werden, die einerseits durch Übersäuerung verstärkt wird, ihrerseits aber die Übersäuerung verstärkt, weil sich entweder saure Gärung im Darm einstellt oder aber bei Durchfall Mineralienmangel eintritt. Weil sich trotz deutlicher, oft leidvoller Beschwerden meist keine organischen Veränderungen diagnostizieren lassen, ist die Schulmedizin angesichts des Reizdarmsyndroms oft ratlos und versucht mit verschiedenen, oft einander widersprechenden Mitteln und Methoden die Situation zu beherrschen. Aber alles – von der strengen Schonkost bis hin zu stark sauren Abführmitteln – hilft auf Dauer nichts, wenn nicht dem Grundübel, der Übersäuerung, zu Leibe gerückt wird. Am besten ist es noch, wenn gleichzeitig eine gründliche Darmsanierung sowie eine konsequente Umstellung der Ernährung und – ganz wichtig! – der Esskultur erfolgt.

Rheuma

Auch wenn sich die Mediziner über die Grundursache der vielfältigen Erkrankungen des rheumatischen Formenkreises noch im Unklaren sind, scheint sicher zu sein, dass eine Übersäuerung des Organismus die Krankheit in mehrfacher Hinsicht verschlimmert. Das reicht von der Ausscheidung der Kristalle von Harn- und Arachidonsäure in den Geweben, Muskeln und Gelenken über die saure Versteifung der abgelagerten Eiweißkörper bis hin zu Verhärtungen und Durchblutungsstörungen im sauer verschlackten Gewebe. Und auch die Entzündungen fördernde Sympathikusreizung im sauren Milieu ist nicht zu vergessen! Die Hauptquelle der »Rheumasäuren« sind tierische Fette und Eiweiße, die im Übermaß genossen werden. Dazu kommt in der Regel eine bewegungsarme Lebensweise, die die Muskel- und Gelenkaktivität verkümmern und die Durchblutung schwächer werden lässt. Wer dies schon in jungen Jahren bedenkt, kann sich mit einiger Wahrscheinlichkeit vor rheumatischen Beschwerden im späteren Leben bewahren.

Natürlich gehören alle ernsteren Beschwerden des rheumatischen Formenkreises in fachärztliche Behandlung, besonders dann, wenn sie von Fieber begleitet werden. Auf Schmerzmittel und Kortisongaben sollte aber so weit wie möglich verzichtet werden, weil sie die Stoffwechsellage noch weiter in den sauren Bereich verschieben. Eine Entsäuerungstherapie ist wesentlich besser geeignet, die Schmerzen auf Dauer zu mildern und der Krankheit die wesentlichen Wurzeln zu entziehen. Dass man fortan alles einschränkt, was die Säureablagerung fördert, dürfte sich wohl von selbst verstehen.

Rosazea

Früher bezeichnete man die jenseits des vierten Lebensjahrzehnts nicht seltene Hautstörung als Kupferfinnen, weniger respektvoll als »Schnapsnase«. Es handelt sich dabei um Rötungen, Adererweiterungen und manchmal auch Schuppungen im Bereich von Nase und Wangen.
Zuerst wurde diese Erscheinung tatsächlich mit einem übermäßigen Alkoholkonsum in Verbindung gebracht, heute weiß man, dass darüber hinaus Störungen im Verdauungstrakt vorliegen, die sowohl mit der Übersäuerung als auch etwas mit Alkohol zu tun haben. Bei der sauren Gärung im Darm (→ Reizdarm) entstehen neben Säuren auch eine Reihe so genannter Fuselalkohole. Das führt zu einer Selbstvergiftung des Organismus, die sich durch Unwohlsein, Kopfschmerzen und eben auch die genannten Hautstörungen äußert.

Rückenschmerzen

Unter dem Einfluss der Übersäuerung verkrampfen die Muskeln und verhärten die Gewebe. Dabei werden nicht nur Nerven eingeklemmt, sondern auch durch Mangelversorgung so gereizt, dass sie darauf mit Schmerzen reagieren.
Eine Entsäuerungsbehandlung entzieht den Schmerzen zwar die Grundlage, doch sind damit jahrelange Fehlbelastungen und daraus entstandene Fehlhaltungen noch längst nicht beseitigt. Deshalb sollte die Entsäuerungstherapie in diesem Fall von einem geeigneten Bewegungsprogramm (Massagen, Gymnastik, Schwimmen) begleitet sein, was nicht nur Muskeln und Gelenke stärkt, sondern auch die Säureausscheidung fördert.

Schlafstörungen

Wird infolge der Übersäuerung der Sympathikus dauernd aktiviert, verliert der Betroffene den gesunden Rhythmus zwischen Anspannung am Tag und Entspannung in der Nacht. So kommt es trotz → chronischer Müdigkeit zu Einschlaf- und Durchschlafschwierigkeiten – es entsteht ein Teufelskreis, aus dem viele mit Aufputschmitteln einerseits und Schlafmitteln andererseits entrinnen wollen. Manche sehen die Zwecklosigkeit solchen Tuns erst ein, wenn sie sich schon in doppelter Abhängigkeit befinden.

Dazu muss es nicht kommen. Eine Entsäuerungstherapie, nach Möglichkeit begleitet vom Erlernen einer oder mehrerer Entspannungsmethoden, ist der beste Weg, um aus dem beschriebenen Teufelskreis zu entkommen.

Schlaganfall

Wie beim → Herzinfarkt kommt es infolge eines Gefäßverschlusses oder des Platzens eines Blutgefäßes im Gehirn zu einer Unterversorgung der Gehirnzellen, wodurch kleinere oder größere Gehirnregionen veröden und nachhaltig geschädigt werden können.

Auch hier spielt die chronische Übersäuerung und Verschlackung leider eine Hauptrolle im Geschehen, die zur Schädigung der Gefäßwände beitragen und die Durchblutung behindern.

Manche Autoren beschreiben die Säureattacke auf die Gehirngefäße auch als »Schlackanfall«, um damit die Ursache zu verdeutlichen.

Oftmals ist übrigens ein immer wiederkehrendes Schwindelgefühl im Kopf ein deutliches Warnzeichen für eine beginnende Durchblutungsstörung im Gehirn. Dieses Körpersignal sollten Sie sehr ernst nehmen und schon sehr bald ärztliche Hilfe in Anspruch nehmen.

Wer sich schon in jungen Jahren um einen ausgeglichenen Säure-Basen-Haushalt kümmert, hat deutlich bessere Chancen, im Alter einem Schlaganfall zu entgehen. Aber auch derjenige, der in fortgeschrittenen Jahren eine konsequente Entsäuerungstherapie über einen längeren Zeitraum durchführt, ist deutlich besser geschützt als diejenigen, die der Übersäuerung ihren freien Lauf lassen.

Seien Sie noch einmal daran erinnert, dass die Säureausscheidung im Alter deutlich geringer wird und deshalb die »natürliche« Säurekonzentration im Organismus rascher ansteigt als in jüngeren Jahren.

Schmerzen

Schmerzen, gleich welcher Art und Stärke, sind immer Warnsignale des Körpers, über die man nie leichtfertig hinweggehen sollte. Vor allem häufig wiederkehrende oder chronische Schmerzzustände müssen diagnostisch abgeklärt und die ihnen zugrunde liegenden Ursachen festgestellt werden. Sehr häufig wird man dann erkennen, dass die Schmerzen gewissermaßen der Aufschrei übersäuerter Gewebe und Organe sind, die nach Entsäuerung verlangen. Der schnelle Griff zur Schmerztablette kann dann zwar vorübergehende Linderung bringen, erweist sich auf Dauer aber meist als verhängnisvoll. Denn einerseits enthalten die gängigen Schmerzmittel selbst Säuren, die die Säure-Basen-Balance weiter verschieben, und andererseits besteht natürlich auch die Gefahr einer Medikamentenabhängigkeit, der man dann nur schwer entrinnen kann. Der richtige Weg führt immer über eine konsequente Entsäuerung. Ich habe die Erfahrung gemacht, dass sich selbst schwere, chronische Schmerzzustände mit einer kombinierten extra- und intrazellulären Entsäuerungstherapie deutlich und nachhaltig verbessern lassen.

Schuppenflechte

Wenn ich Patienten, die mit einer Psoriasis zu mir kommen, darauf aufmerksam gemacht habe, bemerken sie selbst oft den Zusammenhang von Säureschüben infolge falscher Ernährung und der Verschlechterung ihres Hautbildes. Wenn nämlich überschüssige Säuren verstärkt durch die Haut ausgeschieden werden, lagern sich saure Schlacken in den Hautzellen sowie im umliegenden Bindegewebe ab und erzeugen Entzündungen, die schließlich zu einer Verhornung und Verschuppung auf der Hautoberfläche führen.
Auch in diesem Fall ist eine konsequente Entsäuerungstherapie die beste Methode, um die Heilung zu unterstützen.

Schwangerschaftsbeschwerden

Viele Beschwerden in der Schwangerschaft, auch das weit verbreitete Erbrechen, lassen sich durchaus mit einem gestörten Säure-Basen-Gleichgewicht in Verbindung bringen.
Zum einen kann es sich um eine bereits vorliegende latente Übersäuerung handeln, zum anderen werden basische Mineralien, die für die Entwicklung des Kindes erforderlich sind, dem mütterlichen Organismus entzogen. Dann kann es durchaus geschehen, dass die Belegzellen des Magens aktiviert werden, ohne dass Verdauungsbedarf besteht. Das in den Belegzellen gebildete Natriumbikarbonat wird zum Auffüllen der Mineralstoff- und Pufferdepots verwendet, während die überschüssige Magensäure durch Erbrechen schnell unschädlich gemacht wird.
Werdende Mütter sind also ganz besonders dazu

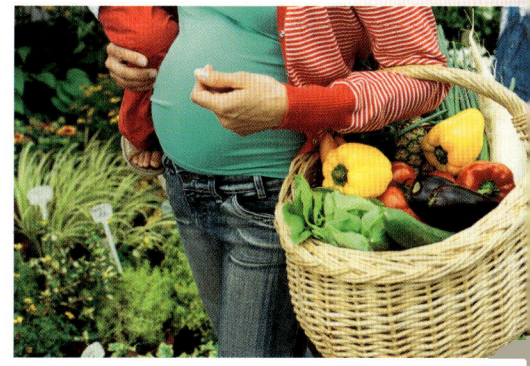

Werdende Mütter sind – im Interesse des Kindes – ganz besonders angehalten, auf ihr Säure-Basen-Gleichgewicht wie auch ihren Mineralstoffhaushalt zu achten.

aufgefordert, sowohl auf ihr intaktes Säure-Basen-Gleichgewicht wie auch auf einen geregelten Mineralstoffhaushalt zu achten.

Beispielsweise kann dies durch eine entsprechende Nahrungsumstellung bzw. durch die zusätzliche Gabe von Mineralstoffen, vor allem Kalzium und Magnesium, unterstützt werden.

Das ist selbstverständlich nicht nur für das eigene Wohlbefinden wichtig, sondern vor allem auch für die gesunde Entwicklung des Kindes, denn ein übersäuerter mütterlicher Organismus beeinflusst selbstverständlich auch negativ die Säure-Basen-Balance des Ungeborenen.

Schwindel

Schwindel- und Benommenheitsgefühle können ein Hinweis auf beginnende Durchblutungsstörungen sein, wie sie manchmal einem → Schlaganfall vorausgehen. Treten sie häufiger auf, sollte unbedingt ein Arzt konsultiert werden.

Gleichzeitig kann eine Entsäuerungstherapie helfen, die oft säurebedingten Ursachen (Gefäßverkrampfung, Blutflussminderung) abzubauen.

Beim Schwitzen scheidet der Organismus auch nützliche Mineralstoffe aus – ein Verlust, den Sie durch Mineralwässer und Basenpräparate ausgleichen sollten.

Schwitzen, starkes

Übermäßiges Schwitzen, auch ohne besondere körperliche Anstrengung und bei normalen Außentemperaturen, deutet darauf hin, dass der Organismus vermehrt Säuren (und andere Giftstoffe) über die Haut ausscheidet.

Die Ursache ist in aller Regel die Überlastung bzw. Schwächung der anderen Ausscheidungsorgane – Nieren, Leber, Lunge und vor allem Darm.

Mein Rat

Menopause

Wenn das Schwitzen durch die hormonellen Veränderungen im Klimakterium verursacht wird, erleben die Frauen nach einer Entsäuerungstherapie meistens eine grosse Besserung der Symptome. Ist dies nicht ausreichend, kann die Einnahme von ein bis zwei homöopathischen Komplexmitteln gegen menopausale Beschwerden weiterhelfen. Sport bessert ebenso das Beschwerdebild. Aus meiner Sicht brauchen und sollten keine künstlichen Hormone gegeben werden.

Begegnen kann man diesem sehr lästigen Schwitzen am besten, wenn man es nicht behindert, sondern unterstützt – durch reichliches Trinken oder durch Saunabesuche. Dadurch werden die Säuren verdünnt und die Hautfunktionen aktiviert, so dass sich der Schweißfluss bald reguliert. Begleitet werden sollte dies von Maßnahmen, die die anderen Ausscheidungsorgane, insbesondere den Darm, stärken, sowie von einer gründlichen Entsäuerung.

Sportlerprobleme

Schon im Zusammenhang mit dem → Muskelkater wurde darauf hingewiesen, dass bei starker körperlicher Anstrengung Milchsäure in den Muskeln und Geweben abgelagert wird, die zu Schmerzen, Krämpfen und auch anderen Beschwerden führen kann, was manchen Freizeitsportler schnell das Handtuch werfen lässt.

Aktive Leistungssportler wissen um das Problem und versuchen durch entsprechendes Training, neben einer besseren Sauerstoffversorgung auch eine höhere intra- und extrazelluläre Pufferkapazität zu erreichen, um den Säureüberschuss rasch abzubauen. Dabei helfen ihnen sowohl eine entsprechende Ernährung als auch die gezielte Einnahme von Basenpräparaten während des Trainings und vor dem Wettkampf. Nach dem Wettkampf helfen basische Bäder (siehe Seite 152), die Übersäuerung schnell abzubauen, um Muskelschmerzen zu vermeiden.

Stimmungsschwankungen

Es ist vor allem der schon oft thematisierte Sympathikus, der, in saurer Stoffwechsellage aktiviert, für schlechte Stimmung, Erregung und ungenügende Stressbewältigung sorgt. Erst wenn die Übersäuerung dann beseitigt ist, kommt der Parasympathikus ins Spiel und bedingt gute Laune, geistige Leistungskraft sowie eine bessere Stressanpassung.

Wer also oft griesgrämig ist, sollte einmal über sein Säure-Basen-Gleichgewicht und die Möglichkeit einer Entsäuerungstherapie nachdenken. Ich kann ihm versprechen, dass er sich danach wie ausgewechselt fühlen wird.

Es gibt noch einen Grund dafür, dass man seinen Tag schon mit schlechter Stimmung beginnt, und auch der hat etwas mit der Säure im Organismus zu tun. Wenn Sie abends zu spät noch zu viel essen, begeben Sie sich direkt in die Säurefalle. Nachts ist nämlich die Verdauung auf Sparflamme geschaltet, damit die Nieren verstärkt Säuren ausscheiden können. Nach einem späten Abendessen

Besonders ungesund ist es, wenn Sie abends größere Mengen der eigentlich gesunden Rohkost verspeisen. Die enthält nämlich besonders viele gärungsaktive Inhaltsstoffe. Aufgrund der geringeren Verdauungsleistung am Abend entstehen so beim späten Essen häufig größere Mengen Säuren und Fuselalkohole im Darm.

geschieht dann Folgendes: Der Darm kann nicht richtig verdauen, es kommt zur Gärung, wobei Säuren und Fuselalkohole entstehen. Den Nieren steht aber, weil der Darm »außerplanmäßig« arbeiten muss, nicht genug Blut für eine vollständige Ausscheidungsarbeit zur Verfügung. Kein Wunder also, dass man dann mit einem richtigen »Säurekater« erwacht.

Stress

Seelische Belastungen und geistige Überforderungen lösen negativen Stress aus, der wiederum die Stoffwechsellage des Organismus in den sauren Bereich verschiebt. Sind die Säuredepots schon gefüllt oder gar überfüllt, bedeutet das Übersäuerung. Jetzt wird der Sympathikus aktiviert, der seinerseits die Belastung verstärkt, weil er zusätzlich Stresshormone freisetzt und den Körper in Alarmzustand versetzt. Hält diese → Sympathikotonie infolge fortdauernder Übersäuerung an, reagiert der Körper mit den bekannten Krankheitszeichen: erhöter Blutdruck, verstärkte Entzündungsneigung, nervöse Erschöpfung – alles Versuche des Körpers, sich dem Stress irgendwie anzupassen. Eine bereits vorhandene Übersäuerung kann aber auch Stress erzeugen, für den es eigentlich gar keinen Grund gibt. Dennoch reagiert unser Körper ebenfalls mit den genannten Symptomen, aus denen sich durchaus ernsthafte Krankheiten entwickeln können.
Wie auch immer – eine Entsäuerung ist in jedem Fall zu empfehlen. Sie lässt uns den Alltagsstress besser wegstecken und bewahrt uns vor dem Übersäuerungsstress mit seinen unangenehmen Folgen. Und sie macht uns fröhlicher und freundlicher im Umgang mit anderen Menschen!

Sympathikotonie

Wenn Sie den vorangegangenen Abschnitt über → Stress gelesen haben, wissen Sie bereits das Wesentliche über die krankhafte Aktivierung des Sympathikus und ihre Folgen. Dieser Teil des vegetativen Nervensystems wird normalerweise durch Stresseinflüsse angeregt und antwortet auf die Belastung mit rascherem Atmen, verstärkter Durchblutung, körperlicher sowie geistiger Anspannung usw. Ist die Stresssituation vorbei, wird der Parasympathikus
aktiviert, der dann für Beruhigung, Entspannung, Erholung sorgt. In einem übersäuerten Organismus aber ist dieses gesunde Wechselspiel zwischen Anspannung und Entspannung gestört. Die saure Stoffwechsellage hält den Sympathikus dauernd in Aktion, und auf Dauer macht uns die ständige körperliche wie seelische Anspannung krank.

Um sich aus der »sauren Stressfalle« zu befreien, gibt es nur einen sicheren Weg – und der heißt konsequente Entsäuerung. Wenn Sie dann noch das eine oder andere Entspannungsverfahren beherrschen, werden Sie auch mit dem ganz normalen Stress spielend fertig.

Thrombosen, Thrombophlebitis

Eine Thrombose ist ein Blutgerinnsel innerhalb eines Blutgefäßes, das zu einem Gefäßverschluss und schließlich zu einem Infarkt führen kann. Neben anderen Faktoren stellen die Verminderung des Blutflusses infolge der so genannten Säuresteife der Erythrozyten sowie die ebenfalls auf eine Übersäuerung zurückzuführende Verhärtung und Verkrampfung der Gefäßwände wichtige Risikofaktoren dar, die zu einer Thrombosebildung führen können. Als Folge einer Thrombose kommt es nicht selten zu einer Entzündung (Thrombophlebitis der Gefäßwände – vorzugsweise der Venen), die den Blutfluss weiter verschlechtert. Am Ende steht dann oft eine Mangelversorgung, schließlich Verödung peripherer Gewebe. Damit einher geht eine Übersäuerung und Vergiftung der Zellen in diesem Bereich, der sich der Körper durch nach außen aufbrechende Geschwüre zu entledigen versucht. So entsteht beispielsweise das Offene Bein bzw. andere venöse Geschwüre. Beide Krankheitserscheinungen werden durch eine saure Körperbilanz entweder mit hervorgerufen oder doch kräftig gefördert. Ich empfehle daher, eine medizinische Behandlung unbedingt mit einer intrazellulären Entsäuerungstherapie zu verbinden.

Auch durch die Einnahme der Antibabypille kann es zu erhöhter Gerinnbarkeit des Blutes und damit zur Thrombosegefahr kommen.

Tinnitus

Wie schon beim → Hörsturz beschrieben, handelt es sich hierbei um sehr lästige Ohrgeräusche, deren Auftreten sich offenbar immer weiter verbreitet, so dass man durchaus von einer neuen Zivilisationskrankheit sprechen kann. Neben anderen möglichen Ursachen wird die Übersäuerung als Auslöser diskutiert, welche die Durchblutung und Versorgung des Innenohrs beeinträchtigt.
Eine Entsäuerungsmaß-nahme gehört deshalb unbedingt in den Therapieplan zur Behandlung einer Tinnituserkrankung.

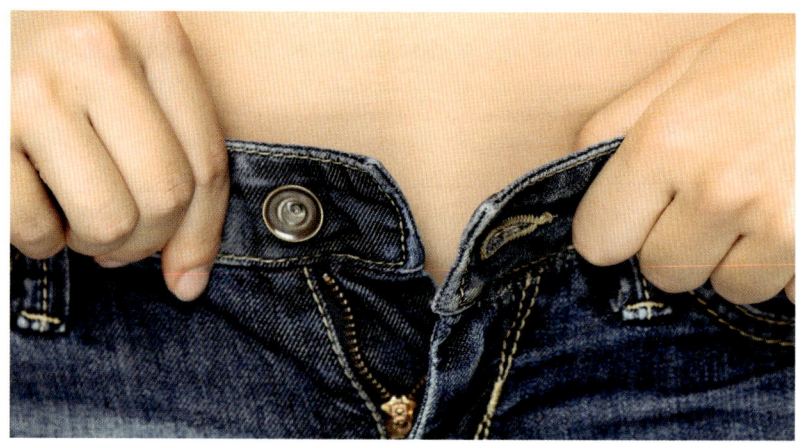

Die bei Übersäu-
erung verstärkt
auftretenden
Hungergefühle sind
gewissermaßen
Schutzreaktionen
des Körpers, der
nach Neutralisierung
der überschießen-
den Säuren drängt,
die sonst die emp-
findlichen Schleim-
häute im Verdau-
ungstrakt angreifen
würden.

Übergewicht

Wer kennt sie nicht, diese Heißhungerattacken, die einen scheinbar unwider-
stehlich zur Schokolade oder zu anderen Naschereien greifen lassen und erst
nachlassen, wenn man die ganze Tafel oder Packung aufgegessen hat? Ich ver-
rate Ihnen kein Geheimnis, wenn ich behaupte, dass auch dahinter ein gestörtes
Säure-Basen-Gleichgewicht steckt, das die gesunden Hunger-, Sättigungs- und
Verdauungsreflexe durcheinander bringt.

Wenn Sie Ihre Säure-Basen-Balance durch eine Entsäuerungstherapie wieder in
Ordnung bringen und damit die Puffersysteme wieder auffüllen, können Säuren
rechtzeitig neutralisiert und dadurch Hungergefühle abgeschwächt werden.

Noch ein Tipp, wenn Sie Übergewicht abbauen wollen: Nehmen Sie etwa 30
Minuten vor den Mahlzeiten einen halben Teelöffel Basenpulver in einem gro-
ßen Glas Wasser ein. Das vermindert das Hungergefühl und sorgt gleichzeitig für
Entsäuerung und Entschlackung.

Überlastungssyndrome

Sie treten bei einer einseitigen Überbeanspruchung von Muskeln und Gelenken
auf. Ein markantes Beispiel dafür ist der so genannte Tennisarm.

Weil mit der Überlastung immer auch eine lokale Übersäuerung des Gewebes
eintritt, beschleunigt eine Entsäuerung den Heilungsprozess erheblich. Manchmal reicht in diesen Fällen auch schon eine Umstellung auf basische Ernährung
sowie der Verzicht auf säuernde Genussmittel wie Kaffee und Alkohol.

Verstopfung

Chronische Verstopfung ist nicht nur sehr unangenehm, sondern oft auch die Ursache für weitere Gesundheitsstörungen und sogar Krankheiten, die ihre Wurzeln in einem nachhaltig gestörten, ja vergifteten Darmmilieu haben. Ausgelöst wird diese Verdauungsstörung sehr oft durch eine Übersäuerung, welche die Darmflora gründlich in Unordnung bringt und den Darm schlaff und träge werden lässt.

Wer nun auf Abführmittel setzt, um eine solche übersäuerungsbedingte Verstopfung zu kurieren, wird nicht nur erfolglos bleiben, er kann die Situation sogar noch verschlimmern. Wirklich helfen kann nur eine konsequente Entsäuerungstherapie, am besten verbunden mit einer gründlichen Darmsanierung. Das kann etwas länger dauern, führt aber mit großer Sicherheit zum dauernden Erfolg.

Wechseljahrebeschwerden

Wenn man davon ausgeht, dass die Frau mit der monatlichen Regelblutung einen großen Teil der im Organismus gespeicherten Säuren und sauren Schlacken ausscheidet (→ prämenstruelles Syndrom), dann führt die Umstellung während der Wechseljahre unter Umständen auch zu einem Übersäuerungsproblem, weil diese Ausscheidungsmöglichkeit schließlich entfällt. Die jetzt häufiger auftretenden Hitzewallungen und Schweißausbrüche sind als Versuche des Organismus zu verstehen, die Säuren zu »verbrennen« oder sie verstärkt über die Haut auszuscheiden.

Jede Frau sollte diese Übersäuerungssignale sehr ernst nehmen und gegebenenfalls entsprechende Entsäuerungsmaßnahmen ergreifen. Sonst kann es geschehen, dass die Pufferkapazität des Organismus bald derart überlastet ist, dass auf innere Mineraliendepots – beispielsweise die Knochen – zurückgegriffen werden muss, was letztendlich zu einer → Osteoporose führen kann.

Zellulitis

Die unschöne Orangenhaut an Hüften, Po und Oberschenkeln ist ein leidiges Problem, das viele Frauen – auch viele meiner Patientinnen – arg belastet. Die meisten erwarten Hilfe von außen, die ihnen ja von zahlreichen Kosmetikprodukten immer wieder versprochen wird. Doch damit werden bestenfalls kurzlebige, oberflächliche, eben kosmetische Effekte erreicht, denn die Ursachen sind innerlich und müssen deshalb auch von innen angegangen werden.

Zum einen verfügen Frauen im kritischen Bereich über ein ganz spezielles Unterhaut-Fettgewebe mit besonders großen Fettzellen, die – gesteuert durch weibliche Sexualhormone – überschüssiges Fett aus der Nahrung geradezu begierig aufnehmen. (Das ist einer der Hauptgründe, warum Männer von Zellulitis verschont bleiben.) Zum anderen lässt die Übersäuerung des Bindegewebes die Unterhaut in diesen Bereichen geradezu aufquellen. Diese beiden Ursachen – Fettüberschuss und Übersäuerung – bedingen dann das unschöne Gesamtbild. Hilfe – wenn auch nicht über Nacht – bringt eine Kombination von Maßnahmen, die das Übergewicht abbauen, die Durchblutung anregen (beispielsweise Massa-

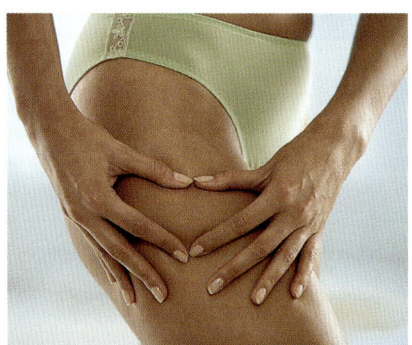

Zellulitis, Fettüberschuss und Übersäuerung führen zu der hässlichen Orangenhaut, vor der sich viele Frauen fürchten.

gen oder Lymphdrainage) und vor allem die Übersäuerung beseitigen. Zellulitis kann auch infolge von Übersäuerung durch sehr starke körperliche Belastung, z.B. bei Leistungssportlerinnen, hervorgerufen werden. Wenn Sie aktiv Sport treiben, sollten Sie nach Training oder Wettkampf Basen zuführen – entweder als Basenpulver oder in Form eines basischen Bades.

Zwölffingerdarmgeschwür

Die Schleimhaut, die die Wand des Zwölffingerdarms schützt, ist besonders häufig Säureattacken ausgesetzt – liegt dieser erste Darmabschnitt doch unmittelbar hinter dem Magen, in dem zum Teil extrem saure Verhältnisse herrschen. In einem gesunden Organismus sorgen Leber und Bauchspeicheldrüse dafür, dass der saure Nahrungsbrei, der aus dem Magen in den Zwölffingerdarm gelangt, mit basischem Natriumbikarbonat derart abgepuffert wird, dass ein basisches Milieu erreicht und aufrechterhalten wird. Steht nun in einem übersäuerten Organismus zu wenig Puffersubstanz für diese Aufgabe zur Verfügung, kann die aggressive Magensäure in den Zwölffingerdarm eindringen und die empfindlichen Schleimhäute angreifen. Es kommt zunächst zu einer Entzündung, und daraus kann sich schließlich auch ein Geschwür entwickeln.

Die Schulmedizin hält für solche Fälle so genannte Säurehemmer bereit, die zwar die Symptome, nicht aber die eigentlichen Ursachen angehen. Nur eine konsequente Entsäuerungstherapie kann die richtigen Voraussetzungen für eine grundsätzliche Heilung schaffen.

Weitere Anzeichen für Übersäuerung

Im Bereich des Bewegungsapparates

Wer öfter über geschwollene Beine und belastungsunabhängige Kreuzschmerzen klagt, leidet möglicherweise an einer fortgeschrittenen Gewebeübersäuerung.

Bei Haut und Nägeln

Trockene Haut sowie brüchige oder aufgewölbte Finger- und Fußnägel sind Hinweise auf eine mögliche Entgleisung des Säure-Basen-Gleichgewichts im Organismus.

Im Magen-Darm-Bereich

Häufige Magenschmerzen, starke Blähungen, Völlegefühl sowie übel riechende Stühle weisen sehr deutlich auf eine Übersäuerung hin.

Im Gesamtbefinden

Wer unter ständiger Nervosität, sexueller Unlust bzw. mangelnder sexueller Potenz leidet, kann davon ausgehen, dass seine Säure-Basen-Balance gestört ist.

Die Säure-Basen-Gleichgewichte im Organismus

Die nachfolgende Übersicht gibt die physiologischen, d.h. normalen pH-Bereiche für verschiedene Körperregionen an. Man erkennt deutlich, wie eng die Grenzen in vielen Fällen sind und was die Puffersysteme zu leisten haben, wenn immer mehr Säuren von außen zugeführt werden.

Organ/Sekret	pH-Wert
Dickdarm (Kolon)	7,9–8,0
Bauchspeicheldrüse (Pankreas)	7,8–8,0
Mastdarm (Rektum)	7,75–7,85
Hinterer Dünndarm (Ileum)	7,55–7,65
Blut- und Gewebsflüssigkeit	7,35–7,45
Bindehaut (Conjunktiva)	7,3–8,0
Rückenmarksflüssigkeit (Liquor cerebralis)	7,3–7,4
Galle	6,95–7,05
Mittlerer Dünndarm (Jejunum)	6,3–7,3
Mundhöhle	6,2–7,2
Intrazelluläre Flüssigkeit (Muskel)	6,1–6,9
Zwölffingerdarm (Duodenum)	4,8–8,2
Urin	4,8–8,0
Schweiß	4,0–6,8
Scheidenflüssigkeit	3,4–4,2
Magen (Ventriculus)	1,2–3,0

(Werte nach Worlitschek, Die Praxis des Säure-Basen-Haushalts)

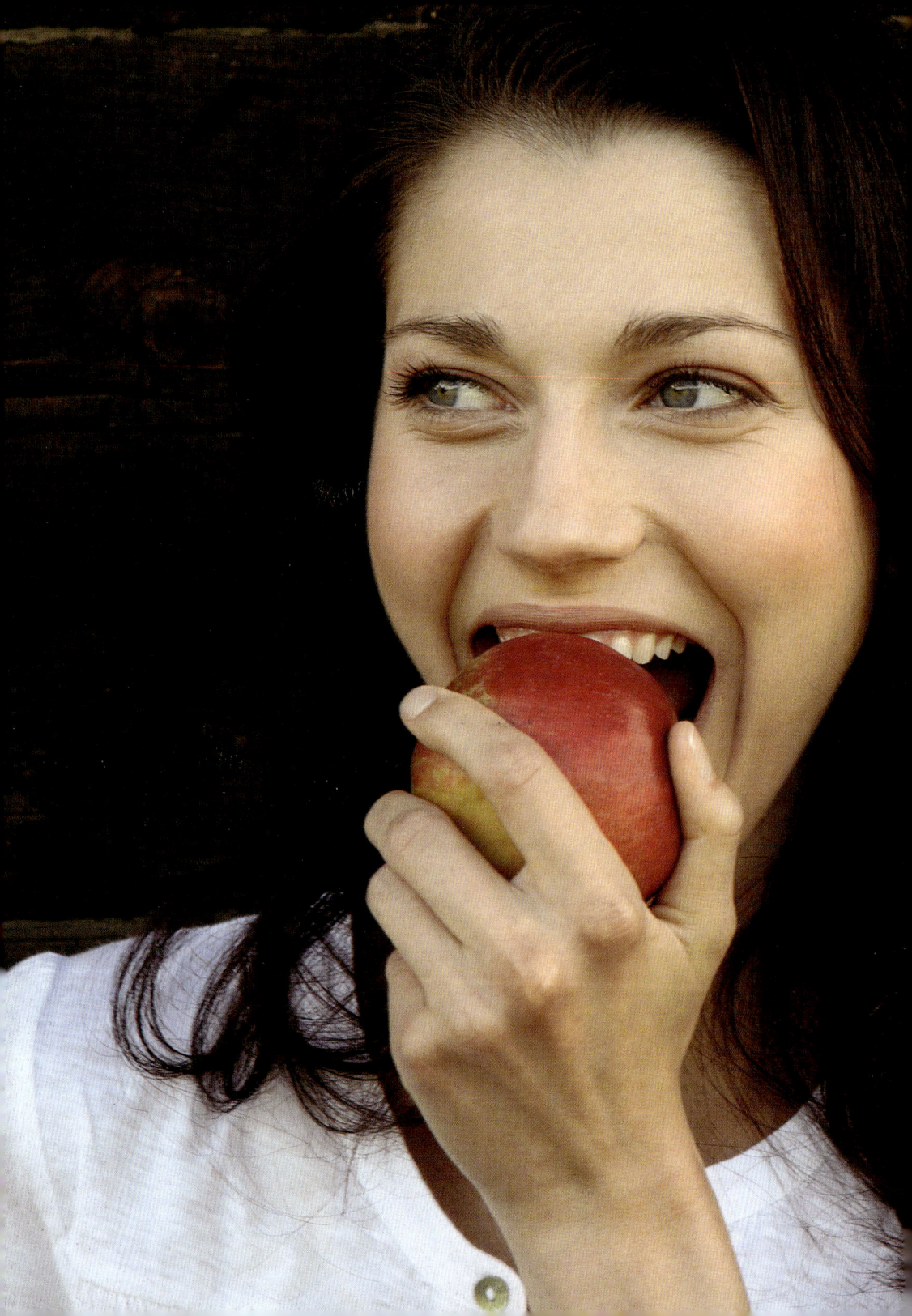

Übersäuerung – Diagnose und Abhilfe

Wie kann ich erkennen, ob ich übersäuert bin? Welche Symptome weisen darauf hin? Das muss sich jeder fragen, der vermutet, übersäuert zu sein, und mit einer Entsäuerungstherapie beginnen will. Neben den allgemeinen Krankheitszeichen gibt es eine Reihe von Tests und Messverfahren, die sowohl über das Ausmaß der Übersäuerung als auch über den Fortschritt einer Entsäuerung Auskunft geben.

Eine Bilanz und ihre Konsequenzen

Obwohl ich Tag für Tag mit Menschen zu tun habe, denen ich dabei helfe, ihre Übersäuerung und deren Folgen zu überwinden, war ich regelrecht erschrocken, als ich den Katalog der Übersäuerungskrankheiten zusammengestellt hatte. Die Vielzahl der Krankheitsbilder beeindruckt auch mich!

Noch einmal kurz und ganz allgemein dargestellt, bewirkt die Übersäuerung des Organismus also Folgendes:

● Sie bringt unseren Stoffwechsel aus dem Gleichgewicht. Das führt zu Störungen und Erkrankungen im Bereich der Verdauungs- und Ausscheidungsorgane, also von Magen, Darm, Bauchspeicheldrüse, Leber und Nieren.

● Sie entzieht den Körperorganen wichtige basische Mineralien. Die Folge sind Mangelerscheinungen u.a. im Bereich des Knochengerüsts, der Zähne und der Haare, die zur Schwächung und zur Funktionseinschränkung in den betroffenen Bereichen führen.

● Sie beeinträchtigt die Durchblutung unseres Körpers und behindert dadurch die Versorgung der Körperzellen sowie der Gewebe mit lebenswichtigem Sauerstoff und Nährstoffen. Gefährliche Krankheitserscheinungen, wie beispielsweise Herzinfarkt oder Schlaganfall, können dadurch mit verursacht werden.

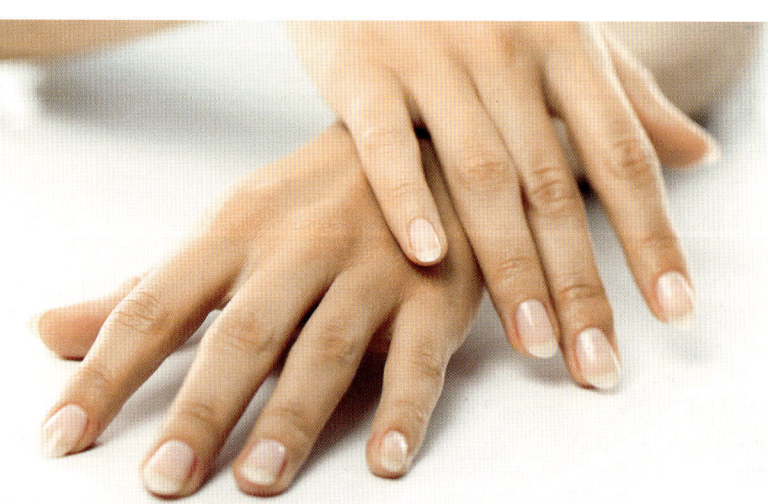

Die wichtigsten Mineralien der Knochen sind Kalzium, Magnesium und Phosphor. Schwefel ist für unsere Nägel unverzichtbar.

- Sie ist verantwortlich für die Ablagerung von Schlacken im Bindegewebe, in den Muskeln und Gelenken. Auch das erschwert die Durchblutung und Versorgung der Zellen, Gewebe und Organe, beeinträchtigt die Nerventätigkeit, schränkt die Beweglichkeit ein und verursacht oft heftige Schmerzen wie Neuralgien, Kopfweh und Migräne.
- Sie bringt das vegetative Nervensystem aus dem Gleichgewicht, indem sie verstärkt den Sympathikus aktiviert, jenen Teil des Vegetativums, der für Erregung und Anspannung, aber auch für Erschöpfung, Leistungsabfall und eine insgesamt negative Stimmungslage sorgt.
- Sie schwächt das Immunsystem und lässt uns anfälliger für vielfältige Infektionen und Entzündungen werden, die den Körper schwächen und seine Regenerierungsfähigkeit deutlich vermindern.
- Sie behindert die Stoffwechsel- und Austauschvorgänge in den Körperzellen. Die Zellen altern rascher, sterben vorzeitig ab und können sich nicht genügend erneuern. Einzelne Zellen können »entarten« und sich zu bösartigen Tumoren zusammenschließen.
- Sie führt zu Säureschäden, vor allem auf der Haut – zu Entzündungen, Ekzemen, Pilzerkrankungen sowie unangenehmen Körperausdünstungen und vorzeitiger Alterung der Haut.

Die entscheidenden Fragen für eine Eigendiagnose

Man kann, ja man muss sogar davon ausgehen, dass heutzutage bei acht von zehn erwachsenen Menschen hierzulande die Säure-Basen-Balance aus dem Gleichgewicht geraten ist.

Die meisten von ihnen – vor allem die jüngeren – werden es wohl noch mit einer latenten Übersäuerung zu tun haben, deren Auswirkungen sie oft nur indirekt spüren. Andere, und hier sind es vor allem die Älteren unter uns, sind bereits chronisch übersäuert und tragen außerdem noch eine von Jahr zu Jahr wachsende Schlackenlast mit sich herum. Sie sind es auch, die meist schon ganz direkt unter den Folgen der Übersäuerung leiden.

Jeder, der das Grundlegende über Ursachen, Folgen und Symptome eines gestörten Säure-Basen-Gleichgewichts kennt, sollte also einmal so etwas wie eine ganz persönliche »Inventur« machen und sich ernsthaft fragen, ob und in welchem Ausmaß er selbst von einer Übersäuerung betroffen ist.

Und der nächste Schritt ist dann natürlich, dass er seinen ganz individuellen Weg aus der Säurefalle findet.

Die wichtigsten Symptome

**Starker Nacht-
schweiß kann auch
ein Symptom für
andere Erkrankungen
sein – z. B. Bronchitis
oder Lungenentzün-
dung. Also vom Arzt
abklären lassen!**

Dabei behilflich ist zunächst einmal die Frage nach folgenden »Leitsymptomen«:

1. Nehmen Sie leicht an Gewicht zu?
2. Fühlen Sie sich häufig unkonzentriert und erschöpft?
3. Können Sie nur schwer einschlafen, erwachen Sie nachts häufig, und fühlen Sie sich morgens oft wie gerädert?
4. Spüren Sie häufig Stimmungsschwankungen, oder leiden Sie oft sogar unter Depressionen?
5. Haben Sie Verdauungsprobleme, leiden Sie z.B. an Verstopfung, starken Blähungen, häufigem Durchfall oder Sodbrennen?
6. Leiden Sie häufig unter Rücken- oder Gelenkschmerzen?
7. Ist Ihre Haut schlaff, faltig, fahl, oder hat sie eine ungesunde Farbe?
8. Geht Ihrem Haar zunehmend Fülle, Elastizität und Glanz verloren, und sind Ihre Nägel matt, rissig oder spröde?
9. Schwitzen Sie oft – auch des Nachts – stark, und ist Ihre Körperausdünstung unangenehm?
10. Fühlen Sie sich nicht mehr richtig gesund und vital?

Meine Erfahrungen und die von vielen naturheilkundlich orientierten Ärzten besagen, dass Sie wahrscheinlich ein Übersäuerungsproblem haben, wenn Sie mehr als eine Frage mit Ja beantwortet haben. Leiden Sie dazu noch an einer (oder mehreren) der im vorangegangenen Kapitel genannten chronischen Krankheiten, dann dürfte Ihre Übersäuerung sogar chronisch sein.

Der Urintest

Der Urintest mit einem Indikatorstreifen oder -stick zeigt an, ob und – wenigstens schätzungsweise – wie viel Säuren über die Nieren ausgeschieden werden. Er kann als etwaiges Maß dafür genommen werden, wie hoch der Säureüberschuss im Organismus tatsächlich ist.

Führt man die Urinmessungen allerdings mehrmals am Tag und dann noch über einen längeren Zeitraum durch, kann man schon ein eindeutigeres Bild erhalten. Wenn Sie solche Messungen durchführen wollen, um den Symptomtest (siehe oben) zu unterstützen, sollten Sie folgendermaßen verfahren:

1. Messen Sie an Tagen, an denen Sie regelmäßig essen.
2. Messen Sie an zehn aufeinander folgenden Tagen im Mittelstrahl.

3. Messen Sie zum ersten Mal morgens vor dem Frühstück, zum zweiten Mal ca. eine Stunde nach dem Frühstück, zum dritten Mal kurz vor dem Mittagessen, zum vierten Mal ca. eine Stunde nach dem Mittagessen, zum fünften Mal vor dem Zubettgehen.

Tragen Sie die gemessenen pH-Werte in eine Grafik wie die untere ein.

Wenn die Messwerte M1 und M3 im sauren, der Wert M2 etwa im neutralen sowie die Werte M4 und M5 im basischen Bereich liegen, ist das beruhigend. Dann sind Sie nicht oder nur wenig übersäuert und haben beste Chancen, Ihr Säure-Basen-Gleichgewicht stabil zu halten.

Sind dagegen die Werte M4 und M5 ebenfalls im sauren Bereich oder bestenfalls neutral und rutscht M2 auch in den sauren Bereich ab, stehen alle Zeichen auf Übersäuerung. Zögern Sie dann nicht, etwas dagegen zu unternehmen.

Man kann die Messergebnisse auch in Form einer Tageskurve darstellen. Dann ergibt sich eine Kurve, wie auf der vorhergehenden Seite dargestellt:

Die deutlich gezackte blaue Kurve zeigt den normalen Verlauf der Säureausscheidung und der so genannten Basenfluten.

Die wesentlich flacher verlaufende rote Kurve beschreibt den Zustand einer deutlichen Übersäuerung.

Der erste Morgenurin wird und soll in aller Regel eine saure Reaktion anzeigen, weil die Nieren ihre normale Entgiftungs- und Entsäuerungsarbeit während der Nacht erledigen. Sollte es vorkommen, dass der Morgenurin basisch reagiert und möglicherweise nach Azeton riecht, kann eine ernsthafte Störung vorliegen, die ärztlicher Behandlung bedarf.

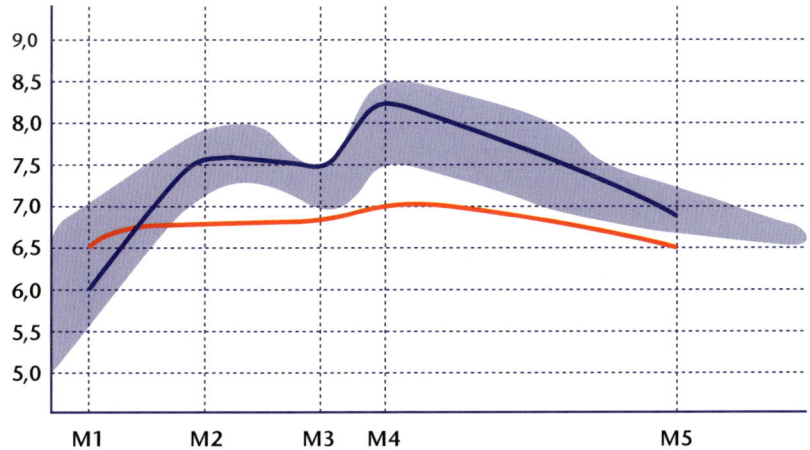

Selbsttest mit Indikatorstreifen

Um die Messergebnisse zu verbessern und die Aussagekraft des Tests zu erhöhen, beachten Sie bitte folgende Hinweise:

1. Verwenden Sie Indikatorpapier, das den pH-Bereich zwischen 5 und 8 erfasst und eindeutige Farbunterschiede anzeigt. Lassen Sie sich dazu von Ihrem Apotheker beraten.

2. Essen Sie an den Testtagen normal, aber etwa zu den angegebenen Zeiten. Essen Sie nicht mehr als dreimal am Tag.

3. Bringen Sie das Indikatorpapier nur kurz mit dem zu messenden Urin in Berührung, und lesen Sie das Ergebnis auch sofort nach der Messung ab, um die Messwerte durch Umwelteinflüsse nicht zu verfälschen.

4. Sollten Sie Probleme mit der Interpretation der Messung haben, wenden Sie sich vertrauensvoll an Ihren naturheilkundlichen Arzt oder Heilpraktiker.

Der Speicheltest

Dieser Test lässt sich sehr schnell und leicht durchführen, hat aber leider nur beschränkte Aussagekraft. Auch dazu verwendet man den Indikatorstreifen, den man – am besten kurz vor den Mahlzeiten – mit einem Speicheltropfen benetzt. Im Normalfall wird der Speichel leicht sauer reagieren (pH 6,8) – und im Übersäuerungsfall wird der pH-Wert unter 6,4 liegen. Auch hier sind mehrere Messungen unter möglichst identischen Bedingungen erforderlich, wenn Sie einigermaßen aussagekräftige Ergebnisse erhalten wollen.

Der Säuregriff

Es gibt zwei Körperbereiche, bei denen Sie praktisch mit einem ganz einfachen Griff testen können, ob bei Ihnen Anzeichen einer Übersäuerung vorliegen.

1. Fassen Sie mit einer Hand den Muskelstrang, der seitlich vom Hals zum äußeren Schlüsselbein führt, und greifen Sie dabei kräftig zu. Ist der Muskel hart? Schmerzt der Griff, sind die Muskeln durch Übersäuerung verquollen und verhärtet?

2. Greifen Sie mit Daumen und Zeigefinger eine Hautfalte am so genannten Jochbein, dem Bereich unterhalb und seitlich des Auges. Wenn Sie den Eindruck

haben, dass das Gewebe in diesem Bereich entweder sehr prall (fest) oder aber schlaff und wenig elastisch ist, kann eine Übersäuerung die Ursache sein.

Diagnose beim Heilpraktiker

Wenn Sie bei der Wahrnehmung und Bewertung der Körpersignale nicht sicher sind, ob eine Übersäuerung vorliegt, und auch der Urintest nicht eindeutig ausfällt, können Sie beim Heilpraktiker oder einem Arzt für Naturheilverfahren eine Diagnose stellen lassen.

Neben kinesiologischen Tests und der Auswertung von Kirlian-Fotografien, die ich zur Diagnose einer Übersäuerung heranziehe, steht mir auch die so genannte Humoraldiagnostik zur Verfügung. Dabei untersuche ich Färbung und Tonus der Haut, den Zustand der Haare und Nägel, die Beschaffenheit der Lederhaut und der Tränenkanäle des Auges, die Form der Lippen sowie Farbe und Beschaffenheit der Zunge. Zudem interpretiere ich Mund- und Körpergeruch des Patienten.

Mein Rat

Das sind die wichtigsten Kriterien für eine Übersäuerung:

Haut spröde, rissig, rau, fleckig, schlaff, faltig

Haare matt, glanzlos, strähnig, dünn, kraftlos

Nägel längs verdickt; zersplittern und reißen leicht ein

Augen bräunliche »Säureflecken«, Rotverfärbung, Verkrustung

Mund Lippen schmal, dunkel gefärbt; Mundwinkel durchhängend

Zunge belegt, teilweise hochrot mit Einrissen und Zerklüftungen

Mundgeruch weist unter Umständen auf Störungen im Verdauungstrakt hin

Körpergeruch zeigt verstärkte Säureausscheidungen über die Haut an.

Wege aus der Säurefalle

Wenn Sie übersäuert sind, wenn Sie die Symptome verspüren oder gar an der einen oder anderen durch Übersäuerung verursachten Krankheit leiden, dann gibt es nur ein Ziel: Raus aus der Säurefalle! Erfahrungsgemäß hilft es nämlich gar nichts, wenn Sie versuchen, lediglich einzelne Symptome zu kurieren. Wirklich gesund und lebensfroh werden Sie nur, wenn Sie zuallererst Ihr Säure-Basen-Gleichgewicht wieder in Ordnung bringen. Und zwar in allen Bereichen – in den Organen, den Körperflüssigkeiten, den Geweben und vor allem in den Körperzellen. Wie das gelingt und wie lange das dauert, hängt natürlich ganz entscheidend davon ab, wie stark und wie lange Ihr Organismus schon den Säurefluten ausgesetzt ist.

Regulierung der Säurezufuhr

Die Säurezufuhr zu regulieren sollte immer der erste Schritt sein und von nun an auch zur festen Lebensgewohnheit werden. Sorgen Sie mit einer ausgewogenen Ernährung und durch ein vernünftiges Essverhalten dafür, dass Ihre Kost überwiegend basische Bestandteile (etwa zwei Drittel) enthält und die Nahrung gut eingespeichelt und richtig verdaut wird. Hinweise auf entsprechende Nahrungsmitteleigenschaften wurden bereits in früheren Kapiteln gegeben; eine umfassende Orientierungstabelle finden Sie auf den Innenklappen des Buchumschlags.
Wenn Sie noch mehr tun wollen, meiden Sie, wann immer es geht, die besonders stark sauren Nahrungs- und Genussmittel wie Fleisch, tierische Fette, raffinierte/ausgemahlene Getreideprodukte, Süßigkeiten, zuckerhaltige Getränke, Kaffee, Schwarztee sowie vor allem Alkohol und Nikotin.

Nichts übertreiben!
Beachten Sie dabei aber stets, dass Ihre Nahrung auf Dauer nicht zu einseitig werden darf, weil Ihr Körper für seine gesunde Funktion alle Hauptnährstoffe – also Eiweiße, Fette, Kohlenhydrate –, aber auch Vitamine, Mineralstoffe und Spurenelemente in einem ausgewogenen Verhältnis benötigt. Es hat keinen Sinn, ausschließlich das Säure-Basen-Gleichgewicht zu beachten und dabei auf eine Ernährungsstörung zuzusteuern.
Bedeutend besser ist es, nach Möglichkeit von den »notwendigen Übeln« die geringsten zu wählen – also beispielsweise tierische Eiweiße und Fette weitgehend durch pflanzliche zu ersetzen, Weißmehl durch Vollkornprodukte usw.

Wenn Sie Ihre Ernährung auf diese Weise umstellen, haben Sie bereits etwas, aber längst nicht alles erreicht. Zwar führen Sie Ihrem Körper jetzt nur noch so viel Säuren zu, wie er benötigt und verkraften kann, aber damit haben Sie noch kein Milligramm des Säureüberschusses, der Übersäuerung abgebaut. Dazu braucht es weit mehr.

Aktivierung der Säureausscheidung

Einer der Faktoren, die zu einer harmonischen Säure-Basen-Balance beitragen, ist die geregelte Ausscheidung der im Organismus gebildeten und deponierten Säuren bzw. ihrer Salze. Und wenn es damit hapert, was nicht selten der Fall ist, kann auch eine erhöhte Basenzufuhr nicht viel ausrichten.

Gut verdaut ist halb entsäuert!
Dieses Motto wirkt zwar etwas reißerisch, trifft aber den Punkt. Wenn die Organe des Verdauungstrakts – also Magen, Bauchspeicheldrüse, Leber und Darm – gut funktionieren und optimal zusammenwirken, bestehen gute Voraussetzungen, dass Säuren und andere Giftstoffe abgebaut und über den Darm ausgeschieden werden. Sind diese Organe aber selbst übersäuert, kann das Ganze leicht umkippen. Säuren und andere Schadstoffe werden dann nicht ausgeschieden, sondern gelangen über das Blut in den Organismus und bringen das Säure-Basen-Gleichgewicht noch mehr aus dem Takt.
Dem Darm gebührt dabei besondere Aufmerksamkeit und Pflege. Achten Sie deshalb auf ausgewogene Kost, die den Darm nicht über-, aber auch nicht unterfordert. Essen Sie kleinere Portionen, essen Sie langsam, kauen Sie gründlich, und essen Sie vor allem nicht zu spät abends, denn es heißt: Der Darm geht mit den Hühnern zu Bett. Großmutters Weisheit, dass man frühstücken soll wie ein König, zu Mittag essen wie ein Bürger, am Abend aber wie ein Bettelmann, trifft noch immer zu.

Besondere Darmpflege
Ihr Darm dankt es Ihnen, wenn Sie hin und wieder etwas Besonderes für seine Reinigung und Pflege tun. Das kann eine unter sachkundiger Anleitung durchgeführte Fastenkur im Frühjahr sein. Aber auch ein Fasttag im Monat reicht aus, um den Darm gründlich zu reinigen.
Ich empfehle – und wende sie auch bei mir an – eine Darmreinigung und -sanierung mittels der Kolon-Hydro-Therapie (siehe Seite 192). Aber auch Einläufe und Darmspülungen, die Sie selbst zu Hause durchführen können, sind eine gute Hilfe, um den Darm intakt zu halten. Fragen Sie Ihren Heilpraktiker, Arzt oder Apotheker.

Übrigens: Teetrinker brauchen nicht unbedingt auf ihren aromatischen »Schwarzen« zu verzichten, wenn sie den Tee länger als fünf Minuten ziehen lassen. Dann ist die Säurewirkung nur noch ganz gering.

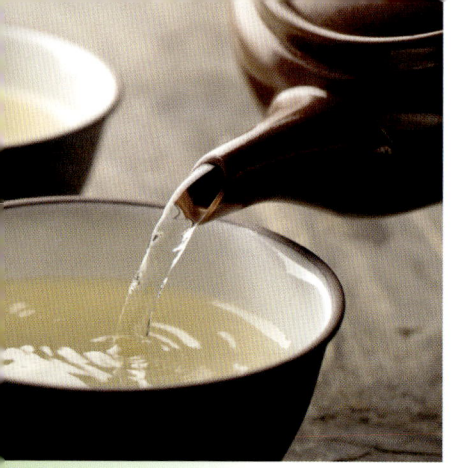

Energie für die Nieren

Die Nieren spielen eine bedeutende Rolle bei der Ausscheidung von Säuren und Salzen. Ihre Aktivität können wir auf natürliche Weise anregen und verstärken.

Dabei helfen Tees, Aufgüsse und Tinkturen verschiedener Heilpflanzen, wie beispielsweise Löwenzahn, Artischocke, Brennnessel, Schwarze Johannisbeere (Blätter), Bärentraube, Habichtskraut. Drei empfehlenswerte Teerezepte finden Sie in der Tipp-Box.

Naturheiler früherer Zeiten empfahlen, die kleine monatliche Fastenkur auf die Tage vor Neumond zu legen, weil dann die Entgiftungsbereitschaft des Körpers besonders hoch sein soll.

Und was ganz wichtig ist: Trinken Sie reichlich – mindestens zwei Liter Wasser (abgekochtes Leitungswasser oder stilles Mineralwasser) sollten es am Tag schon sein. Die Flüssigkeit regt die Nierentätigkeit an, löst und verdünnt die Säuren und beschleunigt so den Transport und die Ausscheidung.

Dazu noch ein Tipp: Trinken Sie nicht unbedingt während der Mahlzeiten – das verdünnt den Nahrungsbrei zu sehr –, sondern besser davor. Das schmälert nicht den Appetit, verringert aber das Hungergefühl. Ein Gewinn – auch für die schlanke Linie!

Mehr Luft, weniger Säure

Auch dieser Zusammenhang ist bekannt: Umso mehr Sauerstoff wir einatmen,

---

Tipp

Teemischungen nach Fischer-Reska

Nieren-Blasen-Tee: Jeweils 20 Gramm Birkenblätter, Goldrutenkraut, Lindenblüten, Orthosiphonblätter und Schachtelhalm. 2 Teelöffel der Mischung mit einer Tasse kochendem Wasser aufgießen. 10 Minuten ziehen lassen. Dreimal am Tag eine Tasse davon trinken, um die Nierentätigkeit anzuregen.

Rheumatee: Jeweils 20 Gramm Berberitzenrinde, Bittersüßstängel, Brennnesselblätter, Löwenzahn und Seifenkraut. 2 Teelöffel der Mischung mit einer Tasse kochendem Wasser aufgießen. 10 Minuten ziehen lassen. Dreimal am Tag eine Tasse davon trinken, um die Entschlackung anzuregen.

Lungentee: Jeweils 20 Gramm Ehrenpreiskraut, Hagebutten, Lungenkraut, Ringelblumen, Spitzwegerichkraut. 2 Teelöffel der Mischung mit einer Tasse kochendem Wasser aufgießen. 10 Minuten ziehen lassen. Dreimal am Tag eine Tasse davon trinken, um die Lungentätigkeit anzuregen.

desto mehr Säuren und saure Schlacken werden in den Zellen und Geweben verbrannt und können ausgeschieden werden. Unsere heutige Lebensweise – meist sitzende Beschäftigung in geschlossenen Räumen, zu wenig körperliche Anstrengung und oft auch ein allzu passives Freizeitverhalten – lässt die Atmung erlahmen.

Tun Sie etwas dagegen! Gehen Sie öfter zu Fuß, oder nehmen Sie das Fahrrad, anstatt sich ins Auto zu setzen. Steigen Sie Treppen, anstatt den Aufzug zu benutzen. Gehen Sie an der frischen Luft spazieren, anstatt jeden Feierabend vor dem Fernseher zu verbringen! Wenn Sie Ihrem Körper mehr Leistung abverlangen, wird er ganz automatisch mehr Sauerstoff aufnehmen, den Blutkreislauf in Schwung bringen und dadurch Zellen, Gewebe und Organe besser mit Sauerstoff und anderen Nährstoffen versorgen, den Stoffwechsel aktivieren und schließlich auch die sauren Stoffwechselprodukte rascher und gründlicher entsorgen.

Dabei sollte »Mäßig, aber regelmäßig« die Devise sein. Es nützt der Säure-Basen-Bilanz wenig, wenn Sie sich ein- bis dreimal in der Woche je eine halbe Stunde Hochleistungstraining verordnen, bei dem Sie sich möglicherweise noch in den anaeroben Bereich begeben und so die Übersäuerung noch verstärken.

Viel besser ist es, moderat, aber kontinuierlich körperlich aktiv zu sein, damit Atmung und Stoffwechsel auf Dauer in Schwung bleiben. Der allabendliche Spaziergang – oder noch besser das Walking – für eine Stunde im Park oder Wald wäre die ideale Lösung, die Sie anstreben sollten.

Wenn Sie einmal – beispielsweise bei sportlicher Anstrengung – aus der Puste geraten sind, hilft Ihnen ein kleiner Trick, schnell wieder zu einem ruhigen, leichten Atemrhythmus zurückzufinden: Halten Sie für etwa fünf Sekunden die Luft an, und atmen Sie dann normal durch die Nase weiter.

Auch Atmen will gelernt sein

In Bezug auf das Säure-Basen-Gleichgewicht hat die Atmung aber noch eine andere wichtige Aufgabe, nämlich die Ausscheidung der Kohlensäure, die wir als Kohlendioxid (CO_2) ausatmen. Es liegt auf der Hand, dass die Effektivität des Ein- und des Ausatmens ganz entscheidend dafür ist, wie gut diese Ausscheidungsfunktion erfüllt wird.

Bei einer durchschnittlichen Atemfrequenz von etwa 20 Atemzügen pro Minute atmen wir am Tag rund 30.000 Mal ein und aus. Im Jahr sind das insgesamt rund 11 Millionen Atemzüge – und möglicherweise auch 11 Millionen verschenkte Möglichkeiten, die Säure-Basen-Balance wirkungsvoll zu verbessern.

Drei Fehler werden immer wieder gemacht:

1. Es wird zu häufig durch den Mund geatmet, besonders bei körperlicher Anstrengung, aber auch bei Stress und anderer seelischer Belastung oder Erregung. Das ist für eine Stabilisierung des Säure-Basen-Gleichgewichts aber nicht effektiv. Achten Sie einmal darauf, und versuchen Sie bewusst, immer durch die Nase ein- und auch auszuatmen.

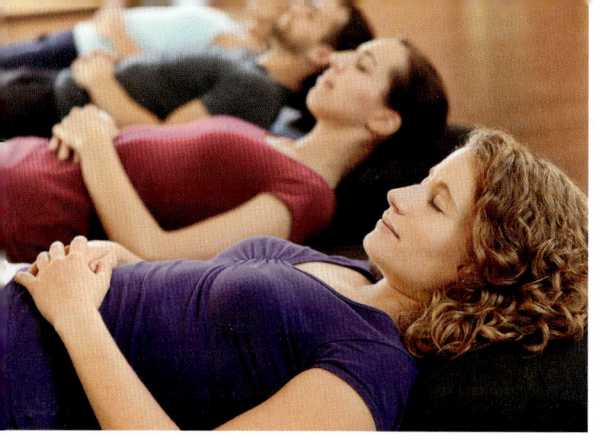

2. Viele Menschen atmen zu tief, nicht selten kommt es schon bei geringer Belastung zur Hyperventilation. Dabei wird zwar reichlich Sauerstoff aufgenommen, aber nur (zu) wenig Kohlendioxid ausgeschieden. Versuchen Sie, leichter und fließender zu atmen! Passen Sie Ihre Atmung den Bewegungen Ihres Körpers an!

Frau Dr. May-Ropers (siehe Literaturverzeichnis auf Seite 210) empfiehlt dazu folgende kleine Übung: Atmen Sie ganz leicht ein, denken Sie dabei an Wellen, die sanft den Strand berühren. Der Brustkorb soll sich kaum bewegen. Dadurch erhöht sich kurzzeitig der CO_2-Spiegel im Blut. Nach etwa einer Minute atmen Sie normal weiter – Ihre Atmung ist jetzt viel leichter und effektiver.

3. Oft wird beim Atmen nur der Brustkorb bewegt, die ganz ursprüngliche und natürliche Bauchatmung dagegen vernachlässigt. Betrachten Sie einmal ein schlafendes Baby. Beim Einatmen wölbt sich der kleine Bauch vor, während er

Frau Dr. May-Ropers (siehe Literaturverzeichnis auf Seite 210)

Info

Mit dem Bauch atmen

Legen Sie sich auf den Rücken. Die Hände ruhen unterhalb des Nabels auf dem Bauch, und zwar so, dass dabei die Daumen beiderseits des Bauchnabels, die kleinen Finger etwa in der Leistenbeuge zu liegen kommen.

Atmen Sie deutlich aus, und erspüren Sie mit den Händen, wie Ihre Bauchdecke sich nach unten senkt. Vermeiden Sie dabei jegliche Anspannung.

Jetzt atmen Sie bewusst ruhig ein. Ihre Hände spüren, wie sich der Bauch deutlich nach oben wölbt. Auch dabei nicht pressen!

Spüren Sie so für 10 bis 15 Minuten dem natürlichen Atem- und Bewegungsrhythmus nach, bis er sich ganz von selbst einstellt, ohne dass Sie ihm besondere Aufmerksamkeit schenken müssen.

Mit dieser Übung, die Sie am besten täglich vor dem Einschlafen durchführen, erreichen Sie nicht nur eine bessere Säureausscheidung über die Lunge. Sie werden dadurch auch eine tiefe, erholsame Entspannung erlangen, die Sie schneller und leichter ins Reich der Träume hinübergleiten lässt.

beim Ausatmen geradezu einfällt. Wir sollten zu dieser natürlichen Atmung zurückfinden, weil dadurch nicht nur die Lunge besser durchlüftet und die CO_2-Ausscheidung verbessert wird, sondern auch die Darmbewegung unterstützt wird.

Säure aus allen Poren

Unsere Haut ist als »zweite Niere« an der Säureausscheidung nicht unwesentlich beteiligt. Wenn wir schwitzen, werden auch saure Schlacken und andere Giftstoffe ausgeschwemmt. Am besten ist es natürlich, wenn wir bei körperlicher Anstrengung ins Schwitzen geraten. Denn dann wird zugleich auch der Blutkreislauf beschleunigt, so dass in der Tiefe der Gewebe deponierte Säuren gelöst und zur Ausscheidung gebracht werden. Es hilft also Ihrem Säure-Basen-Gleichgewicht, wenn Sie öfter mal ins Schwitzen kommen. Achten Sie aber darauf, es mit der körperlichen Aktivität nicht zu übertreiben. Sie wissen ja sicher: Bei Überanstrengung droht anaerober Stoffwechsel und damit zunehmende Übersäuerung.

Wer sich nicht sportlich betätigen kann oder will, dem bieten sich auch andere Möglichkeiten, Schweiß zu produzieren und so die Säureausscheidung über die Haut zu aktivieren.

Da ist zum einen das Saunabad, das allerdings nur gesunden Menschen empfohlen werden kann. Bitte beachten Sie, dass bei dieser einigermaßen radikalen Hitzeattacke nicht nur Säuren ausgeschwemmt, sondern auch basische Stoffe, die der Körper dringend benötigt, um die Säure-Basen-Balance stabil zu halten. Wer also regelmäßig die Sauna besucht, muss danach unbedingt Basen zuführen. Besser sind warme, am besten ansteigende Arm- bzw. Fußbäder, bei denen die Wassertemperatur während des Bades kontinuierlich erhöht wird. Durch die zunehmende Erwärmung erhöht sich auch die Körpertemperatur. Dadurch werden die sauren Schlacken geradezu »verbrannt«. Gleichzeitig werden die Gefäße erweitert und der Blutkreislauf beschleunigt, so dass der Abtransport und die Ausscheidung der Schadstoffe intensiviert werden. Man beginnt bereits während des Bades zu schwitzen, und der Schweißfluss hält auch danach noch für einige Minuten an.

Als Begleitmaßnahme zur Fischer-Reska-Entsäuerungstherapie (siehe ab Seite 190) können Sie diese Bäder zwei bis drei Wochen lang täglich oder mehrere Monate lang an jedem zweiten oder dritten Tag nehmen. Dabei kann man Badetemperatur und -dauer allmählich steigern.

Beachten sollten Sie allerdings, dass bei sehr starker Übersäuerung nicht zu oft und nicht zu heiß gebadet werden sollte, weil sonst sehr rasch große Mengen saurer Schlacken gelöst werden, die die Ausscheidungsorgane zeitweilig überlasten können. Es kommt dann zu einer so genannten Entsäuerungskrise, bei der mitunter Kopfschmerzen oder Übelkeit auftreten.

Basische Hautpflege

Die Säureausscheidung über die Haut kann man auch durch basische Haut- und Körperpflege aktivieren. Basische Bäder, Fußbäder und Waschungen bewirken Reinigung, Selbstfettung und wundervolle Geschmeidigkeit der Haut. Die Haut wird jünger und glatter, Unreinheiten, Pilze und sogar Warzen können so verschwinden. Bis vor wenigen Jahrzehnten war es üblich und ganz natürlich, die Haut mit alkalischen, d.h. basischen Seifen und Badesalzen zu reinigen. Eine solche Wasch- oder Badelauge hat einen pH-Wert von etwa 8,5 und neutralisiert so die an die Hautoberfläche gelangten Säuren. Außerdem ergibt sich aus den unterschiedlichen Säuregraden der Haut (etwa sieben) und dem der Waschflüssigkeit ein Osmoseeffekt, der die Säuren geradezu aus dem Körper an die Hautoberfläche »zieht«. Aufgrund der Entsäuerung gibt es nachweislich auch positive Ergebnisse bei Cellulitis, Krampfadern (Umschläge!) und Hautkrankheiten, wie z.B. Schuppenflechte.

Vor einigen Jahren sind nun so genannte Experten aufgetreten, die eine solche Pflege- und zugleich Entsäuerungsmethode mit dem Hinweis ablehnen, dass dadurch der Säureschutzmantel der Haut beeinträchtigt würde. Sie – und eine mächtige Herstellerlobby im Hintergrund – propagieren dagegen eine »hautneutrale« Körperpflege mit Produkten, deren pH-Wert meist um oder sogar noch unter 6 liegt, die also deutlich sauer sind.

Info

Ansteigendes Fußbad

Beginnen Sie mit einer Wassertemperatur von 35 °C. Füllen Sie so viel warmes Wasser in die Fußbadewanne ein, dass sich die Wasseroberfläche etwas unterhalb der Knöchel befindet.

Gießen Sie im Verlauf von 10 bis 15 Minuten langsam heißes Wasser zu, bis eine Badetemperatur von ca. 40 °C erreicht ist.

Am Ende sollte das Badewasser nicht viel über der Knöchelhöhe stehen – deshalb eventuell während der Zugabe des heißen Wassers etwas vom kühleren Badewasser abgießen. Die Wirkung kann durch Kräuterzusätze auf das Beschwerdebild maßgeschneidert werden. Basenpulver bieten sich ebenfalls als entsäurende Maßnahme an.

Achtung: Bei Krampfadern und Lymphödemen sollten ansteigende Fußbäder nicht angewendet werden.

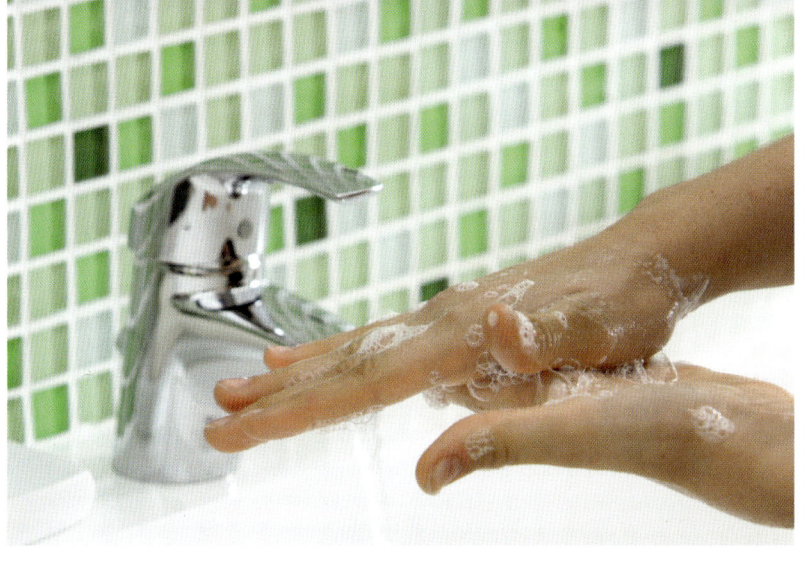

Ich – und viele meiner Heilpraktikerkollegen – kann diese Auffassung nicht teilen und plädiere nach wie vor für eine basische Hautpflege. Ich wende sie übrigens auch selbst an und bin mit meiner Haut sehr zufrieden – von Schäden keine Spur. Gerade dann, wenn meine Haut stark strapaziert wurde, trage ich auf die angefeuchtete Hautoberfläche eine dünne Schicht Basenpulver auf und lasse sie antrocknen. Nach einiger Zeit wasche ich die Schicht mit klarem Wasser ab, und die Haut ist wunderbar glatt und geschmeidig. Oft kann ich danach auf Cremes verzichten, weil die Haut von selbst nachfettet.

Noch ein Hinweis: Wer krank ist, sollte mit Bädern grundsätzlich vorsichtig sein. Nierenkranken rate ich dringend von basischen Vollbädern ab.

Ausgleich des Basenmangels

Neben der Regulierung der Säurezufuhr und Aktivierung der Ausscheidungsfunktionen ist es erfahrungsgemäß nötig, Basen zuzuführen, um das Säure-Basen-Gleichgewicht intakt zu halten und eine beginnende oder bereits leichte Übersäuerung auszugleichen.

Dazu gehört auch die Zufuhr von basischen Mineralien: einerseits, um die wichtige Pufferkapazität des Organismus zu gewährleisten, andererseits, damit überschüssige Säuren neutralisiert und als neutrale Salze ausgeschieden werden können. Schließlich können dadurch auch Mineralienverluste ausgeglichen werden, die durch die Übersäuerung verursacht wurden. Dieser Mangel kann in der Regel – das haben die Erfahrungen gezeigt – nämlich auch durch eine basisch orientierte Ernährung nicht vollständig ausgeglichen werden.

Basische Körperpflege

Die Mengen der Badezusätze sind vom Produkt und von der Wasserhärte abhängig. Im Allgemeinen rechnet man mit 2 bis 3 Esslöffeln für ein Vollbad bzw. 1 bis 2 Teelöffeln für ein Teilbad. Der pH-Wert der Badeflüssigkeit soll bei etwa 8 bis 8,5 liegen. Messen Sie mit einem Messstreifen nach.

Basisches Vollbad: Badetemperatur 30 bis 37 °C; Badedauer 60 bis 120 Minuten. Alle 10 Minuten mit einem Waschlappen oder mit einer Badebürste die Haut abreiben. Auch für den Whirlpool und den Swimmingpool geeignet. Bewährt haben sich auch basische Auslaugungsbäder mit Badezeiten bis zu 3 Stunden.

Blitzbad: Um einen möglichst hohen pH-Wert zu erreichen, kann man Basenpulver auch pur verwenden (statt Meersalz oder einer Kombination aus Meersalz/Stollensalz und etwas Basenpulver). Das kommt etwas teurer, aber dann ist eine Badedauer von 15 bis 30 Minuten ausreichend. Denn die Haut kann bei hohem pH die Säuren, die in der Oberhaut sitzen, sehr schnell abgeben. Wenn der pH-Wert nicht so hoch ist, dauert es sehr viel länger.

Basische Dusche: Nach dem Abseifen und dem Abduschen wird basisches Badesalz auf einen Waschlappen oder -handschuh gegeben und damit der ganze Körper abgerieben. Nach etwas Einwirkzeit wird kurz übergebraust. Noch besser ist es, wenn man die basische Flüssigkeit auftrocknen lässt .

Basisches Fußbad: Temperatur 36 bis 38 °C; Badedauer 30 bis 60 Minuten; Auslaugungsbad 60 bis 180 Minuten.

Basisches Handbad: Jeden Morgen ein nur 3 bis 5 Minuten dauerndes basisches Handbad gibt schöne und gepflegte Hände. Eine Messerspitze basisches Salz wird in das kalte Wasser des Handwaschbeckens gegeben.

Basische Desodorierung: Etwas basisches Salz wird in die gewaschenen, feuchten Achselhöhlen eingerieben. Auftrocknen lassen! Alternativ können Sie auch ein Basen-Deo, wie das UrDeo, verwenden.

Basische Zahnpflege: Sie beugt wirkungsvoll Karies vor. Zum Zähneputzen etwas basisches Salz mit dem feuchten Zeigefinger aufnehmen, dann damit über die Zähne und das Zahnfleisch reiben, danach ausgiebig spülen und mit einer Prise basischem Badesalz gurgeln. Eine Prise pro Becher reicht auch für die Über-Nacht-Reinigung der Zahnprothese.

Basische Gesichtsmaske: 11 bis 2 Teelöffel Basenpulver mit ein wenig Wasser zu einem Brei rühren. Auf die Gesichtshaut und das Dekolleté auftragen und anschließend trocknen lassen. Mit Wasser und ein wenig Seife wegwaschen. Das gibt ein tolles Gefühl der Erleichterung und Entspannung. Mehrmals wiederholt (2-mal pro Woche) lässt sie die Haut wieder strahlen. Nach längerer Anwendung gehen Fältchen sichtbar zurück!

Ich empfehle meinen Patienten, bei denen eine beginnende oder leichte Übersäuerung festgestellt wurde, über einen Zeitraum von etwa drei Monaten täglich
zweimal die Einnahme einer Mischung basischer Mineralsalze. Solche Salzmischungen kann man als Pulver oder Tabletten fertig kaufen (Bezugsquellen siehe
Anhang, Seite 211) oder sich in der Apotheke zusammenstellen lassen.

In der Regel enthalten diese Salzmischungen vor allem Bicarbonate, Carbonate
und Phosphate (Hydrogenphosphate) der Elemente Kalzium, Natrium und Kalium. Dazu kommen manchmal auch noch Magnesium sowie einige Spurenelemente und Mikronährstoffe.

Mein Rat

Ein geradezu klassisches Basenpulver (nach Sander) hat folgende Zusammensetzung:

Natriumphosphat (Na3PO4) 10,0
 Natrium phosphoricum

Kaliumbikarbonat (KHCO3) 10,0
 Kalium bicarbonicum

Kalziumkarbonat (CaCO3) 100,0
 Calcium carbonicum

Natriumbikarbonat (NaHCO3) 200,0
 Natrium bicarbonicum ad

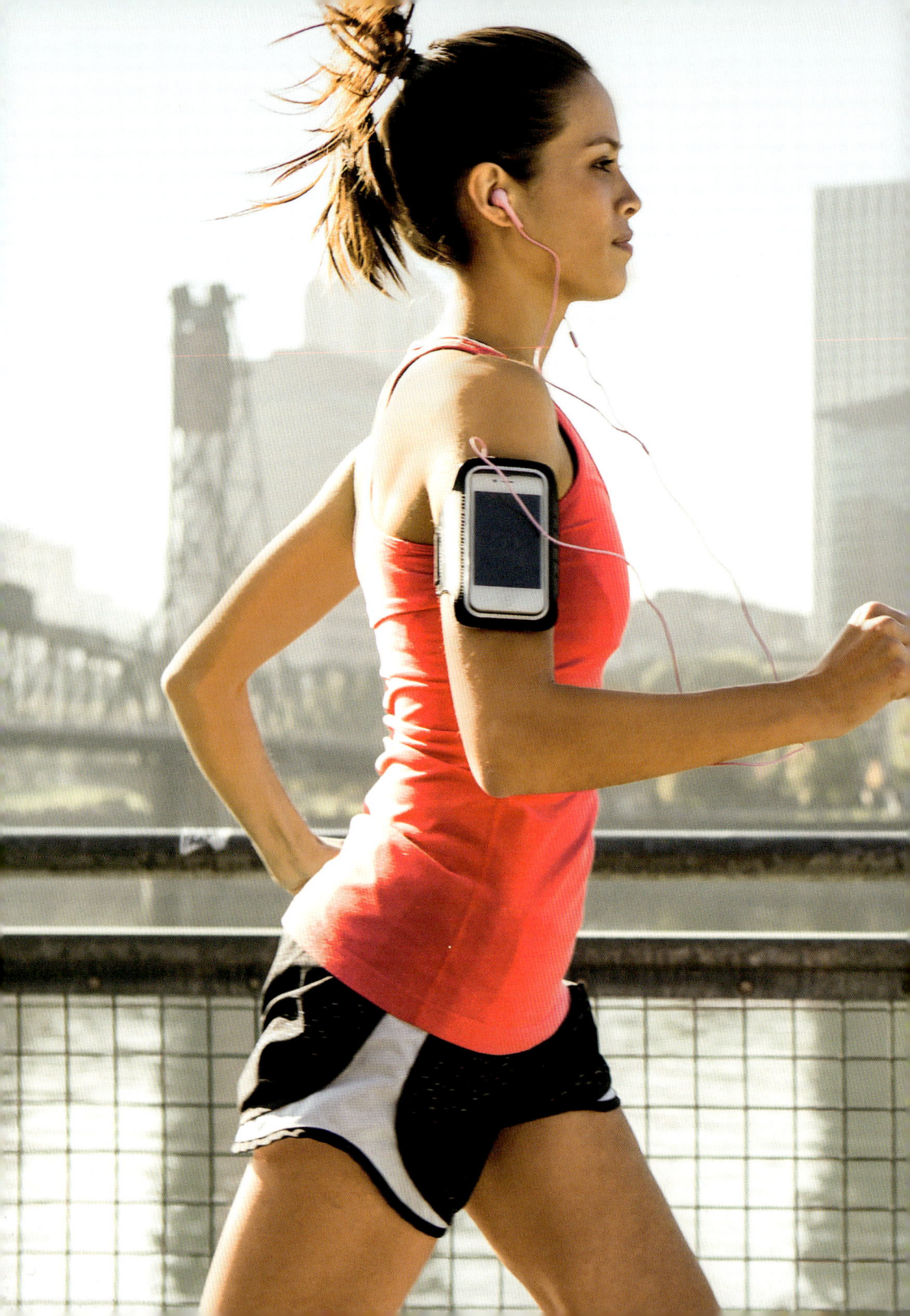

Sport und die Säure-Basen-Balance

Sport hat in unserer »Büro- und Couchkultur« sehr an Bedeutung verloren. Und doch ist Sport solch ein entscheidender Faktor für unsere Gesundheit, dass Ärzte in Norwegen ihn sogar verschreiben. Er ist sehr wichtig, um einen gesunden Körper aufrechtzuerhalten, denn er beeinflusst das Säure-Basen-Gleichgewicht maßgeblich.

Sport ist Mord?

Die Aussage »Sport ist Mord!« wird dem ehemaligen englischen Premierminister Winston Churchill zugeschrieben. Churchill war für seine Zigarren und sein Hobby Malen bekannt. Im Volksmund hieß es aber immer: »Wer rastet, der rostet!« Von medizinischer Seite wurde nur das Gehen als gesund angesehen, da es eine herzentlastende und etwas lebensverlängernde Wirkung hat.

Sport ist das beste Medikament, das wir je zur Verfügung hatten, und richtig eingesetzt bleibt es ohne jegliche Nebenwirkung!

In den letzten 30 Jahren ist aber sehr viel passiert, so dass diese Ansichten in ein ganz anderes Licht gerückt sind. Wir wissen jetzt, dass eben »das Rasten« Mord ist und nicht die Bewegung oder gar Sport. Inzwischen wissen wir auch, dass die Muskulatur nach der Leber das zweitgrößte Stoffwechselorgan des Körpers ist.

Bewegung und vor allem Sport bringen die Muskulatur dazu, hunderte verschiedener, Stoffwechsel aktiver Botenstoffe zu produzieren. Diese werden Myokine genannt und schützen gegen viele körperliche und auch psychische Krankheiten. Sie fördern den Muskelaufbau und die Fettverbrennung und auch wenn viele von diesen hormonähnlichen Stoffen lokal im Muskel produziert werden, wirken sie an entfernten Stellen im Körper. Myokine heben die Stimmung, lassen neue Blutgefässe und Neuronen (»Gehirnzellen«) wachsen und bewirken überall im Körper Wunder.

Im Gegensatz hierzu produzieren Fettzellen viele potenziell gefährliche Substanzen, die den Körper auf Dauer schädigen können.

Würde man dieses »Medikament« richtig einsetzen, wäre es vermutlich imstande, mehr als 100 Milliarden Euro pro Jahr allein in Deutschland einzusparen – aufgrund von besserer Arbeitsmoral, weniger Arbeitsausfällen, geringeren Krankheitsraten und gesenkten Kosten im medizinischen Bereich. Studien speziell aus Skandinavien zeigen enorme potenzielle, wirtschaftliche Gewinne durch Massensport.

Info

Myokine

Studien zeigen, dass es sich bei diesen etwa 400 Hormonen um wahre Wunderstoffe handelt: Sie wirken muskelaufbauend und entzündungshemmend. Sie sind Stoffwechsel regulierend und Fett abbauend. Sie helfen bei und schützen vor Diabetes II, Herz-Kreislauf-Krankheiten und Schlaganfällen, sie sind stimmungsaufhellend und helfen gegen Depressionen sowie Alzheimer. Es werden wahrscheinlich noch etliche Myokine in der Zukunft gefunden werden und man wird im Zuge der Forschungen noch besser verstehen, warum Sport bei praktisch allen Zivilisationskrankheiten hilft, Krebs inbegriffen.

Bei Sport ist die Atmung tiefer

Wussten Sie, dass die Lunge – genau wie die Niere – ein Ausscheidungsorgan für Giftstoffe und Schlacken ist? Über die Lunge atmen wir Stoffwechselabfallprodukte wie Kohlenstoffdioxid ab, die den Körper andernfalls belasten würden.
Atmen wir tiefer und intensiver, werden auch mehr Giftstoffe in Form von Gasen »ausgeatmet« und somit für den Körper unschädlich gemacht. Gleichzeitig wird vermehrt der für den Körper essenzielle Sauerstoff eingeatmet und ins Blut aufgenommen, was die natürliche Pufferkapazität gegenüber Säuren stärkt.
Bei sportlichen Leistungen atmen wir automatisch tiefer und begünstigen somit einen gesunden Energiestoffwechsel. Regelmäßiger Sport beeinflusst daher den pH-Wert positiv.
Aber aufgepasst! Auch hier gibt es Grenzen. Es nützt Ihnen nichts, so intensiv Sport zu treiben, dass Ihnen letzten Endes die Luft wegbleibt. Regelmäßiger Sport in angemessenem Maße und ein damit einhergehender tieferer Atem wirken dagegen wahre Wunder für einen ausgeglichenen Säure-Basen-Haushalt.

Sport fördert die Durchblutung

Sport ist unerlässlich, um lange gesund und leistungsfähig zu bleiben!

Sport kurbelt außerdem den Kreislauf an und fördert die Durchblutung. Das bringt eine Reihe äußerst positiver Effekte mit sich.
Wie Sie wissen, hat Blut im Organismus die Funktion, Körperzellen mit Sauerstoff aus der Lunge und Nährstoffen aus der aufgenommenen Nahrung zu versorgen sowie Abfallprodukte zu den Ausscheidungsorganen zu transportieren. Wird der Blutkreislauf angeregt, also die verschiedenen Körperteile stärker durchblutet, werden die Zellen besser versorgt und gründlicher von überschüssigen Giften befreit.

Info

Fettzellen

Fettzellen produzieren mehr als 100 verschieden Substanzen, die negative Wirkungen auf den Organismus haben. Sie sind entzündungsfördernd (TNF- , IL-6), blutdruckerhöhend, thrombosebegünstigend und gefäßverengend. Wenn wir zunehmen, werden unsere Fettzellen riesengroß und überschwemmen den Körper mit Botenstoffen. Dann wirkt das Hormon Insulin immer schlechter und der Stoffwechsel läuft so richtig aus dem Ruder. Sie wirken sich dann auch negativ auf den Energiehaushalt und auf die Fruchtbarkeit aus.

Da das Blut zudem Träger von Zellen des Immunsystems ist, wird durch Sport auch das Abwehrsystem des Körpers gestärkt – der Organismus wird resistenter gegenüber Krankheitserregern und Umweltgiften.

Sport regt die Schweißproduktion an

Auch die Haut spielt bei der Ausscheidung überschüssiger Säuren eine wichtige Rolle. Denn Schweiß reguliert nicht nur die Körpertemperatur, er befördert auch unliebsame Schlacken und Giftstoffe aus dem Körper: Die Säuren werden wortwörtlich »ausgeschwitzt«. Die so ausgeleiteten Säuren bilden auf der Hautoberfläche einen dünnen Film, der im sauren pH-Bereich liegt – dieser ist Ihnen als Säureschutzmantel bekannt (siehe Seite 53).

> Bei minimaler körperlicher Anstrengung und gemäßigten Temperaturen scheidet der Mensch durchschnittlich 200 Milliliter Schweiß pro Tag aus. Treibt er Sport, liegt die Marke bedeutend höher.

Wird die Schweißabsonderung – wie bei sportlicher Betätigung – vermehrt angeregt, können Säuren im Gewebe gelöst und über die Poren ausgeschieden werden. Schweiß ist also ein nicht zu verachtender Nebeneffekt von Sport und weitaus wertvoller als gemeinhin angenommen, da er zur Entgiftung des Körpers beiträgt.

Übrigens: Übersäuerung lässt sich anhand der Intensität von Ausdünstungen erkennen. Intensiver, übelriechender Schweißgeruch deutet auf eine starke Übersäuerung des Körpers hin. Oft macht sich Körpergeruch mit zunehmendem Alter immer stärker bemerkbar. Bei Säuglingen und Kindern hingegen, die noch nicht so viel Zeit hatten, Säuren und Schlacken im Körper anzusammeln, ist Schweiß meist geruchlos. Wenn Sie Ihren Körper daher richtig entsäuern, werden Sie kaum Deodorant brauchen, um schlechte Körpergerüche zu überdecken.

Sport fördert die Verdauung

In unserer modernen Dienstleistungsgesellschaft ist körperliche Anstrengung nur selten erforderlich. Der Weg zur Arbeit wird meist mit dem Auto oder öffentlichen Verkehrsmitteln zurückgelegt, moderne Supermärkte bieten »alles aus einer Hand«, sodass Nahrungsbeschaffung heute keinerlei Herausforderung mehr darstellt. Und auch die Berufswelt ist heute weitaus stärker an körperlich anspruchsloser Schreibtischarbeit orientiert als an physischer Anstrengung jedweder Art.

Diese Entwicklung macht es Faulenzern bequem – für den Körper gesund ist sie aber nicht. Zu wenig Sport lässt nämlich den Darm träge werden. Verstopfung oder Blähungen sind die Folge.

Bodybuilding/Krafttraining

Der Einsatz von Proteinpulvern zum schnellen Muskelaufbau ist beim Kraft-training weit verbreitet. Allerdings wissen nur wenige Menschen, dass der Durchschnittsmensch von Haus aus schon mit Proteinen überladen ist! Die Macht der Werbung ist hier so stark, dass die Sportler an einen Nutzen, den es gar nicht gibt, glauben. Auf die Dauer ist diese »Protein-Mast« sehr ungünstig, denn der Körper kann das überschüssige Protein schlecht aus-scheiden. Es wird in Gewebe, Adern und Organen abgelagert. Also Vorsicht! Ein weiteres, weitaus ernsteres Problem ist Doping. Man kann davon ausge-hen, dass unter den Nutzern von Fitness-Studios und Hobby-Athleten etwa 10 Prozent aktiv Dopingmittel verwenden. Die kurzfristigen Vorteile werden mit potenziell gefährlichen (mitunter auch bleibenden) Nebenwirkungen erkauft, wie Leberschäden, Potenzminderung, Herz- und Gefäßschäden, Magen-Darmprobleme, Nierenschäden, Leistungsabfall, Schlaflosigkeit und depressive Verstimmungen.

Wählen Sie besser einen sicheren Weg: Nutzen Sie Ba-senpulver beim Sport. Die Erfahrung zeigt, dass sich hiermit die Muskelkraft bessert, die Effizienz steigert und ein leichter bis mittelstarker Leistungsschub erfolgt. Die Muskeln werden etwas ausgeprägter und größer, sie se-hen schöner aus – eine Bodybuilder-Muskulatur werden Sie hiervon jedoch nicht bekommen.

Kurz gesagt: Sport ist ein wichtiger Regulator des Säure-Basen-Haushalts des Körpers. Bewegungsmangel dage-gen kann den Stoffwechsel ernstlich negativ beeinflus-sen und eine Übersäuerung stark begünstigen.

Bringen Sie also Bewegung in Ihr Leben! Achten Sie darauf, dabei immer ausreichend basenreiche Kost und Mineralien zu sich zu nehmen sowie genügend Wasser zu trinken.

Wenn Sie sich an diese einfachen Prinzipien halten, haben Sie bereits einen großen Schritt in Richtung Ge-sundheit getan. Ihr Körper wird es Ihnen in Form von äußerlicher Schönheit und gesteigerter Fitness danken!

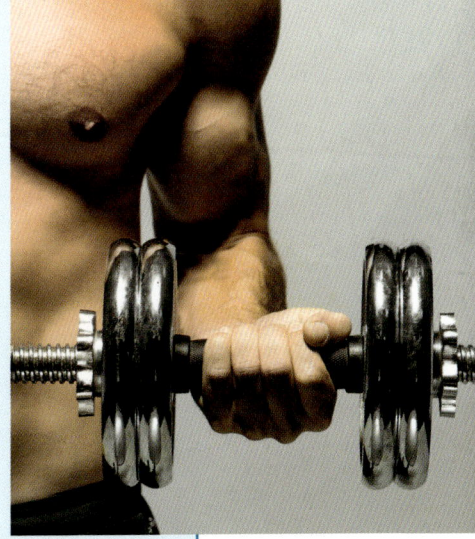

Parasympathikus und Sympathikus

Auf den ersten Blick erscheint es unlogisch, dass Sport die Darmtätigkeit ankurbelt. Zunächst wird dadurch nämlich der Sympathikus angeregt – das ist der Teil des vegetativen Nervensystems, der Energie mobilisiert und in Stresssituationen dominiert. Ist er aktiv, wird die Verdauungstätigkeit gehemmt. Sein Gegenpart, der Parasympathikus, dominiert dagegen in Phasen der Ruhe und Erholung, wirkt regenerativ und energiespeichernd. Ist der Parasympathikus am Zug, wird die Verdauung angeregt. Beide Teile des vegetativen Nervensystems sollten ausgeglichen zum Tragen kommen. Kommt es zu einem Ungleichgewicht, wie z. B. durch chronischen Stress, kann dies die Körperfunktionen beeinträchtigen und schwächen.

Wie kann nun Sport, der ja vermehrte Aktivität bedeutet – vorrangig also den Sympathikus aktiviert – die durch den Parasympathikus gesteuerte Verdauung fördern? Ganz einfach: Als Reaktion auf die erhöhte Aktivität des Sympathikus wird in der Phase der Erholung auch der Parasympathikus vermehrt stimuliert. Zudem werden die Eingeweide durch den Sport bewegt und massiert und die Myokine, die von der Muskulatur produziert werden, regen die Organe an.

Wenn Sie an Verdauungsproblemen wie zum Beispiel Verstopfung oder Blähungen leiden, ist der Griff zum Medikament nicht unausweichlich. Versuchen Sie es einmal mit regelmäßiger körperlicher Bewegung! Diese ist allemal besser als chemische Keulen, die Ihren Zustand – auf lange Sicht – kaum bessern können. Im Gegenteil.

Sport kann dies schon. Bergtouren am Wochenende, ausgedehnte Spaziergänge oder ein paar Runden im See fördern dabei nicht nur das körperliche, sondern auch das seelische Wohlbefinden.

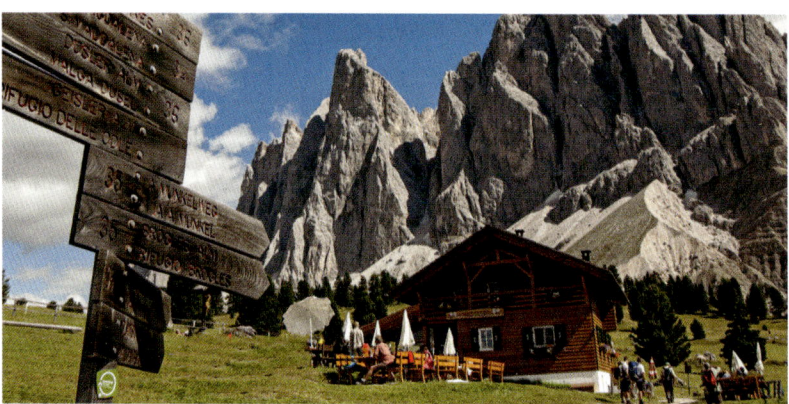

Richtig trainieren

Sobald man sich mit Sport und Training beschäftigt, stellt sich automatisch die Frage, welche Übungen, wann und wie lange. Diese Themen lesen Sie am besten in Sport-Ratgebern. In diesem Kapitel werde ich deshalb nicht auf diese Fragen eingehen, sondern stattdessen die wichtigen »nebensächlichen« Details erläutern, die vonnöten sind, um die Gesundheit Ihres Körpers beim Sport aufrechtzuerhalten und zu fördern.

Für ein wohltuendes Training, und um Muskelkater und andere Nebenwirkungen zu vermeiden, ist es nicht nur notwendig die richtigen Übungen zu finden, dem richtigen Bewegungsrhythmus zu folgen, sowie einem ausgeglichenen Trainingsprogramm nachzugehen. Es gibt auch weitere wichtige Faktoren, die zu beachten sind und die dem Laien oft nicht bekannt sind.

Richtige Ernährung und ein Aufrechterhalten der Säure-Basen-Balance in Ihrem Körper sind sehr wichtig für einen langanhaltenden Trainingserfolg und ein allgemeines Wohlbefinden. Beim Sport läuft unser Organismus auf Hochtouren, was den Verbrauch und die Produktion von Energie angeht. Wenn wir dabei nicht sicherstellen, dass die Stoffe, die wir hier verbrauchen, auch dem Körper wieder zugeführt werden, gerät vieles aus dem Gleichgewicht und der anfänglich als »Fitmacher« gedachte Sport wird zum Verhängnis.

Isotonische Getränke

Durch Schwitzen verliert man viel Flüssigkeit und Mineralien. Sportlern werden oft sogenannte isotonische Getränke angeboten, deren Zusammensetzung der Ionenkonzentration im Blut entsprechen soll. Die enthaltenen Kohlenhydrate (wie Maltodextrin oder Rohrzucker) sollen als Energielieferanten schnell in den Körper gelangen und helfen, den Energiespeicher wiederaufzufüllen. Manche Läufer verwenden auch einen einfachen Drink mit 1 bis 2 Gramm Kochsalz pro Liter, um Natrium und Chlor als Elektrolyte aufzufüllen.

Tipp

Um den Verlust an Vitaminen und Spurenelementen wieder auszugleichen, eignen sich besonders Gemüsesäfte und Gemüse-Smoothies, aber auch Tees und Obstsäfte. Für das Auffüllen mit basischen Mineralien ist Basenpulver sehr zu empfehlen, da eine ausreichende Zufuhr durch Nahrungsmittel bei intensivem Sport nicht gewährleistet ist.

Allerdings ist es weitaus besser und auch viel Erfolg versprechender, 1 Teelöffel Basenpulver in ein Glas Wasser aufzulösen und zu trinken. Dieses »hypertone« Getränk hat eine länger anhaltende Wirkung als rein isotonische Getränke, da es schnell in den Kreislauf eintritt, die Milchsäure abbaut und ausleitet. Der Stoffwechsel wird wieder in Schwung gebracht, so dass sich der Körper wieder selbst mit Energie versorgen kann und seine meist schon vollen Energiespeicher wieder nutzt. Die Geschwindigkeit, mit der diese Stoffe je nach Zusammensetzung in den Blutkreislauf gelangen, ist dabei ein wesentlicher Faktor. Die Mineralstoffe Kalzium, Magnesium und Natrium haben einen direkten Einfluss auf die sportliche Leistungsfähigkeit.

Nahrungergänzungen

Professor Ludwig Prokop, ehemaliger Leiter des österreichischen Instituts für Sportmedizin, unterstützt die Ansicht, dass die moderne Ernährung zu wenige Nährstoffe beinhaltet. Unsere Leistungsfähigkeit im Alltag und beim Sport wird beeinträchtigt, weil wir durch die unbewusste Programmierung durch Werbung unseren natürlichen Instinkt, die richtige Nahrung zu finden, verloren haben. Die benötigten Vitalstoffe, die uns die schöne äußere Hülle vorgaukelt, werden kaum von Gemüse geliefert, das auf Steinwolle gezüchtet wird, anstatt auf natürlichem, mineralisiertem Boden.

Die Konsequenz ist: Ernähren Sie sich biologisch und gesund, und nehmen Sie Ihrem Gesundheitszustand und Alter entsprechend Basenpulver zu sich.

Info

Zivilisatose

Viele Naturvölker, wie z.B. die Yanomami-Indianer sind durch ihre hervorragende Gesundheit bekannt geworden. Im brasilianischen Urwald gibt es keine Zivilisationskost. Da sich der menschliche Körper nicht verändert hat, sind die Auswirkungen der modernen industriellen Kost verheerend. Der große Anteil an tierischem Eiweiß überlastet unseren Körper mit Säuren. Selbst eine gesündere Ernährung mit mehr wichtigen Nährstoffen vermag den vermehrten Verbrauch oft nicht mehr abzudecken. Daher sind Nahrungsergänzungen für den Sportler wichtig: Für die Wiederherstellung der verbrauchten Mineraliendepots sollten Sie sich Zusatzprodukte besorgen. Dies gilt umso mehr, wenn Sie Leistungssport treiben.

Tägliche körperliche Aktivität statt »Mucki-Bude«

Begehen Sie nicht den Irrtum, zu glauben, dass 2 bis 3 wöchentliche Besuche in der »Mucki-Bude« Ihre tagtägliche Aktivität ersetzen können! Die tägliche körperliche Aktivität bildet die Grundlage, die Sie für ein wirklich erfolgreiches Trainieren im Fitness-Studio oder auf Ihrem Rennrad brauchen! Warum? Weil ohne tägliche Aktivität die Ruhezeiten zwischen den Trainingsintervallen zu groß sind und die Trainings-Abläufe im Sportstudio zu monoton sind.

Dies zeigen auch Beobachtungen an Spitzensportlern, die neben Ihrem täglichen Beruf trainieren. Es ist viel schwieriger für jemanden eine Goldmedaille zu holen, wenn er eine berufliche Schreibtischtätigkeit hat, als wenn er z.B. Holzfäller ist.

Aerobes Training und der basische Körper

Als aerobes Training wird ein Training bezeichnet, bei dem die Zellatmung noch mithilfe der normalen Sauerstoffzufuhr des Körpers erledigt wird (aer = griechisch »Luft«). Sobald diese Grenze überschritten wird, schaltet der Körper auf anaerobe Versorgung um, und es entsteht der bekannte Muskelkater.

Bei einer Ausdauerbelastung wie dem Joggen verliert der Körper Wasser und Mineralstoffe. Die essenziellen Mineralien und Spurenelemente regulieren den Körper entscheidend. Die Milchsäure, die durch die höhere Belastung produziert wird, muss durch Mineralien neutralisiert werden. Der Stoffwechsel bildet bei der Verbrennung von Kohlenstoffen im Organismus vermehrt diese Säuren, die dann zu den bekannten Muskelkrämpfen führen. Daher ist es für den Sportler wichtig, den Flüssigkeits- und Mineralienverlust wieder auszugleichen. Ohne genügend Basen sind die bekannten Verhärtungen und Verspannungen unausweichlich.

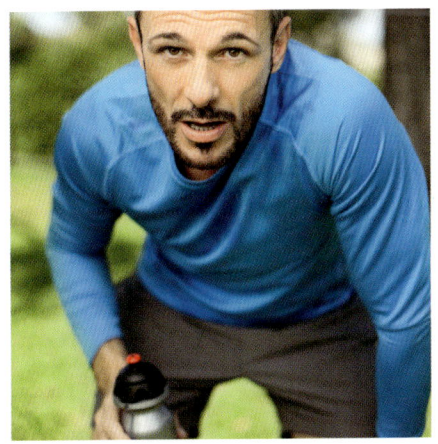

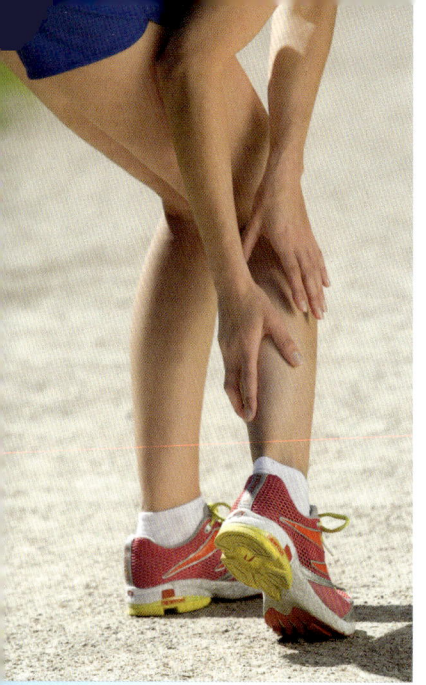

Muskelkater

Bewegung ist ein wichtiger Teil einer Entsäuerungsstrategie: Die Atmung wird angeregt, so dass zum einen die Sauerstoffaufnahme des Blutes und damit seine Pufferkapazität erhöht und zum anderen die Ausatmung der Kohlensäure verstärkt wird. Wer jedoch zu viel des Guten tut, erreicht das Gegenteil. Bei andauernder körperlicher Überlastung reicht schließlich die Atemkapazität nicht mehr aus, um die benötigte, immer größere Sauerstoffmenge herbeizuschaffen. Der Organismus muss nun die Energie auf eine andere, die so genannte anaerobe Weise, also ohne Sauerstoff, gewinnen. Dabei kommt es zu einer rasch zunehmenden Übersäuerung, in deren Ergebnis sich Milchsäure in den beanspruchten Muskeln ablagert. Das Ergebnis ist zunächst Müdigkeit, dann setzen die Schmerzen ein, die wir als Muskelkater kennen und fürchten.

Ich kann daher nur raten, sportliche Aktivitäten immer so zu dosieren, dass diese Grenze nach Möglichkeit nicht überschritten wird. Wer sportliche Höchstleistungen anstrebt, sollte sein Trainingsprogramm so anlegen, dass die Körperfunktionen – also vor allem Atem- und Pufferkapazität – gewissermaßen mitwachsen und somit den höheren Ansprüchen gerecht werden können, ohne zu übersäuern.

Ein Muskelkater entsteht, wenn die besonders beanspruchten Muskelgewebe durch Milchsäure übersäuern.

Wie Muskelkater entsteht

Um zu verstehen, inwiefern es beim Sport zu einer Übersäuerung und damit einhergehenden zu Muskelkater kommt, werfen wir zunächst einen kurzen Blick auf die beim Sport ablaufenden Stoffwechselprozesse.

Muskelarbeit verbraucht – genau wie ein Automotor – Energie. Das geschieht durch Oxidation (Verbrennung). Dabei bindet jeweils ein Kohlenstoffatom (C) zwei Sauerstoffatome (O_2) an sich. Es entsteht Kohlendioxid (CO_2). Der dafür benötigte Kohlenstoff wird über die Nahrung aufgenommen, der Sauerstoff mit der Luft eingeatmet (mehr zum Thema Säureausscheidung auf Seite 51).

Bei übermäßiger physischer Belastung – wie bei intensivem Sport – reicht die Atemkapazität schließlich nicht mehr aus, um den benötigten Sauerstoff in ausreichendem Umfang zur Verfügung zu stellen.

Die Energiegewinnung wird dann auf ein sauerstoffsparendes Verfahren umgestellt – die anaerobe Verbrennung (von gr. an »ohne« und aer »Luft«). Der benötigte Sauerstoff wird dann aus dem umliegenden Gewebewasser (H_2O) »abgezapft«. Dabei werden Wasserstoffatome freigesetzt und von den überbeanspruchten Muskeln in Form von Milchsäure gespeichert.

Hat der Körper keine ausreichende Pufferkapazität, um die entstandene Milchsäure zu neutralisieren, wird diese in Form winziger Milchsäurekristalle ausgeschieden, die den Muskeln mikroskopisch kleine Verletzungen zufügen. Das Ergebnis bezeichnen wir als Muskelkater.

Sport ist unerlässlich, um lange gesund und leistungsfähig zu bleiben!

Die Abhilfe

Moment mal … das würde ja im Rückschluss bedeuten, dass es möglich wäre, Sport zu treiben, ohne sich anschließend mit schmerzhaftem Muskelkater plagen zu müssen? Ja, das ist richtig!

Um in Ihrem Körper die nötigen Voraussetzungen zu schaffen, damit Muskelkater erst gar nicht entsteht, befolgen Sie einfach die folgenden Tipps:

• Trinken Sie ausreichend. Wasser fördert die Säure-Basen-Balance im Körper, da mit seiner Hilfe Giftstoffe besser abtransportiert und ausgeschieden werden. Unter normalen Bedingungen sind 1,5 bis 2 Liter täglich völlig ausreichend. Bei Sport kommt es aber zu vermehrter Schweißabsonderung – der Flüssigkeitsbedarf ist also entsprechend höher!

• Achten Sie darauf, genügend basenreiche Kost zu sich zu nehmen. Ihre Ernährung sollte ausreichend Obst, Gemüse und Salate beinhalten.

• Nehmen Sie zusätzlich Mineralien wie z.B. Kalzium und Magnesium als Carbonat-, Phosphat- und Oxid-Verbindungen ein, um die Pufferkapazität Ihres Körpers zu unterstützen.

• Atmen Sie entspannt und tief, anstatt flach und schnell. Dadurch nimmt der Körper mehr Sauerstoff auf, der für den Energiestoffwechsel entscheidend ist.

• Bevorzugen Sie Ausdauertraining (aerobes Training). Der Körper wird dabei mit genau so viel Sauerstoff versorgt, wie er verbraucht. Es kommt daher zu keiner nennenswerten Bildung von Milchsäure – der schmerzende Muskelkater bleibt aus.

• Hat es Sie doch einmal erwischt, helfen die Einnahme von Basenpulvern und ein Basenbad, um den Muskelkater zu lindern bzw. gar nicht erst entstehen zu lassen (siehe den Kasten über basische Körperpflege auf Seite 152 und Seite 196 für die korrekte Dosierung von Basenpulvern).

Info

Gewichtszunahme trotz Sport?

Manche Freizeitsportler wundern sich, dass sie nach einer anstrengenden sportlichen Leistung nicht an Gewicht verloren, sondern sogar noch zugenommen haben. Die Erklärung gibt ebenfalls die Säure-Basen-Theorie: Um die zusätzlich gebildete Säure in Ihrer aggressiven Wirkung zu begrenzen und zu verdünnen, hält der Organismus Wasser zurück. Ist das Gleichgewicht wieder stabil, wird das Wasser dann rasch ausgeschieden.

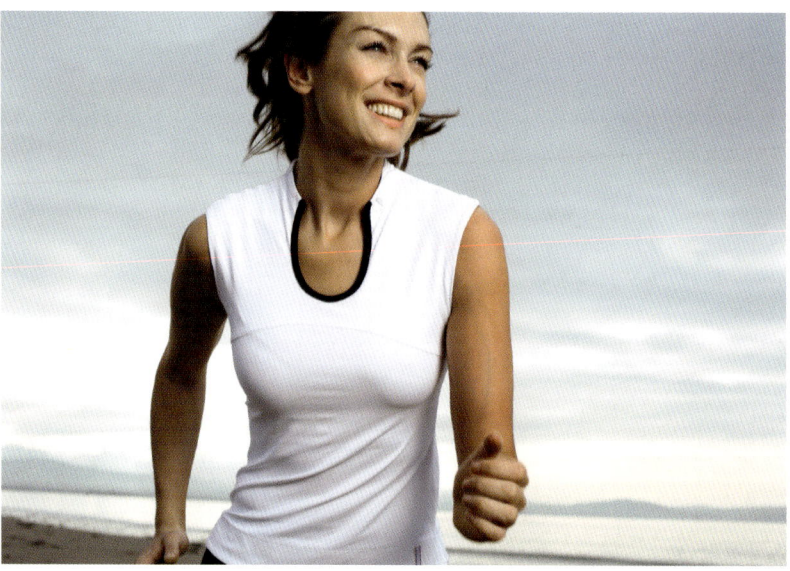

Sport kann viel Freude machen. Richtig dosiert fördert er nicht nur maßgeblich die Gesundheit und das körperliche Wohlergehen, sondern trägt auch zu Ausgeglichenheit und geistigem Wohlbefinden bei.

Beherzigen Sie die obigen Tipps und Sport wird Ihnen längst nicht so qualvoll erscheinen, wie er es vielleicht bisher getan hat! Mit der Zeit (ab etwa 6 Wochen) wird er Ihnen richtig Spaß machen, denn er gibt Ihnen ein Gefühl des Wohlbefindens, der Entspannung und der Ausgeglichenheit bis hin zu Euphorie. Sport hat eine stimulierende Wirkung für die Psyche, ähnlich der Wirkung einer Droge (jedoch ohne dessen negative Seiten). Ausnahme: Sie bekommen Entzugserscheinungen, sobald Sie sich einmal für längere Zeit nicht aktiv betätigt haben.

Wie viel Sport ist nötig?

Aus gesundheitlicher Sicht ist es nicht notwendig, dass Sie sich zu einem Hochleistungsathleten entwickeln. Im Gegenteil: Allzu intensiver Sport kann bei unzureichender Mineralienzufuhr sogar schädlich sein, da er den Körper übersäuert. Bewegen Sie sich lieber häufig in moderater Form. „Moderat" bedeutet hierbei jegliche Aktivität, bei der sie schwerer atmen müssen als sonst. Fahrradfahren, Joggen, Gartenarbeit – überlegen Sie sich, was Ihnen Spaß macht, und binden Sie diese Aktivitäten vermehrt in Ihren Alltag ein.

Das hat auch andere Vorteile. Wenn Sie für Ihren täglichen Arbeitsweg aufs Rad umsteigen, sparen Sie nicht nur erhebliche Benzinkosten, es macht auch den Kopf wieder frei nach einem anstrengenden Arbeitstag.

Werden Sie Mitglied in einem Sportverein oder belegen Sie eine Reihe von Tanzkursen. Machen Sie sich eine Sportart zum Hobby wie z. B. Klettern oder Tennis. Unternehmen Sie Ausflüge und Wanderungen am Wochenende.

Neben dem Aspekt, dass Sie damit Ihren Körper stärken, machen solche Aktivitäten auch sehr viel Spaß, bieten eine Herausforderung und stellen einen wertvollen Ausgleich zum Arbeitsleben dar.

Also, runter von der Couch und rein ins Leben!

Info

Erste-Hilfe

Sollten Sie es einmal mit dem Sport übertrieben haben, gilt Folgendes: Nur Basenpulver hat die konzentrierte, geballte Kraft, um hier rasche und auch effektive Hilfe zu leisten! Wasser ist gut zum Ausschwemmen, hat aber wenig Pufferkapazität. Gemüse enthält zu wenige Basen, selbst wenn Sie sich damit den Bauch voll schlagen würden! Für Früchte gilt dies noch mehr, da viele Menschen die Fruchtsäure nicht so gut in Basen umwandeln können.

Bei Muskelkater, wo es um reines Puffern und Ausleiten von Säuren und Giften geht, schlägt die Stunde des Basenpulvers – hier ist es unschlagbar (vorausgesetzt Sie verwenden ein reines Basenpulver ohne Füllstoffe, am besten auf Carbonatbasis statt auf Citratbasis).

Falls Sie also in so einen »Notfall« nicht leiden möchten und verhindern, dass der Körper vorübergehend Mineralien zur Pufferung aus Knochen und Gewebe herauszieht, dann nehmen Sie Basenpulver.

Und »klotzen« Sie dabei lieber, anstatt zu »kleckern«! Äußerlich durch Basenbäder und innerlich mit dem Einnehmen von Basenpulver.

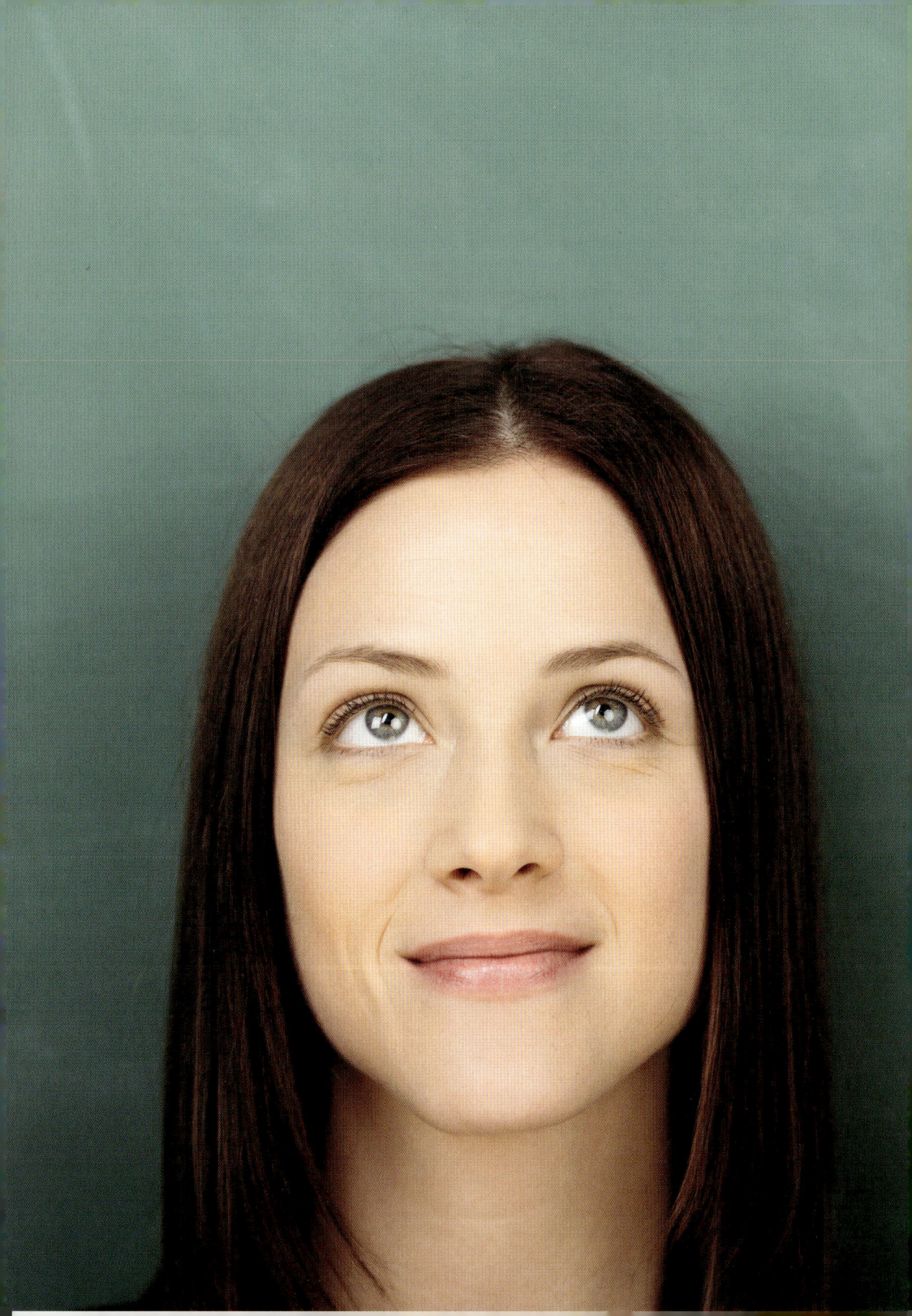

Neue Erkenntnisse

In den letzten Jahren hat sich einiges zum Thema Entsäuerung getan. Dieses Kapitel möchte Ihnen ein »Update« über neue, praktische Erkenntnisse aus Studien, Forschung und Erfahrungsmedizin geben. Ziel ist es, Ihnen die Möglichkeit zu geben das Thema Übersäuerung selbstständig zu überdenken.

Grund zur Hoffnung für die Säure-Basen-Balance?

Die Medizin bestreitet immer noch das Vorhandensein einer schleichenden Übersäuerung des Körpers: Der Mensch kann essen, was er will, die Nieren werden die Säuren immer unproblematisch ausscheiden können. Der Mensch stirbt deshalb auch mit 80 Jahren in einem perfekten Säure-Basen-Gleichgewicht und für die Schulmedizin gibt es nur akute Säure-Basen-Probleme, die behandlungsbedürftig sind. Aus diesem Grund darf kein Hersteller oder Vertreiber das Problem einer latenten, schleichenden Übersäuerung erwähnen. Man hat es mit einem Verbot aus Brüssel angeordnet. Denn mit Inkrafttreten der »Health-Claims-Verordnung« dürfen gesundheitsbezogene Aussagen nur noch getroffen werden, wenn diese ausdrücklich zugelassen sind.

Konträr hierzu mehren sich seit etwa 15 Jahren Studien, die einen Nutzen von Basensubstitution bei chronischen Krankheiten wie Osteoporose zeigen (siehe hierzu auch »Bicarbonat und Nierenversagen« auf Seite 175).

Es gibt inzwischen sogar fünf Professoren der Medizin in Deutschland, die diese Thesen einer schleichenden Übersäuerung unterstützen. Dies ist für uns Naturheilkundler sehr erfreulich und lässt Hoffnung aufkommen.

Man sollte wissen, dass es starke Kräfte gibt, die an dem jetzigen Status Quo interessiert sind: Große Interessen-Organisationen und -Verbände, die sich gegen eine Änderung der jetzigen Situation stellen. Dies hat Tradition, denn neue, bahnbrechende Erkenntnisse hatten es, besonders in der Medizin, schon immer schwer, sich durchzusetzen. Ich könnte hier eine Menge Beispiele nennen, belasse es aber einfach mit einem Zitat des deutschen Physikers Max Planck: »Eine neue wissenschaftliche Wahrheit pflegt sich nicht in der Weise durchzusetzen, dass ihre Gegner überzeugt werden, und sich als belehrt fühlen, sondern vielmehr dadurch, dass die Gegner allmählich aussterben und dass die heranwachsende Generation von vornherein mit der Wahrheit vertraut gemacht ist.«

Wir können also nur hoffen, dass hier bald eine Wende kommt, ähnlich wie vor wenigen Jahren Prof. Harald zur Hausen nach langem Kampf in der Medizin ein Umdenken bezüglich Viren und Krebs erreichen konnte.

Jetzt, nach dem Durchlesen des Hauptteils dieses Buches sind Sie, liebe Leserin, lieber Leser mit der Wahrheit schon vertraut und somit besser unterrichtet als mancher Arzt und Apotheker!

Mineralstoffmangel in der Nahrung

Wenn der menschliche Körper es nicht schafft genügend Säuren auszuscheiden, lagert er sie im Bindegewebe ab – oft als Salze. Sehr wichtig sind hier Harnsäure und Harnstoff aus dem Eiweißabbau. Um die Säuren zu neutralisieren, zieht der Körper basische Mineralien aus dem Körper, und sogar aus den Knochen. Diesen Vorgang kann man durchaus eindämmen, indem man ihm genügend Mineralien zur Verfügung stellt. Erfahrungsgemäß geht das am besten mit Basenpulver (ohne Füllstoffe).

Die heutige Ernährungsweise der Menschen liefert zu wenig Vitalstoffe, um die Ausscheidung zu unterstützen. Es sammeln sich regelrechte »Mülldepots« im Körper an, die mangels Mineralien so schnell nicht wieder ausgeleitet werden können.

Die Kalzium- und Vitamin D-Debatte

Kalzium und Vitamin D sorgen für starke Knochen. Momentan wird überall in den Zeitungen über eine mögliche Unterversorgung an Vitamin D und Kalzium berichtet. Lassen Sie sich hiervon aber keineswegs verunsichern. Die Ergebnisse aus Studien zu Vitamin D- und Kalzium-Zufuhr sind nicht sehr überzeugend und auch die Erfahrung zeigt, dass je mehr Protein Sie essen (besonders tierisches Protein), desto mehr Vitamin D werden Sie benötigen. Bei einer gesunden (basenreichen) Kost ist der Vitamin D-Bedarf allerdings bei weitem nicht so hoch. Essen Sie wie nach dem Krieg: ein Sonntagsbraten, wenig Fleisch unter der Woche, aber umso mehr Pasta und Vollkorngerichte. Dazu viel Obst und Gemüse. Im Buch »The China Study« wird dieser Vorgang ausführlich wissenschaftlich begründet.

Vergleich Citrate mit Carbonaten

Meine positiven Erfahrungen aus mehreren Jahrzehnten der Anwendung von Basenpulvern auf Basis von Carbonaten haben gezeigt, dass Carbonate wesentlich besser zur Entsäuerung beitragen als Citrate.

Das Citrat-Teil weist drei freie Bindungsstellen auf, das Carbonat-Teil hingegen nur zwei davon. Beide Stoffe haben allerdings völlig unterschiedliche Molekulargewichte.

Molekulargewichte pro freie Bindungsstelle:
Citrat-Teil: 63
Carbonat-Teil: 30
Ein Carbonat-Teil kann zwar nur 2/3 so viel Säure binden wie ein Citrat-Teil, aber bei derselben Gewichtsmenge treten doppelt so viele Carbonat-Teile wie Citrat-Teile auf, im Ergebnis 4/3 Carbonat-Teile zu 2/3 Citrat-Teilen. Auch die Säurebindungskapazität pro Bindungsstelle (pKs-Wert) liegt bei Carbonaten höher.

Info

Vitamin D Supplementierung

Seit Jahrzehnten wird die Butter in Norwegen mit Vitamin D angereichert, damit der Körper das Kalzium aus der Milch besser aufnehmen kann. Das Ergebnis ist hierbei gleich 0 – Null! Denn Norwegen hat weiterhin ein sehr hohes Osteoporosevorkommen.

Milch wird in Werbung und Medien als wertvoller Kalzium-Lieferant angepriesen, doch Studien zeigen, dass Frauen in Bevölkerungsgruppen, die keine Milch trinken und vegetarisch leben, keine Osteoporose haben. Sonderbar, nicht?

Sie müssen nicht gleich zum Vegetarier werden, aber es ist in der Tat so, dass Gemüse die besten Bausteine für Knochen und Muskeln liefert und genügend Vitamin D und Kalzium zur Verfügung stellen kann.

Überlegen Sie bitte: Die heutigen Kühe produzieren inzwischen ungefähr 30 Liter Milch pro Tag! Das Futter ist nicht artgerecht und die Zusammensetzung der Milch (Fette, etc.) unterscheidet sich deutlich von der Zusammensetzung der Milch der »Vorkriegskuh«. Die Milch wird pasteurisiert und homogenisiert, was der Qualität schwer zusetzt!

Es scheint sogar so, dass je mehr Milch Sie trinken, umso größer wird das Risiko an Osteoporose zu erkranken. Der Körper kann anscheinend das Kalzium der Milch nicht resorbieren, was vermutlich mit der Pasteurisierung und Homogenisierung zusammenhängt. Stattdessen verarbeitet er das Kalzium aus Gemüse und Obst viel besser, was durch Studien bewiesen ist.

Sie wollen eine gute Muskulatur und kräftige Knochen? Dann sollten Sie so essen wie nach dem Krieg: ein Sonntagsbraten, wenig Fleisch unter der Woche, aber umso mehr Pasta und Vollkorngerichte. Dazu viel Obst und Gemüse. Denn wenig Protein, Zucker, weißes Mehl, Fertiggerichte und Konserven heißt weniger Säure! So braucht der Körper die Basendepots im Körper nicht mobilisieren und kann kräftige Knochen, schöne Haut und Haare sowie eine gute Muskulatur beim Training viel leichter aufbauen!

Dies ist eine rein chemische Betrachtung. Wie die Verbindungen physiologisch aufgenommen und verstoffwechselt werden, ist eine andere Sache. Hierzu gibt es noch wenige exakte Daten.

Haarpackung

Das Haar leidet unter unserer »zivilisierten« Lebensweise. Der Haarboden gehört zusammen mit den Knochen und den Zähnen zu unseren Mineralienspeichern. Wenn wir übersäuern, zieht der Körper als Notmaßnahme, vor allem bei Männern, Mineralien aus der Kopfhaut. Dass Männer hauptsächlich durch zu viel Hormonzufuhr oder erblich bedingt die Haare verlieren, ist ein Trugschluss. Schauen Sie sich Bilder Ihrer Familie vor dem Krieg an! Schauen Sie sich Bilder von Naturvölkern an! Die besten Maßnahmen gegen Haarverlust sind eine basische Ernährung und eine gute Mineralienzufuhr. Ich sehe es immer wieder bei meinen männlichen Patienten, die Haare sprießen wieder. Manchmal verschwinden auch die grauen Haare oder die Geheimratsecken gehen zurück.
Es gab auch kuriose Fälle, wie z.B. die Dame, die sich dafür bedankte, dass ihr Liebesleben so viel besser wurde. Da ich wie ein großes Fragezeichen aussah, sagte sie leicht drucksend: »Ja, es ist alles so schön hart geworden bei meinem Mann!« Ein Rundumschlag mit basischer Ernährung, Entsäuerung und Haarpackungen können manchmal ungeahnte Folgen haben, auch für unbeteiligte Personen.
Eine Haarpackung ist ebenso effektiv für Ihre Haare, wie eine basische Gesichtsmaske es für Ihre Haut ist. Sie werden staunen! Dazu ist sie noch einfach und billig in der Anwendung.
Wenden Sie diese Kur vier Wochen lang an, zweimal pro Woche. Sie werden glücklich darüber sein, wie viel gesünder der Haarboden wird, dass die Haare besser wachsen, pflegeleichter werden und weniger fetten. Bei regelmäßiger Anwendung über einen längeren Zeitraum werden vor allem Männer erleben, dass die Haare nachwachsen oder zumindest besser wachsen als vorher.
Wichtig sind aber auch die Ernährung und eine ausreichende Basenzufuhr, um ein optimales Ergebnis zu erhalten!

Medikamente verhindern die Aufnahme von Mikronährstoffen

Normalerweise schädigt eine kurzfristige Einnahme von Medikamenten den Mikronährstoffhaushalt im Körper nicht. Jedoch kann die Einnahme mehrerer Arzneimittel durch Interaktion unvorhergesehene Reaktionen hervorrufen. Solche Wechselwirkungen sind vor allem bei chronisch Kranken festzustellen. (Chronisch krank ist jemand, bei dem im Zeitraum von einem Jahr mindestens einmal pro Quartal die gleiche Krankheit behandelt werden muss.)

Die Aufnahme von Mikronährstoffen und Mineralien ist z.B. bei hormonellen Veränderungen (wie in der Menopause) oder Magenübersäuerung bedeutend reduziert. Die beiden wichtigen Entgiftungsorgane Leber und Nieren arbeiten im Alter langsamer. Durch diese Beeinträchtigungen und die Wechselwirkungen von Medikamenten untereinander kommt es zu unerwünschten Begleiterscheinungen. Es können Mangelzustände hervorrufen werden. Beispielsweise ist schon lange bekannt, dass Abführmittel dem Körper die Vitamine A, D, E und K sowie die Mineralstoffe Kalium und Phosphor entziehen. Antidepressiva entziehen Vitamin B12 und Q10. Antibiotika vermindern die Wirkung fast aller B-Vitamine. Ähnliche Nebenwirkungen lassen sich bei allen Medikamenten finden. Auf dem Beipackzettel werden diese allerdings nicht erwähnt. Es ist auch fast unmöglich, sie vollständig zu erfassen, da die Wechselwirkungen untereinander zu komplex und unvorhersehbar sind. Somit gilt: Vorbeugen mit vitalstoffreicher Kost ist die beste Medizin.

Die Natur hat offensichtlich solche unerwünschten Wechselwirkungen während ihrer Millionen von Jahren währenden Entwicklung gut ausgeglichen. Solange keine unnatürlichen Einflüsse oder Stressfaktoren von außen die Kette zerstören und ins Ungleichgewicht bringen, haben wir das Gesunden selbst in der Hand.

Übersäuerung durch Stress

Interessant sind hier die Ausführungen von Norbert Treutwein über die Wirkungen von Hormonen und Stress. Unsere Körperfunktionen basieren auf einem hormonellen System. Abhängig von äußeren Einwirkungen werden bestimmte Hormone ausgeschüttet, um den Körper auf eine Reaktion vorzubereiten. Das bekannteste Hormon ist Adrenalin, das die Abwehrbereitschaft mobilisiert und zum Angriff stimuliert, die Atmung beschleunigt und den Blutdruck steigert. Jäger kennen eine Übersäuerung des Fleisches bei Wildtieren, wenn diese zu lange gejagt wurden. Aus Angst fängt der Körper an, sich für den Feind ungenießbar zu machen. Das Fleisch wird sauer. Die psychische Verfassung steuert das vegetative Nervensystem und umgekehrt. Eine basische Stoffwechsellage wirkt auf den Parasympathikus, der für eine gute Verdauung und Erholung sorgt. Der Sympathikus ist für Bewegung zuständig und reagiert schnell auf äußere Einflüsse. Viele Körperfunktionen wie auch krankhafte Zustände werden durch Übersäuerung

Pufferfähigkeit

Neutralisieren Sie Säuren mit Obst und Gemüse. Laut Sabine und Dr. med. Andreas Wacker (Buch „Basenfasten", Goldmann Verlag) sind 1,5 Kilogramm Obst notwendig, um die täglichen nierenpflichtigen Säuren von 46 meq (Millimol) zu neutralisieren. Der Körper kann nicht unbegrenzt puffern – sobald der Wert absinkt, ist das Gleichgewicht gestört. Folglich tun Sie gut daran, Basen zuzuführen!

und durch Hormone beeinflusst: Blutdruck, Atmung, Blutzuckerspiegel, Lymphfluss, Entzündungen und vieles mehr. In einem basischen Körper finden sich dagegen selten Krankheitszustände.

Im Gegensatz zur Übersäuerung durch äußere Stressfaktoren handelt es sich bei der metabolischen Azidose um eine stoffwechselbedingte Übersäuerung des Blutes und des Körpers, verursacht durch vermehrt im Körperstoffwechsel anfallende Protonen (Säuren), verminderte Ausscheidung dieser oder einen Bicarbonat-Verlust.

Bicarbonat und Nierenversagen

Dialyse ist in Deutschland ein verbreitetes Verfahren, um die Lebensqualität von Nierenpatienten zu erhöhen: die Nieren arbeiten nicht mehr wie gewohnt. Mit der Dialyse werden die Abfallstoffe aus dem Blut entfernt, das sonst von den Nieren »gewaschen« wird. Jetzt hat der Münchner Urologe K. F. Kopp herausgefunden, dass dies auch ohne komplizierte Dialysegeräte funktionieren kann. Laut der Zeitschrift „Raum & Zeit" wandte dieser bei einem Patienten, dessen Nieren nach einer Nierensteinoperation versagten, Bicarbonat als kostengünstiges und einfaches Mittel an und hatte Erfolg.

Auch eine englische Studie von Ione de Brito-Ashurst et al. mit 134 Nierenkranken zeigte geradezu fantastische Ergebnisse durch die Zugabe von einer Tablette Natron pro Tag!

Die schnelle Verschlechterung der Nierenfunktion betrug bei Behandelten lediglich 9 Prozent, bei Unbehandelten dagegen 45 Prozent! Eine Niereninsuffizienz im Endstadium trat im Laufe der Studie bei lediglich 6,5 Prozent der behandelten und bei 33 Prozent der unbehandelten Teilnehmer auf.

Wasserionisierungs-Geräte

Eine neue Methode, um den Körper zu entsäuern, sind sogenannte Wasserionisierer, die nach dem Prinzip der Elektrolyse funktionieren. Die Geräte, die zum größeren Teil aus Korea oder Japan stammen, enthalten Platinmembranen, die jeweils entgegengesetzt geladen sind. Durch die Elektrolyse wird eine Veränderung im Wasser bewirkt, die das Wasser in sauer und basisch spaltet. Japaner haben ihm einen Namen gegeben, der zum Synonym geworden ist: Kangen-Wasser.

Funktionsweise

Die Elektroden haben einen Pluspol und einen Minuspol. Der Minuspol zieht die im Wasser enthaltenen positiven Ionen an und gibt Elektronen ab – somit sinkt der pH-Wert. Man kann nun über einen separaten Wasserhahn am Gerät das basische Wasser zapfen. Der saure Wasseranteil wird in den Abfluss geleitet oder zur Reinigung und Desinfektion genutzt. In den Geräten ist meistens ein vorgeschalteter Filter eingebaut, der Unreinheiten im Leitungswasser abfangen soll.

Freie Radikale

Basisches Wasser hat die Fähigkeit freie Radikale (positiv geladene Teilchen) zu neutralisieren. Hierbei handelt es sich um äußerst reaktive Moleküle, die ein zusätzliches Elektron benötigen, um wieder vollständig zu werden. Dieser Vorgang ist vergleichbar mit Eisen, das rostet und zu Eisenoxid wird, wenn Sauerstoff und Feuchtigkeit vorhanden sind und wird Oxidation genannt. Eine Antioxidation ist ein Vorgang, bei dem eine Oxidation rückgängig und damit freie Radikale unschädlich gemacht werden. Basisches Wasser ist ein Antioxidans, da es Elektronen zur Verfügung stellt und so die Säuren im Körper keine Elektronen mehr aus den Zellen ziehen.

Cluster – ein weiterer Vorteil

Wasser ist sehr reaktionsfreudig. Es kommt in kleineren und größeren Molekülansammlungen vor. Diese nennt man »neudeutsch« Cluster. Mikrocluster besitzen nur drei bis zwölf Atome, kleine Cluster bis zu 99 Atome und große Cluster weisen bis zu 1000 Atome auf. Je kleiner ein Cluster, desto leichter durchdringt das Wasser die Wände menschlicher Zellen. Trinken Sie das kleinclustrige Gebirgswasser, haben Sie das Gefühl, dass es sich sehr schnell im Körper verteilt. Die Hersteller von Wasserionisierern argumentieren, dass ionisiertes Wasser die Cluster verkleinert und so der Elektrolyt-Haushalt der Zellen noch schneller ausgeglichen wird.

Daneben sei das Wasser aufgrund der OH-Ionen ein Sauerstofflieferant und filtere der Vorfilter über 99 Prozent der Schadstoffe heraus. Der Geschmack ist dadurch frischer als der von Leitungswasser. Ein weiteres Versprechen ist die Umwandlung der basischen Mineralien in eine besser bioverfügbare Form.

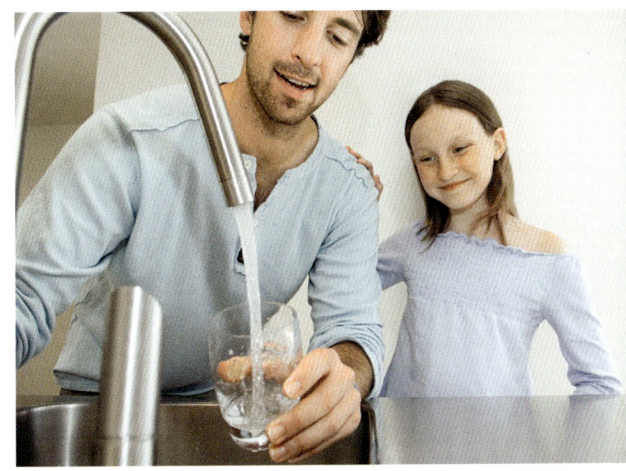

Sinnvoll oder nicht?

Die Theorie dahinter ist wunderbar - eine praktische, einfache und geradezu fantastische Lösung. Der Nutzen von basischem Wasser hält sich jedoch in Grenzen, denn es führt dem Körper keine Mineralien zu. Außerdem werden weitere Bedenken geäußert:

● Das Wasser unterliegt elektrochemischer Behandlung und die Energie ist dadurch meist etwas schlechter als die von gutem Wasser aus dem Hahn.
● Es werden, speziell bei billigeren Geräten, Kunststoffe in der Verarbeitung verwendet, die nicht unproblematisch sind.
● Die Filter müssen aufgrund von Verpilzungsgefahr häufig ersetzt werden - und trotzdem besteht unter Umständen ein Restrisiko.

Ich kann nur sagen, dass die wenigen Wochen, in denen ich ionisiertes Wasser getrunken habe, mich nicht so recht überzeugt haben.

Tipp

Leitungswasser – eine Alternative?

Wasser weist gewöhnlich einen pH-Wert um 7,0 auf. Dabei machen Kalzium und Magnesium die Hauptfaktoren für diesen Wert aus, da sie auf natürlichem Wege als Neutralisatoren von Säure dienen. Der Mineralstoffgehalt in unserem Leitungswasser ist gering – zu gering, um den Körper damit zu entlasten. Mit Obst und Gemüse würden Sie eine bessere Wirkung erzielen. Die griffigere Lösung sind (leider) Nahrungsergänzungsmittel, die die fehlenden Vitalstoffe wieder auffüllen, die uns durch die industrielle Nahrung verloren gegangen sind.

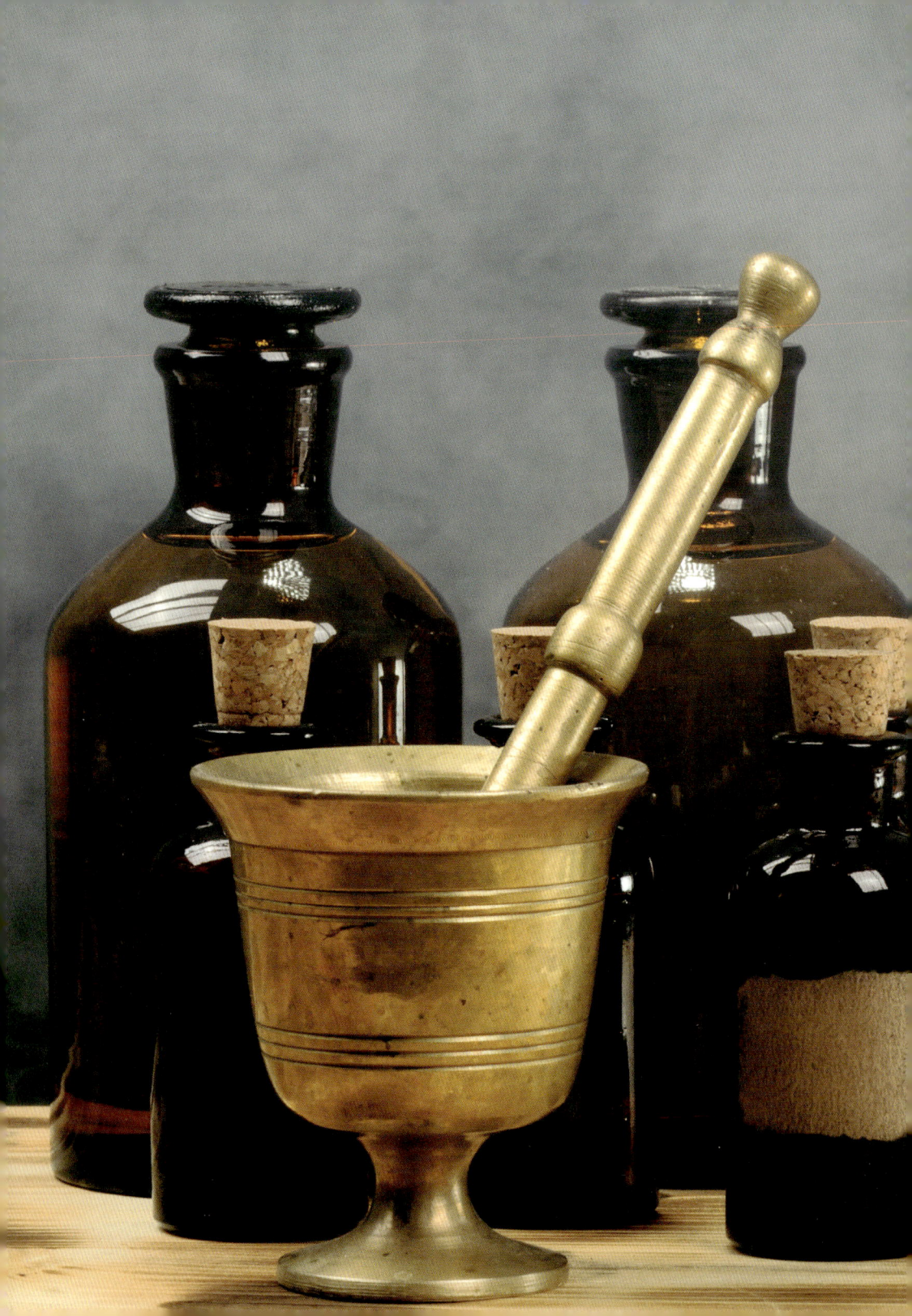

Geschichte der Übersäuerung

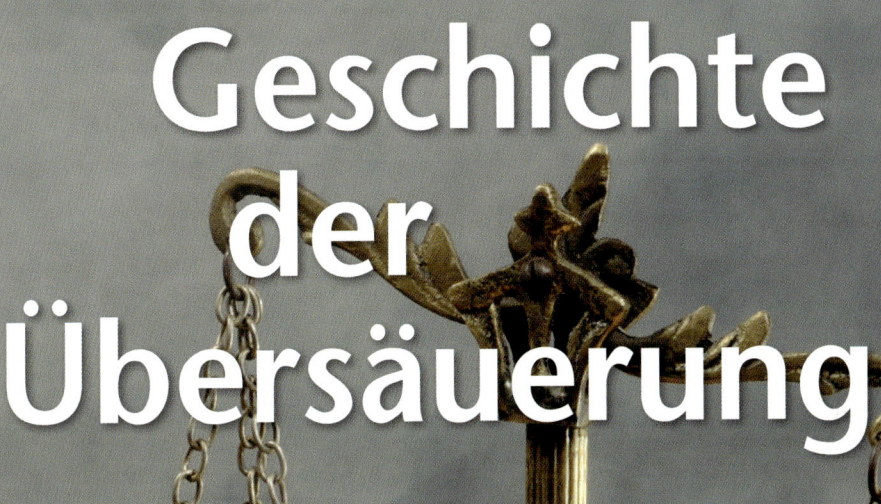

Die schleichende Übersäuerung war nie ein Thema für die offizielle Medizin. Die Gründe hierfür sind vielseitig, die Konsequenz jedoch ist, dass die Erforschung der Säure-Basen-Problematik nur von ärztlichen Außenseitern wie Dr. F. X. Mayr, Chemikern wie Ragnar Berg und von Nobelpreisträger Dr. Warburg vorangetrieben wurde.

Die Anfänge

»Wir wissen, dass je weiter wir uns von der Natur wegbewegen, umso kränker werden wir.«
Spruch der Maya-Indianer (2000 v. Chr. bis 900 n. Chr.).

Die These, dass ein Ungleichgewicht von Säuren und Basen im Körper Krankheiten verursache, wurde vermutlich zum ersten Mal von Francis de le Boë Sylvius (1614-1672) im 17. Jahrhundert aufgestellt, damals noch bezogen auf die „Körpersäfte" gemäß den Vorstellungen der Humoralpathologie. Die Humoralpathologie (Viersäftelehre) ist eine Lehre, die auf Galen von Pergamon (ca. 130-200 n. Chr.) zurückgeht. Dieser wies den vier Körpersäften Blut, gelbe Galle, schwarze Galle und Schleim unterschiedliche Temperamente (Sanguiniker, Choleriker, Melancholiker, Phlegmatiker) zu. Für die Medizin war diese Lehre so etwas wie ein Dogma bis ins 19. Jahrhundert hinein.

Im 19. Jahrhundert bemühte sich William Howard Hay (1866-1940), der Begründer der sogenannten Trennkost, das Säure-Basen-Gleichgewicht wiederherzustellen und Zivilisationskrankheiten zu heilen. Hierbei begann er, zwischen neutralen, kohlehydratehaltigen (basischen) und eiweißreichen (sauren) Lebensmitteln zu unterscheiden. Seine Theorie war, dass die gleichzeitige Einnahme von Eiweiß (sauer) und Kohlenhydraten (basisch) eine Übersäuerung des Körpers bewirkt und dass sich Säuren und Basen bei der Verdauung blockieren. Seine Empfehlung war, Kohlenhydrate morgens und abends und Eiweiß lediglich mittags zu konsumieren. Der Arzt Heinrich Ludwig Walb (1907-1992) war der bekannteste deutsche Vertreter dieser neuen Kost. Noch heute erfreut sich die Trennkost großer Beliebtheit, da das Prinzip einfach nachzuvollziehen ist.

Krebs durch Übersäuerung

Ebenfalls zu dieser Zeit aktiv war der schweizer Arzt Maximilian Bircher-Benner (1867-1939), der durch das berühmte Birchermüesli bekannt wurde. Bircher erzielte viele Erfolge in der Behandlung von Arthritis, Multiple Sklerose und anderen nicht heilbaren Krankheiten und gewann so schnell die Aufmerksamkeit einer Reihe führender Männer der Medizin. Er sprach sich gegen eine Ernährung mit viel Fleisch und viel Säuren aus. Von ihm stammt der Spruch: »Je größer der Anteil Fleisch in der menschlichen Kost, umso kleiner die Leistungsfähigkeit. Nur im Reiche der Pflanzen werden die Federn gespannt, welche die Uhr des Lebens treiben.«

Als einer der Vorreiter der modernen Naturkost sah er in der Übersäuerung einen möglichen Faktor für die Entstehung von Krebs.

Dass Übersäuerung Einfluss auf das Gedeihen von Krebszellen hat, stellte ebenfalls der bekannte Arzt und Nobelpreisträger Otto Warburg (1883-1970) fest. Er konnte nachweisen, dass Krebs in einer anaeroben (sauerstoffarmen) oder sauren Umgebung gut gedeiht. Im Bereich Photosynthese fand er ebenfalls als Erster heraus, dass das Wachstum von bösartigen Zellen weit weniger Sauerstoff verbraucht als das von normalen Zellen. Folglich könnte man auch sagen, dass die Hauptursache für Krebs eine Übersäuerung des menschlichen Körpers ist. Ob Otto Warburg damit das Rätsel »Krebs« gelöst hat, ist umstritten, jedoch gibt es genügend Hinweise, dass die Richtung stimmt.

Frühes 20. Jahrhundert

Are Waerland (1876-1955) entwicklete zu Beginn des 20. Jahrhunderts seine neue Naturkost, um den Ernährungsgewohnheiten des Menschen eine gesunde Kost gegenüberzustellen. Rohkost sollte den Menschen stärken und stabilisieren und seine Essgewohnheiten neu formen. Er untersuchte die Effekte von Übersäuerung auf den Körper, insbesondere auf den Darm. Als Vorbild sah er die muskulösen Menschenaffen, die gänzlich von pflanzlicher (basischer) Kost lebten. Are Waerlands Empfehlungen sind immer noch Teil zeitgenössischer Gesundheitskuren und haben eine große Schar begeisterter Anhänger. Der bekannte Kruska-Getreidebrei, Pellkartoffeln und Rohkost sind die Grundlage der Waerland-Kost.

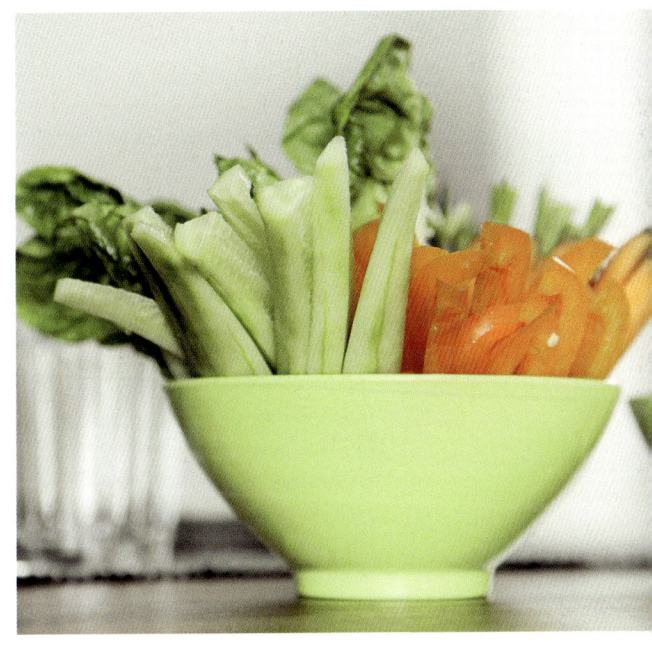

Die ersten Basenzusätze

Auch in Österreich entwickelte der Naturarzt Franz Xaver Mayr (1875-1965) eine Fastenkur, die vor allem der Entschlackung und der Entsäuerung des Organismus dienen sollte. Er war der Erste, der Basenpulver einsetzte, um den Körper zu säubern und zu entschlacken. Darüberhinaus setzte er auch Glaubersalz und Bittersalz in seiner Kur ein. Noch heute gibt es Ärzte, die den Prinzipien und der Fastenkur von Franz Xaver Mayr folgen.

1925 begann der Hersteller Volkmar Klopfer ein von Ragnar Berg (1873-1956) entwickeltes, basisches Nahrungsergänzungsmittel zu vertreiben. Ragnar Berg

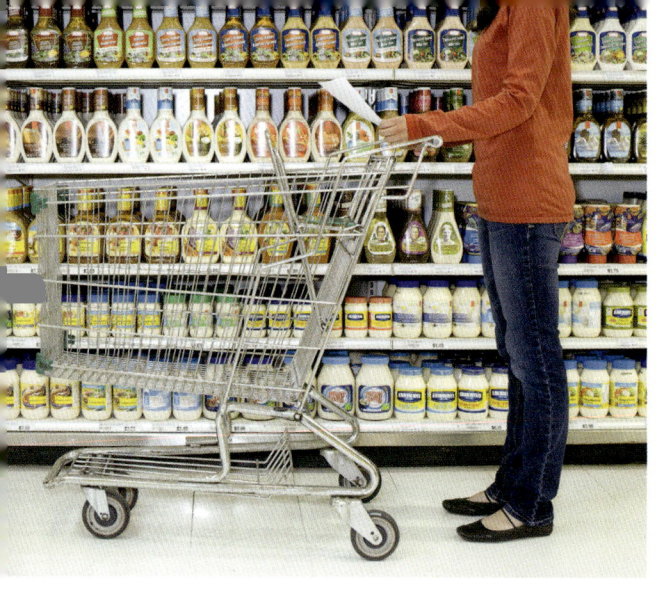

war Direktor des Krankenhauses in Dresden und führte systematische Untersuchungen zur Ausscheidung von Mineralien durch. In seinem Nahrungsergänzungsmittel setzte er nicht nur Kalzium-, Kalium-, Magnesium- und Natrium-Salze ein, sondern auch weitere Mineralstoffe und Spurenelemente. Er erkannte, dass unsere Ernährung einen reichlichen Überflüss an Basen liefern muss, um die normale Zellreinigung sicherzustellen, und dass ohne dies eine Verschlackung mit deutlichen Rückwirkungen entsteht. Er setzte durch, dass die damals tägliche Mindestmenge von 120 bis 150 Gramm Eiweiß auf 30 bis 50 Gramm herabgesetzt wurde. Er machte diese Herabsetzung von der gleichzeitigen Zufuhr überschüssiger basischer Mineralsalze abhängig. Werden genügend Basen (Kartoffeln, Obst, Gemüse usw.) zugeführt, so können die größten Säurebildner (Fleisch, Wurst, Fisch, Ei) ganz weggelassen werden, wenn diese Pflanzennahrung durch gesunde Eiweißspender, wie Nüsse, Vollkornbrot und Getreideflocken ergänzt wird. Heutzutage wird von einigen Fachleuten ein Eiweißbedarf von 15 bis 20 Gramm pro Tag als optimal betrachtet, sofern es sich um erstklassiges Eiweiß handelt. (Muskelfleisch stellt keine erstklassige Eiweißquelle für den Menschen dar.)

Übersäuerung durch Industrie-Nahrung

Der Amerikaner Alfred Watterson McCann (1879-1931) veröffentlichte 1918 sein Buch »Science of Eating«, in welchem er die Grundlagen der Säure-Basen-Wirkungen im Körper beschreibt. Diese haben bis heute Gültigkeit. McCann ging davon aus, dass sich Säuren und Basen gegenseitig neutralisieren. Im gekochten Essen waren jedoch schon damals zu viele Säuren enthalten. Er warnte in zahlreichen Büchern vor dem „Verhungern" der Menschen durch industrielles Essen – einfach, weil es zu viele verarbeitete „Nährstoffe" enthielt. Sein Credo: Raffinierte Speisen übersäuern den Körper. Sie sind ein Fluch, den wir uns ins Haus geholt haben.

Er machte auch schon damals darauf aufmerksam, dass die Kalorientabellen mit ihrem Fokus auf die drei Makronährstoffe (Kohlenhydrate, Proteine und Fette) zu einer Azidose des Körpers führen, da hier keine Unterscheidung zwischen guten und schlechten Fetten, Kohlenhydraten und Proteinen stattfindet. Tabellen mit Betonung auf basischer Kost wären hier weit vorteilhafter.

Nachkriegszeit

Vor circa 50 Jahren entwickelte Friedrich F. Sander einen Säure-Basen-Test, der Aufschluss über eine Übersäuerung des Körpers gibt. 1953 veröffentlichte Sander sein Buch »Der Säure-Basen-Haushalt des menschlichen Organismus«. Das Rezept für eine Basenmischung nach Sander finden Sie auf Seite 153.

Dr. med. Max Otto Bruker (1909-2001) trug in den Siebziger und Achtziger Jahren erheblich zur Bekanntmachung des Zusammenhangs von Ernährungsmängeln und Zivilisationskrankheiten bei. Er veröffentlichte mehrere Bücher, die millionenfach verkauft wurden und vertrat die These, dass 80 Prozent der Krankheiten Zivilisationskrankheiten seien, die durch vermeidbare Ernährungsfehler verursacht würden. Die von ihm empfohlene Vollwerternährung stellt eine sinnvolle basische Ernährung dar.

Der heutige Stand

Heutzutage werden etwa 90 Prozent der Studien auf dem Gebiet der Medizin von der Industrie (mit)finanziert, was oft dazu führt, dass nur Studien, die für die Industrie interessant sind, gemacht werden. Es wird davon ausgegangen, dass ein Viertel der amerikanischen Studien im Bereich Medizin »frisiert« sind. Aus meiner langjährigen Erfahrung möchte ich behaupten, dass der wahre Wert sich auf die Hälfte der Studien erstreckt und dass diese Studien oft so gestaltet wurden, dass nur das zuvor erwünschte Ergebnis herauskommt.

Viele Nahrungsergänzungsmittel zur Wiederherstellung des Säure-Basen-Gleichgewichts wurden auf den Markt gebracht, doch auch hier gilt zumeist der Ausspruch »Außen hui, innen pfui«, denn die meisten dieser Mittel enthalten Zusatzstoffe, die den Nutzen einschränken.

Positiv ist die Entwicklung, dass mittlerweile weit mehr als die Hälfte der Deutschen mit der Problematik der Übersäuerung vertraut sind, obwohl die Medizin vehement versucht, diese unter den Teppich zu kehren bzw. vorgibt, sie existiere nicht.

Ich hoffe, dass sich verstärkt Mediziner für eine Lösung der Säure-Basen-Problematik im Organismus einsetzen werden und die Forschung hier soweit voranschreitet, dass sie schließlich von der Schulmedizin vollständig anerkannt wird.

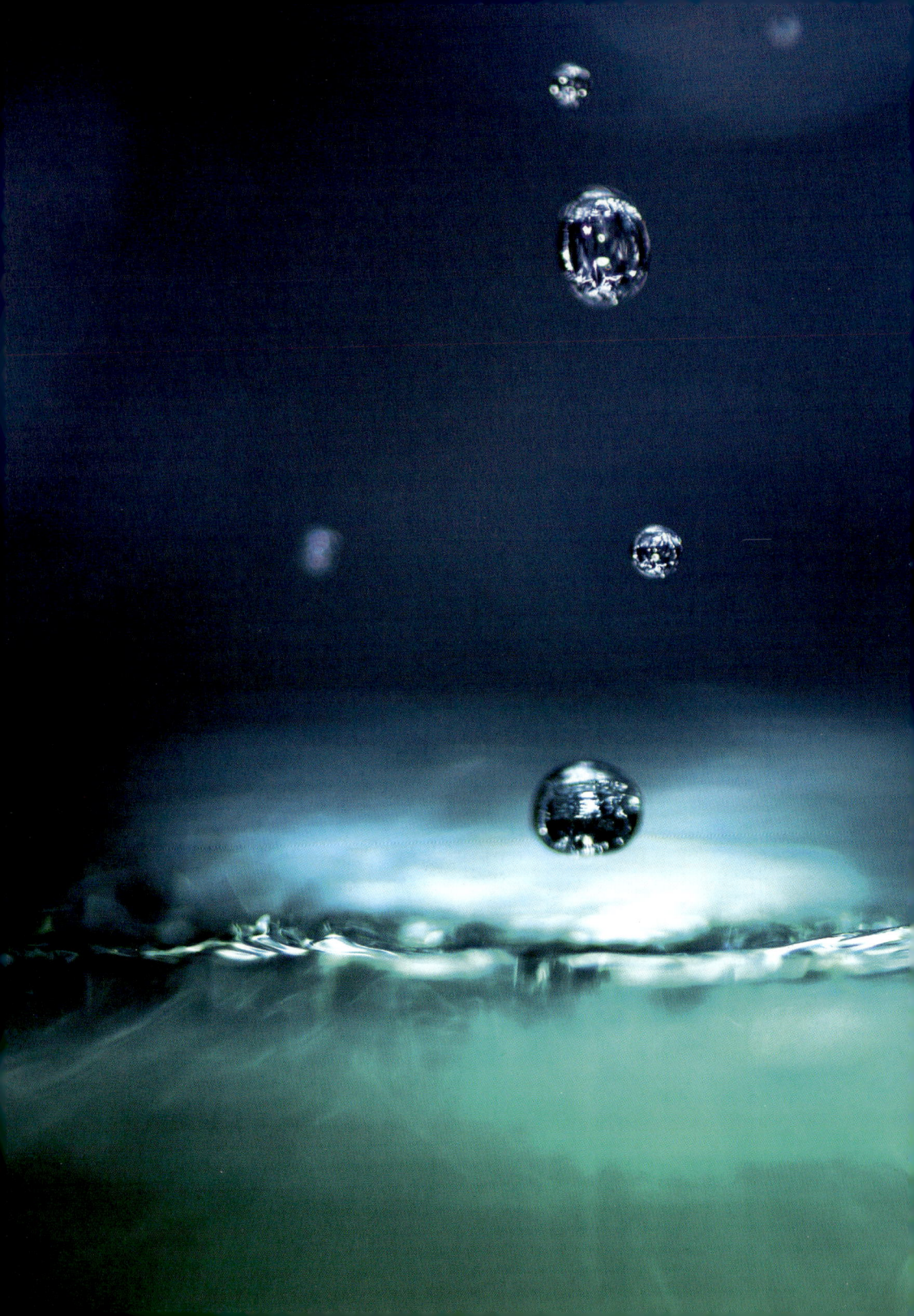

Die Fischer-Reska-Therapie der totalen Entsäuerung

Die klassischen Entsäuerungsverfahren versagten oft, wenn es um die Übersäuerung im Zellinneren ging. Die herkömmlichen Basenpulver können die Barriere der Zellwand im Allgemeinen nicht überwinden. Jetzt aber gibt es eine Methode, mit der das gelingt, und so wird erstmals eine wirklich umfassende Entsäuerung des Organismus möglich.

Die Ausgangssituation

Obwohl das Problem der Übersäuerung schon seit nahezu hundert Jahren bekannt ist und – vor allem in der Naturheilkunde – zahlreiche Therapieansätze entstanden sind, hat man bisher keinen Unterschied zwischen der Übersäuerung in den Körperflüssigkeiten und Geweben sowie der im Inneren der Körperzellen gemacht. Man war der Auffassung, dass beides zusammenhängt und auch gemeinsam therapiert werden kann: Verschwindet die Säure aus den Geweben, fließt die intrazelluläre aus den Zellen nach und kann ebenfalls ausgeschieden werden. Außerdem war man sich lange nicht der Gefahren bewusst, die sich aus der Störung des Säure-Basen-Gleichgewichts im Zellinneren ergeben.

Die extrazelluläre Übersäuerung

Die extrazelluläre Übersäuerung umfasst den Säureüberschuss und die Ablagerung saurer Schlacken in den Körperflüssigkeiten sowie in den Extrazellularräumen der Organe und Gewebe.

Sie entsteht durch jahrelange Fehl-, Über- und Mangelernährung, durch Stress, Umweltbelastungen, aber auch durch Stoffwechselkrankheiten.

Die extrazelluläre Übersäuerung kann durch eine pH-Messung im Urin nachgewiesen werden. Der Organismus versucht, sie durch eine verstärkte Ausscheidung oder notfalls durch den Abbau körpereigener Mineralienressourcen auszugleichen. Durch Regulierung der Säurezufuhr, Aktivierung der Ausscheidungsorgane sowie Zufuhr von puffernden und neutralisierenden Basenpräparaten kann die extrazelluläre Übersäuerung behandelt und langfristig beseitigt werden.

Die intrazelluläre Übersäuerung

Die intrazelluläre Übersäuerung beschreibt die Störung des Säure-Basen-Gleichgewichts innerhalb der Körperzellen und den dadurch gestörten Zellstoffwechsel, der auch zur Zellentartung und Krebsentstehung führen kann.

Sie entsteht offenbar durch lang anhaltende und starke extrazelluläre Übersäuerung sowie durch verschiedene chronische Krankheiten.

Die intrazelluläre Übersäuerung wird von den Nieren nicht erkannt und kann nicht durch pH-Messung im Urin nachgewiesen werden.

Mit herkömmlichen Basenpräparaten kann die intrazelluläre Übersäuerung nicht ausgeglichen werden, da die verwendeten Mineralsalze die Zellwand nicht überwinden und deshalb auch nicht in das Innere der Zellen transportiert werden können.

Die Entwicklung der Fischer-Reska-Therapie

Als ich vor mehr als zwei Jahrzehnten begann, mich für die Übersäuerung sowie ihre Ursachen, Folgen und Diagnose zu interessieren, befand ich mich in derselben Situation. Ich erkannte, dass die Störung des Säure-Basen-Gleichgewichts im menschlichen Organismus die eigentliche Ursache für viele Gesundheitsstörungen, ja für die meisten akuten und chronischen Krankheiten ist. Also sah ich meine Hauptaufgabe als Heilpraktikerin darin, meinen Patienten dabei zu helfen, sie vor diesem Übel zu bewahren bzw. sie davon zu befreien.

Ist die Übersäuerung nur gering und erst kurzfristig vorhanden, reicht normales Basenpulver auch für die intrazelluläre Entsäuerung aus.

Basenpulver und Bitterstoffe

Auch ich begann die Behandlung zunächst auf herkömmliche Weise mit den bekannten mineralischen Basenpräparaten, die ich später in ihrer Zusammensetzung optimierte und zur »Urbase I« weiterentwickelte. Dieses Basenpulver zeichnet sich durch eine besonders feine Vermahlung aus.

Als hilfreich erwiesen sich auch verschiedene Bitterstoffe, die ich in fast vergessenen mittelalterlichen Rezepturen wiederentdeckte und die sich als besonders segensreich für die Sanierung und Stabilisierung der Verdauungswege sowie der anderen Ausscheidungsorgane herausstellten.

Erfolge und erste Zweifel

Die Erfolge schienen mir Recht zu geben. Tausende unsere Patienten konnte ich durch Beratung und Behandlung vor einer weiter fortschreitenden Übersäuerung bewahren und ihnen Gesundheit und Lebensfreude erhalten. Auch viele Menschen, die bereits an übersäuerungsbedingten Krankheiten litten, konnten durch die von mir angewandte Basentherapie geheilt, ihre Lebensqualität verbessert werden.

Wachsende Säurebelastung erfordert neue Wege

Insgesamt musste ich aber bald feststellen, dass die Fälle und das Ausmaß der Übersäuerung in rasantem Tempo zunahmen. Offensichtlich wurde die Säurebelastung durch industriell erzeugte Nahrung, zunehmenden Stress und wachsende Umweltbelastung immer größer, die Zahl der Betroffenen und der Grad ihrer Übersäuerung erhöhten sich von Jahr zu Jahr im geradezu erschreckenden Ausmaß.

Dann gab es die ersten Fälle in meiner Praxis, bei denen die bisher erfolgreichen Mittel und Methoden scheinbar nicht mehr ausreichten. Ich erinnere mich gut an eine Frau in mittleren Jahren, die, als sie zu mir kam, über mehrere typische Übersäuerungssymptome klagte. Die Diagnose bestätigte meinen Verdacht. Ich begann wie üblich mit der Behandlung, und zunächst schien sich alles in die gewünschte Richtung zu entwickeln. Die Patientin berichtete mir nach einigen Tagen, dass einige der Symptome sich abgeschwächt hätten, andere nach wie vor vorhanden seien. Auch die Werte der täglichen Urinmessungen zeigten eine allmähliche Entwicklung in den basischen Bereich an – also einen normalen Verlauf.

Wenn die Säure aus dem Blut in die Zellen wandert, registrieren die Nieren diese Form der Übersäuerung nicht, der Urin reagiert basisch

Entsäuert und immer noch Symptome?

Nach vier Wochen erschien die Patientin zu einer Auswertung des bisherigen Therapieverlaufs. Die Messung des Urin-pH-Werts ergab keine Hinweise auf eine noch bestehende Übersäuerung. Die Therapie schien also erfolgreich zu sein. Dennoch berichtete mir die Patientin, dass nach wie vor einige der Symptome vorhanden seien und sich sogar verstärkt hätten. Das deutete darauf hin, dass sich eine ernst zu nehmende – auf eine Übersäuerung zurückzuführende – Krankheit herauszubilden begann, während die Messungen eine intakte Säure-Basen-Balance auswiesen.

Der Zufall als Assistent

Ich hatte also eine Grenze erreicht, die ich mit meinen bisherigen Erfahrungen und Kenntnissen nicht überschreiten konnte. Zuerst war ich ratlos. Dann beschloss ich, mich noch intensiver mit der Theorie des Säure-Basen-Haushalts im Organismus zu befassen, um meine praktische Arbeit verbessern zu können. In den Arbeiten von Sander, Pekar und Worlitschek stieß ich auf erste Hinweise auf Möglichkeit und Mechanismus einer intrazellulären Übersäuerung.

Mir war sofort klar, dass man eine Substanz finden musste, die in der Lage ist, die biologische Barriere der Zellwand zu überwinden und Basen ins Zellinnere zu transportieren. Zunächst experimentierte ich eine Zeit lang mit verschiedenen Algen und Pflanzenölen, konnte jedoch keinen entscheidenden Durchbruch erreichen.

Dann kam mir der Zufall zu Hilfe! Ich stieß in dem Buch »Krebs – die biologische und die medizinische Tragödie« von Rudolf Pekar und Nikolai Korpan auf eine schier unglaubliche Geschichte, die sich bereits 1948 in Florenz ereignet hatte:

Der Chemiker Dr. Gianfranco Valse Pantellini, der in einem Tumorzentrum tätig war, kannte einen Juwelier, der an klinisch festgestelltem, inoperablem Magenkrebs litt. Die Frau des Kranken bat Dr. Pantellini um ein Mittel gegen die starken Magenschmerzen ihres Gatten. Der Chemiker empfahl, der Patient solle süße Limonade trinken, in der ein Löffel Natriumbikarbonat aufgelöst sei. Nach Monaten traf Dr. Pantellini zufällig den Patienten und war erstaunt, dass es diesem entgegen aller Erwartungen gut ging und er keine Magenschmerzen mehr hatte. Ein daraufhin veranlasster neuer Befund ergab eindeutig, dass der Magenkrebs verschwunden war. Das weckte die Neugier des Chemikers, und er versuchte, die genaueren Umstände zu klären. Dr. Pantellini untersuchte das Pulver des Patienten und stellte fest, dass nicht Natriumbikarbonat, sondern Kaliumbikarbonat vorlag. Der Apotheker hatte also einen Irrtum begangen. Und das Kaliumbikarbonat war mit dem Vitamin C (Ascorbinsäure) der Limonade die chemische Verbindung Kaliumascorbat eingegangen.

Der Durchbruch

Mir fiel es wie Schuppen von den Augen: Offensichtlich bewirkt die biologisch aktive Struktur des Ascorbinsäurerests eine solche Veränderung des Zellwandpotenzials, dass den basischen Kaliumionen das Eindringen in die übersäuerte Zelle ermöglicht wird. Nur so konnte es möglich gewesen sein, das saure Krebsmilieu in den Zellen des kranken Juweliers »umzupolen«. Ich folgerte: Deshalb müsste es mit Hilfe dieser Substanz auch gelingen, eine intrazelluläre Übersäuerung erfolgreich zu bekämpfen!

Der neue Weg

Das war vor etwa zwei Jahren. Sogleich begann ich mit ersten Therapieversuchen, zuerst bei mir selbst, später bei Freunden und Bekannten. Das Mittel schien offensichtlich zu wirken! In meinem Eifer und in meiner Begeisterung übersah ich jedoch zunächst etwas Wesenwtliches: Weil eine intrazelluläre Übersäuerung fast immer die Folge einer über Jahre angesammelten extrazellulären Übersäuerung ist, belasten die plötzlich aus den Zellen ausgeschwemmten Säuren den ohnehin schon übersäuerten extrazellulären Raum zusätzlich. Es kam zu einer Entsäuerungskrise, die sich durch Kopfschmerzen, Übelkeit und allgemeines Unwohlsein bemerkbar machte.

Zunächst extrazellulär, dann erstintrazellulär

Bald war mir klar, was zu geschehen hatte: Zuerst musste der extrazelluläre Raum so weit entsäuert werden, dass dort »Platz« für die Säuren aus dem intrazellulären Bereich war. Und abschließend – das erschien logisch – musste der extrazelluläre Bereich dann noch von der Säurelast aus den Zellen befreit werden.

Um den Therapieerfolg zu stabilisieren und langfristig zu sichern, empfehle ich Ihnen sehr, bereits während der Therapie mit einer Umstellung Ihrer Ernährung hin zu einer basenreichen Kost zu beginnen – falls Sie das nicht bereits getan haben.

Die Fischer-Reska-Therapie – eine Heilmethode für alle

Damit war eine Methode für die totale Entsäuerung gefunden – die Fischer-Reska-Therapie. Sie hat sich nun schon einige Zeit in der Praxis so großartig bewährt, dass ich es für meine Pflicht halte, sie einer großen Öffentlichkeit vorzustellen. Nicht, um damit meinen persönlichen Erfolg zu dokumentieren, sondern um allen, die entsprechende Unterstützung brauchen, meine Ergebnisse zur Verfügung zu stellen – zum Nutzen der Gesundheit.

Für wen diese Therapie geeignet ist

Die Fischer-Reska-Therapie kann im Rahmen einer Selbstbehandlung von allen Menschen angewendet werden, die Übersäuerungssymptome verspüren bzw. unter übersäuerungsbedingten Krankheiten leiden. Sie kann auch als Vorbeugungstherapie eingesetzt werden.

Schwer chronisch Kranke sollten sich vorher mit ihrem Arzt für Naturheilverfahren oder einem Heilpraktiker beraten.

Schwangeren empfehle ich, keine Entsäuerungstherapie durchzuführen, sondern nur normales Basenpulver zuzuführen (Stufe I) und basenreich zu essen (also keine intrazelluläre Entsäuerung während der Schwangerschaft und Stillzeit). Optimal wäre es, eine Entsäuerungstherapie vor der Schwangerschaft zu machen. Sie kennen den alten Spruch: »Jedes Kind ein Zahn«. Heute müsste es heissen: »Jedes Kind zwei Zähne«, denn die Basenreserven bei jungen Frauen sind stark gesunken! Deshalb sollten Sie ganz normal Basenpulver zuführen und an Folsäure und Eisen denken. Wenn Sie sich aber gesund und ökologisch ernähren, nehmen Sie genug Folsäure und Eisen auf.

Eine Fehl- oder Überdosierung muss im Allgemeinen nicht befürchtet werden, da die verwendeten Substanzen Naturprodukte sind und vom Körper problem- und komplikationslos ausgeschieden werden.

Gelegentlich gibt es anfangs Eingewöhnungsprobleme, wird beispielsweise von Durchfall, leichten Kopfschmerzen oder Übelkeit berichtet. In solchen Fällen rate ich, die Dosierung vorübergehend zu verringern oder mit der Basenpulvereinnahme kurzzeitig auszusetzen.

> Wichtig ist, schon ein Jahr vor der Schwangerschaft auf eine ökologische Ernährung umzustellen und eine Entsäuerungstherapie durchzuführen. Denn die Erfahrung zeigt, dass diese Mütter gesündere und glücklichere Kinder zur Welt bringen.

Wie die Therapie abläuft

Die Fischer-Reska-Therapie der totalen Entsäuerung ist eine so genannte Schaukeltherapie, die in drei Stufen durchgeführt wird. Jede dieser Stufen umfasst einen Zeitraum von vier Wochen, insgesamt dauert die Behandlung also zwölf Wochen. Und das sind die einzelnen Therapieabschnitte:

Die vorbereitende extrazelluläre Entsäuerung
Sie wird auf klassische Weise unter Verwendung herkömmlichen Basenpulvers durchgeführt. Dadurch wird die Pufferkapazität des extrazellulären Körperbereichs stabilisiert; Säuren und saure Schlacken werden auf die bekannte Weise aus dem Körper ausgeschieden.

Info

Therapiedauer

Die Dauer der einzelnen Therapiestufen sollte bei 4 bis maximal 6 Wochen liegen. Unter 4 Wochen gibt es immer wieder Probleme, dass beim Wechsel in Stufe II (intrazelluläre Entsäuerung) die Patienten Übersäuerungssymptome bekommen, weil der Extrazellulärraum nicht genügend entsäuert ist. Dies gilt vor allem beim Einsatz von Kaliumascorbat (Kaliumhydrogencarbonat und Ascorbinsäure).

Bei über 6 Wochen Therapiedauer tauchen langsam wieder Probleme auf, weil auch ein relativ gut entsäuerter Extrazellulärraum mit viel Säure aus den Zellen (Intrazellulärraum) überladen wird.

In diesem Ratgeber wurde der Einfachheit halber 4+4+4 Wochen gewählt. Sie fragen sich vielleicht zu Recht: Wie kann ein solch starres Therapieschema für alle Anwender und Altersgruppen passen?

Die 4+4+4-Therapie ist passend für den Durchschnitts-30-Jährigen. Er kann dann die Therapie nach etwa einem Jahr mit Vorteil wiederholten.

Für den Durchschnitts-60-Jährigen ist sie zu wenig. Er sollte daher die Therapie bereits nach 6 Monaten wiederholen.

Vor allem gilt aber: Horchen Sie in sich hinein! Waren Sie zufrieden mit dem Ergebnis nach der ersten Kur? Sind die Verbesserungen, die sie danach spürten wieder am Verschwinden? Wenn ja, dann ist es höchste Zeit, die Kur zu wiederholen!

In diesem Ratgeber ist 4+4+4 Wochen einfachhalber gewählt, denn die Patienten möchen eine einfache, klar gegliederte Therapievorgabe haben.

Frage: Wie kann dann ein solches starres Therapieschema für alle Anwender und Altersgruppen passen?

Antwort: Die 4+4+4-Therapie ist passend für den Durschnitts-30-Jährigen. Er/Sie kann dann die Therapie nach etwa einem Jahr mit Vorteil wiederholen.

Die 4+4+4-Therapie ist für den Durchschnitts-60-Jährigen zu wenig. Er/Sie sollte daher die Therapie nach 6 Monaten wiederholen.

Vor allem gilt: Horchen Sie in sich hinein!

Waren Sie zufrieden mit dem Ergebnis nach der ersten Kur? Sind die Verbesserungen, die sie danach spürten wieder am Verschwinden?

Wenn ja, dann ist es höchste Zeit, die Kur zu wiederholen!

Die intrazelluläre Entsäuerung

Sie nehmen jetzt über einen Zeitraum von abermals vier Wochen Ascorbinsäure und Kaliumbiccarbonat ein. Daraus bildet sich Kaliumascorbat, das die Übersäuerung innerhalb der Körperzellen aufhebt. Die so frei werdenden Säuren werden in den extrazellulären Bereich transportiert. Diese Stufe kann mit dem Basenpulver UrBase II ProActiv etwas einfacher und angenehmer gestaltet werden (siehe Seite 211).

Die abschließende extrazelluläre Entsäuerung

Nun werden die aus den Zellen freigesetzten Säuren aus dem extrazellulären Raum entfernt.

In allen Phasen der Therapie empfehle ich begleitende und unterstützende Maßnahmen, z. B. die Kolon-Hydro-Therapie: Bei dieser Anwendung zur Sanierung des Dickdarms wird der Darm über ein geschlossenes Schlauchsystem mit Wasser wechselnder Temperatur durchgespult. Dabei werden die verbliebenen fauligen Darminhalte aufgelöst und abtransportiert. Die warm-kühle Reizung bewirkt zudem eine Aktivierung der Darmbewegung und eine Verbesserung der Verdauung. Eventuell dabei ausgespülte physiologisch gesunde Darmbakterien werden ersetzt.

Was man für die Therapie benötigt

Alles, was Sie für diese Therapie brauchen, können Sie sich leicht beschaffen.

Basenpulver

Für die Stufen I und III benötigen Sie ein herkömmliches Basenpräparat auf mineralischer Basis. In der Apotheke, aber auch im Versandhandel wird eine Vielzahl von Produkten angeboten. Entsprechende Bezugsadressen finden Sie ab Seite 211. Ich habe gute Erfahrungen mit »Urbase Extra Basenpulver« gemacht, das ich auch Ihnen empfehlen kann. Achten Sie vor allem darauf, dass es sich bei den Basenpulvern um Produkte ohne Füllstoffe handelt und dass diese fein vermahlen sind.

Info

Basenbrühe nach Aare Waerland

Diese schmack- und nahrhafte Gemüsebrühe unterstützt wirksam jede Entsäuerungstherapie. Sie ist auch für Fasttage oder Fastenkuren geeignet.

Zutaten

1 Liter Wasser, 3 mittelgroße Kartoffeln, 1 Möhre, 1/2 Selleriewurzel.

Zubereitung

Das Gemüse klein schneiden und mit dem Wasser im Schnellkochtopf 20 Minuten kochen. Die Gemüsebrühe kurz ziehen lassen und abgießen. Das zerkochte Gemüse hat keinerlei Nährwert mehr und kann weggeworfen werden. (Wer keinen Schnellkochtopf besitzt, sollte 1,5 Liter Wasser nehmen und das Ganze 2 Stunden kochen.)

Anwendung

Trinken Sie täglich 1 Liter der Basenbrühe – warm oder kalt, ganz wie Sie wollen.

Eine Kur mit der Basenbrühe kann 3 Monate lang durchgeführt werden. Die Brühe muss allerdings täglich frisch zubereitet werden.

Ascorbinsäure und Kaliumbicarbonat

Für den Therapieabschnitt II besorgen Sie sich aus der Apotheke 150 Gramm Ascorbinsäure (Vitamin C) und 300 Gramm Kaliumbicarbonat. Beide Substanzen bewahren Sie bitte in getrennten Gefäßen vor Feuchtigkeit geschützt auf. Oder Sie besorgen sich das UrBase II ProActiv, was etwas einfacher in der Verwendung ist.

das ist ohne Zink u. Vit. C!

pH-Messstreifen

Für die Kontrollmessungen benötigen Sie pH-Indikatorpapier bzw. Messsticks für den pH-Bereich von etwa 5 bis 9 mit entsprechenden Farbskalen. Solche Messsets können Sie in der Apotheke erwerben.

Die ermittelten Messwerte bzw. die gemittelten Wochenwerte tragen Sie am besten in die dafür vorbereiteten Doppelseiten »Kontrolle des Therapieverlaufs« (ab Seite 198) ein.

Weiteres Zubehör

Möglicherweise benötigen Sie noch einige Materialien und Geräte für die therapiebegleitenden Maßnahmen, wie etwa basisches Badesalz u. Ä.

Wie man die Therapie vorbereitet

Eine längere Vorbereitungszeit ist nicht erforderlich. Im Gegenteil – am besten Sie fangen gleich an und besorgen sich schon morgen die Dinge, die Sie benötigen.

Wenn Sie sich nicht sicher sind, ob die Therapie für Sie geeignet oder erforderlich ist, beraten Sie sich mit Ihrem Arzt für Naturheilverfahren oder Ihrem Heilpraktiker.

Info

Wann nimmt man Basenpräparate ein?

Am besten immer eine halbe Stunde vor einer Mahlzeit! Zu diesem Zeitpunkt ist der Magensaft noch nicht so sauer, dass er die basischen Salze sofort spaltet: z. B. Natriumbicarbonat in Kohlendioxid (Aufstoßen) und Kochsalz, das unverändert ausgeschieden wird.

Zur Mahlzeit eingenommen würde das Basenpulver den sauren Magensaft neutralisieren und damit den Verdauungseffekt deutlich herabsetzen.

Bevor Sie mit der Therapie beginnen, sollten Sie sich darüber im Klaren sein, dass Sie in den kommenden zwölf Wochen Tag für Tag etwas sehr Entscheidendes für Ihre Gesundheit und Lebensqualität tun. Je konsequenter Sie die Therapie durchführen, desto schneller und umfassender stellt sich der Erfolg ein. Dennoch sollten Sie sich den gegebenen Vorschriften nicht sklavisch unterordnen, sich nicht durch die Therapie in Stress versetzen lassen. Dann wäre genau das Gegenteil erreicht!

Nebenwirkungen

Es wird ganz selten von Nebenwirkungen berichtet – manchmal von Durchfall oder leichter Übelkeit am Anfang der Therapie. In diesem Fall reduzieren Sie die Einnahme, bis alles wieder normal ist.

Wie man den Therapieverlauf kontrollieren kann

Neben der täglichen Urin-pH-Messung, die Ihnen einen groben Überblick über den Fortgang der extrazellulären Entsäuerung gibt, empfehle ich Ihnen, sich aus den zehn Generalsymptomen, die eine Übersäuerung begleiten können, drei so genannte Leitsymptome auszuwählen, die Sie ganz speziell betreffen und Ihnen die meisten Beschwerden verursachen. Diese Symptome sollten Sie täglich beobachten und entsprechende Veränderungen im Therapiekalender registrieren.

Damit Sie sich schnell orientieren können, finden Sie eine Zusammenstellung der zehn Übersäuerungssymptome auf der hinteren/vorderen Umschlagklappe des Buches.

Auswertungen

Nach jeweils vier Wochen ist eine Zwischenauswertung vorgesehen, bei der Sie zum einen die pH-Mittelwerte der Urinmessung in ein Diagramm eintragen können. Zum anderen haben Sie hier Gelegenheit, die Veränderung aller zehn Übersäuerungssymptome zu registrieren. Nach Abschluss der Therapie können Sie dann selbst eine Endauswertung vornehmen, um die Therapie zu beurteilen.

Aber ich bin sicher, das werden Sie auch und vor allem am eigenen Leibe spüren. Freuen Sie sich auf mehr Gesundheit, Leistungskraft und Lebensfreude – und fangen Sie jetzt an!

Stufe I – die einleitende extrazelluläre Entsäuerung

Die erste Phase der Fischer-Reska-Therapie hat das Ziel, den Säureüberschuss im extrazellulären Raum zu neutralisieren, die dortige Pufferkapazität zu stabilisieren, Schlacken – vor allem in den Bindegeweben – abzubauen, den Mineralienraub zu stoppen sowie Aktionsräume und Transportwege für die nachfolgende intrazelluläre Entsäuerung frei zu räumen.

Die extrazelluläre Entsäuerung vermindert die Übersäuerungs-symptome und -beschwerden, verbessert die Vitalität sowie das körperliche und seelische Wohlbefinden.

Der Einnahmemodus

Besonders wichtig ist die regelmäßige Einnahme eines extrazellulären Basenpräparats. Bei der Auswahl sollten Sie möglichst auf eine der folgenden Zusammensetzungen zurückgreifen, weil diese optimal sind: Natriumbikarbonat, Kaliumbikarbonat (die Bezeichnung Hydrogenkarbonat ist identisch mit Bikarbonat), Kalziumkarbonat, Magnesiumkarbonat, Natriumhydrogenphosphat.
Alle Bestandteile sollten aus natürlichen Vorkommen stammen und idealerweise pulverisiert sein – möglichst fein vermahlen. Achten Sie darauf, dass keine Farbstoffe, Konservierungsmittel, Füll- und Aromastoffe enthalten sind. Zink, Selen und andere Spurenelemente sollten getrennt eingenommen werden und nicht im Basenpulver enthalten sein.

Einnahmezeiten und Dosierung

Richten Sie sich bezüglich des Einnahmezeitpunkts nach den Einnahmeempfehlungen des Herstellers. Im Allgemeinen nimmt man das Präparat morgens und abends auf nüchternen Magen – am besten morgens gleich nach dem Erwachen (aber mindestens 30 Minuten vor dem Frühstück) und abends kurz vor dem Schlafengehen (aber mindestens 60 Minuten nach der letzten Mahlzeit).
Auch was die Dosierung betrifft, sollte man den Einnahmeempfehlungen des Herstellers folgen. In der Regel trinkt man ein bis zwei Teelöffel Pulver pro Tag, in ein großes Glas (abgekochtes, lauwarmes) Wasser eingerührt. Es ist auch möglich, die Einnahmemengen individuell zu dosieren. Wollen Sie beispielsweise das Pulver lediglich einmal täglich einnehmen, so empfehle ich Ihnen, dies am besten abends zu tun. Denken Sie dann daran, die Menge zu halbieren. Wer dagegen schon älter ist (d.h. über 50) und eventuell an Übergewicht leidet, sowie deutliche Symptome einer Übersäuerung zeigt, kann die Einzeldosis mit gutem Gewissen mehrmals täglich einnehmen. Bei einem Körpergewicht höher als 75 Kilogramm kann man die Einzeldosis ebenfalls um 50 bis 100 Prozent erhöhen.

Wer noch jung ist (unter 30), Normalgewicht hat und kaum Übersäuerungssymptome verspürt, kann die Einnahmemenge herabsetzen: z.B. die Menge halbieren oder das Pulver nur noch einmal täglich einnehmen – dann am besten abends. Eine zusätzliche Einnahme, also außerhalb der empfohlenen Einnahmezeiten, ist möglich und wird durchaus auch empfohlen vor und nach größeren sportlichen Aktivitäten, vor dem Saunabesuch sowie vor Anlässen, bei denen größere Säureattacken zu erwarten sind, also Feste, Festessen usw.

Tipp: Zur Geschmacksverbesserung ist es möglich, das Pulver in (nach Bedarf mit Wasser verdünnten) Fruchtsaft einzurühren. Achten Sie darauf, dass es sich um naturreinen Saft ohne Zuckerzusatz handelt.

Begleitende Maßnahmen

Um den Erfolg der Therapie zu fördern und längerfristig zu erhalten, empfehle ich:

- Eine Umstellung der Ernährung und Ernährungsweise: überwiegend basische, möglichst biologisch angebaute Lebensmittel essen; langsam und gut kauen.
- Einschränkung bei bzw. Verzicht auf so genannte Genussmittel: Kaffee, Alkohol, Nikotin und vor allem Süßigkeiten meiden.
- Reichliches Trinken, um die Schlacken zu lösen, die freigesetzten Säuren zu verdünnen und deren Ausscheidung zu erleichtern – mindestens 1,5 bis 2 Liter am Tag: vorwiegend Wasser (abgekochtes und auf Zimmertemperatur abgekühltes Leitungswasser), weiches Mineralwasser, Kräutertees, ; keine kohlensäurehaltigen Mineralwässer, Früchtetees und auf keinen Fall zuckerhaltige Getränke (Fruchtnektar, Limonaden).
- Trinken von Säften aus frisch gepressten Früchten.
- Darmreinigung und -pflege: z.B. Kolon-Hydro-Therapie (siehe Seite 192 und 214), Einläufe, Einnahme von Basenbrühe nach Waerland (siehe Seite 193).
- Unterstützung der Ausscheidungsfunktion der Nieren durch Kräutertees.
- Leichte sportliche Aktivitäten, um Stoffwechsel und Atmung zu aktivieren und dadurch die Säureausscheidung zu beschleunigen: z.B. zwei- bis dreimal pro Woche abendliche Spaziergänge von jeweils 30 bis 60 Minuten Dauer unternehmen oder zweimal wöchentlich 30 Minuten schwimmen.

Aus folgenden Kräutern (jeweils 20 Gramm) lässt sich eine für diesen Zweck besonders geeignete Teemischung bereiten: Birkenblätter, Goldrutenkraut, Lindenblüten, Orthosiphonblätter, Schachtelhalmkraut.

Was zu beachten ist

Nebenwirkungen sind kaum zu erwarten. In manchen Fällen tritt zu Beginn der Einnahme leichter Durchfall auf. Wenn dieser nach drei Tagen noch nicht abgeklungen ist, sollte die Einnahme reduziert oder ausgesetzt werden, bis der Stuhl wieder fester wird.

Wer an einer Nierenerkrankung leidet, sollte die Entsäuerungstherapie unbedingt vorher mit seinem Heilpraktiker oder Arzt für Naturheilverfahren besprechen. Neuere Studien weisen übrigens darauf hin, dass gerade Nierenkranke in bedeutendem Maße von einer Basenzufuhr profitieren können.

Kontrolle des Therapieverlaufs – Stufe I

Auf dieser Doppelseite haben Sie die Gelegenheit, den Verlauf Ihrer Therapie zu dokumentieren und den Erfolg zu kontrollieren.

Tragen Sie hier die Dosis des eingenommenen Basenpulvers ein

	morgens	abends	zusätzlich
1. Woche			
2. Woche			
3. Woche			
4. Woche			

Tragen Sie hier die Mittelwerte der Urin-pH-Messungen ein

	M1	M2	M3	M4	M5
1. Woche					
2. Woche					
3. Woche					
4. Woche					
Mittelwert					

Übertragen Sie die Mittelwerte der Wochen 1 bis 4 in das Diagramm

Notieren Sie hier Art, Anzahl bzw. Dauer Ihrer therapiebegleitenden Maßnahmen

1. Woche _____

2. Woche _____

3. Woche _____

4. Woche _____

Wie haben sich die Übersäuerungssymptome bisher verändert?

	verbessert	unverändert	schlechter	nicht mehr vorhanden
Gewichtszunahme	☐	☐	☐	☐
Müdigkeit	☐	☐	☐	☐
Schlafstörungen	☐	☐	☐	☐
Verdauungsprobleme	☐	☐	☐	☐
Hautirritationen	☐	☐	☐	☐
Rheumatische Beschwerden	☐	☐	☐	☐
Haar- und Nagelprobleme	☐	☐	☐	☐
Starkes Schwitzen	☐	☐	☐	☐
Stimmungsschwankungen	☐	☐	☐	☐
Schlechtes Allgemeinbefinden	☐	☐	☐	☐

Wie fühlen Sie sich insgesamt nach vier Wochen Entsäuerung?

bedeutend besser	besser	unverändert
☐	☐	☐

Was ist Ihnen während des Therapieverlaufs aufgefallen?

_____

_____

_____

_____

_____

Stufe II – die intrazelluläre Entsäuerung

Die erste Stufe der Fischer-Reska-Therapie haben Sie jetzt geschafft. Eine ganze Reihe der Übersäuerungssymptome sollte jetzt deutlich abgeklungen, das eine oder andere vielleicht ganz verschwunden sein.

Um das Ergebnis weiter zu verbessern, sollten Sie nicht zögern, jetzt mit der zweiten Stufe der Therapie weiterzumachen – mit dem wichtigen Schritt der intrazellulären Entsäuerung.

Möglicherweise sollten Sie jetzt neue Leitsymptome auswählen, die als Kriterien für die Phase der intrazellulären Entsäuerung dienen.

Was dabei im Körper geschieht

Während der ersten Phase der extrazellulären Entsäuerung haben die zugeführten basischen Salze sowohl die überschüssigen Säuren in Körperflüssigkeiten und Geweben neutralisiert als auch die Pufferkapazität in diesem Bereich stabilisiert. Gleichzeitig wurde damit begonnen, die sauren Schlacken aus den Geweben auszuschwemmen.

Damit ist jetzt der extrazelluläre Bereich gewissermaßen frei geräumt, um die Säuren aufzunehmen, die bisher in den Körperzellen deponiert waren. Wie ich an anderer Stelle bereits ausführlich geschildert habe, ist das aus einer Mischung von Askorbinsäure (Vitamin C) und Kaliumbikarbonat gebildete Kaliumaskorbat in der Lage, die Zellwand zu durchdringen. Dabei werden basische Kaliumionen gegen saure Wasserstoffionen ausgetauscht. Die Kaliumionen stabilisieren das Säure-Basen-Gleichgewicht in den Zellen, die sauren Valenzen gehen in den extrazellulären Raum über.

Plötzlich wieder sauer

Erschrecken Sie also nicht, wenn die pH-Messungen im Urin wieder zunehmend saure Werte anzeigen. Das liegt daran, dass die intrazellulären Säuren jetzt in den extrazellulären Raum übergegangen sind und damit auch von den Nieren wieder »erkannt« werden.

In diesem Zusammenhang kann es zu Beginn der zweiten Stufe der Fischer-Reska-Therapie zu einer Art Kurkrise kommen, vergleichbar mit einer so genannten Erstverschlimmerung bei einer homöopathischen Behandlung. Das liegt einfach daran, dass sich nun die Säurekonzentration im extrazellulären Raum kurzfristig stark erhöht, so dass Pufferkapazität und Ausscheidungsorgane kurzzeitig die Grenzen ihrer Belastbarkeit erreichen können. In diesem Fall kann es geschehen, dass schon überwunden geglaubte Übersäuerungssymptome wieder aufflackern.

Zeigen sich solche Symptome, sollten Sie die Dosierung etwas reduzieren, bis die Beschwerden abklingen. Danach kann die Dosis wieder erhöht werden.

Die Dosierung

Die Pulvermischung für diese Entsäuerungsphase wird im Verhältnis 1:2 vorgenommen: also z. B. eine Messerspitze Vitamin C plus zwei Messerspitzen Kaliumbicarbonat. Alle Anwender – egal, welcher Übersäuerungsgrad gegeben ist – beginnen mit derselben Menge und titrieren sie in etwa zwei Wochen auf die individuelle Dauerdosis hoch:

3 Tage 2 x 1 Messerspitze Vitamin-C-Pulver, + 2 MS Kaliumbicarbonat
3 Tage 2 x 2 Messerspitzen Vitamin-C-Pulver, 3 Tage 1 x 1/2 gestrichener Teelöffel Vitamin-C-Pulver, 3 Tage 2 x 1/2 gestrichener Teelöffel Vitamin-C-Pulver. Die letzte Dosis kann auch als Dauerdosis bis zum Ende der intrazellulären Entsäuerung dienen und ist für all jene gedacht, die nicht extrem übersäuert sind und relativ vernünftig leben. Bei höherem Alter und fortgeschrittener Übersäuerung ist folgende Dosis besser: 2 x 1 gestrichener Teelöffel Vitamin-C-Pulver.

Bitterstoffe helfen entsäuern

Sie können die Phase der intrazellulären Entsäuerung noch effektiver gestalten, wenn Sie regelmäßig – am besten kurz vor den Mahlzeiten – Tees oder Tinkturen von bitterstoffhaltigen Pflanzen einnehmen. Bitterstein

Dazu gehören Wermut, Pomeranze, Kalmus, Kardamom, Kümmel, Gewürznelken, Koriander, Fenchel, Galgant, Gelber Enzian, Lavendel, Majoran, Schafgarbe, Löwenzahn, Ingwer und Zimt. Die Bitterstoffe in diesen Heilpflanzen regen die Verdauungstätigkeit an und regulieren den Stoffwechsel – wichtige Voraussetzungen für die Pflege der körpereigenen Puffersysteme sowie für eine umfassende Entsäuerung und vollständige Ausscheidung von Säuren, Salzen und Schlacken. Probieren Sie es aus! Schweden Kräuter tadinger

Reichlich trinken

Auch in dieser Phase der Entsäuerung heißt die Devise: Mindestens zwei Liter täglich trinken – am besten stilles, weiches, basenstoffreiches Mineralwasser oder aber auch Leitungswasser. Letzteres sollte man abkochen und mindestens fünf Minuten abkühlen lassen. Eine alte ayurvedische Regel besagt, dass es dann besonders harmonisch wirkt.

Wenn Sie Fruchtsäfte als Lösungsmittel für die Entsäuerungspräparate verwenden wollen, achten Sie darauf, dass die Säfte zuckerfrei sind! Bedenken Sie auch, dass die Fruchtsäure etwas Basenpulver puffert – dosieren Sie also ein wenig mehr.

Kontrolle des Therapieverlaufs – Stufe II

Auf dieser Doppelseite haben Sie die Gelegenheit, den Verlauf Ihrer Therapie zu dokumentieren und den Erfolg zu kontrollieren.

Tragen Sie hier die Dosis des eingenommenen Basenpulvers ein

	morgens		abends		zusätzlich	
5. Woche						
6. Woche						
7. Woche						
8. Woche						

Tragen Sie hier die Mittelwerte der Urin-pH-Messungen ein

	M1	M2	M3	M4	M5
5. Woche					
6. Woche					
7. Woche					
8. Woche					
Mittelwert					

Übertragen Sie die Mittelwerte der Wochen 5 bis 8 in das Diagramm

Notieren Sie hier Art, Anzahl bzw. Dauer Ihrer therapiebegleitenden Maßnahmen

5. Woche
_____

6. Woche
_____

7. Woche
_____

8. Woche
_____

Wie haben sich die Übersäuerungssymptome bisher verändert?

	verbessert	unverändert	schlechter	nicht mehr vorhanden
Gewichtszunahme	☐	☐	☐	☐
Müdigkeit	☐	☐	☐	☐
Schlafstörungen	☐	☐	☐	☐
Verdauungsprobleme	☐	☐	☐	☐
Hautirritationen	☐	☐	☐	☐
Rheumatische Beschwerden	☐	☐	☐	☐
Haar- und Nagelprobleme	☐	☐	☐	☐
Starkes Schwitzen	☐	☐	☐	☐
Stimmungsschwankungen	☐	☐	☐	☐
Schlechtes Allgemeinbefinden	☐	☐	☐	☐

Wie fühlen Sie sich insgesamt nach acht Wochen Entsäuerung?

bedeutend besser	besser	unverändert
☐	☐	☐

Was ist Ihnen während des Therapieverlaufs aufgefallen?

_____
_____
_____
_____
_____

Stufe III – abschließende extrazelluläre Entsäuerung

Entsäuerung und Entschlackung gehen gewissermaßen Hand in Hand. Beachten müssen Sie aber, dass die Säuren dabei aktiviert werden

Nach Abschluss der Phase der intrazellulären Entsäuerung kommt es jetzt darauf an, die Säuren, welche aus den Körperzellen in den extrazellulären Raum transportiert wurden, zu neutralisieren und aus dem Körper auszuscheiden. Dazu bedient man sich wieder desselben Basenpulvers, das man für die Stufe I der Therapie verwendet. Auch die jeweiligen Dosierungen entsprechen der ersten Entsäuerungsphase.

Entsäuern heißt entschlacken

In dieser abschließenden Phase der umfassenden Entsäuerungstherapie geht es aber nicht nur um die Entsorgung der Säuren, die aus den Zellen entfernt wurden. Es geht auch darum, die in den Geweben oft über lange Zeit deponierten Säureschlacken aufzulösen und auszuscheiden.

Diesen Entschlackungsprozess kann man durch begleitende Therapiemaßnahmen unterstützen und intensivieren, insbesondere durch basische Körperpflege (siehe Seite 152), ansteigende Bäder (siehe Seite 150), nierenreinigende Teemischungen (siehe Seite 146), Sport (siehe ab Seite 155), sowie entsprechende Maßnahmen zur Stärkung und Aktivierung der Ausscheidungsorgane.

Dosierte Entschlackung

Auch in der Entschlackungsphase sollten Sie aufmerksam auf Ihre Befindlichkeit achten. Denn bevor die Schlacken entfernt werden können, müssen die darin »stillgelegten« Säuren ja erst wieder aktiviert werden. Dadurch kann es vorübergehend zu einer verstärkten Übersäuerung kommen, die sich bei extrem verschlackten – also vor allem älteren – Menschen zu einem regelrechten »Säureschock« steigern kann, wenn die Entschlackung zu rasch angegangen wird.

Verstärken sich also in dieser abschließenden Entsäuerungsphase die Übersäuerungssymptome sehr deutlich und sehr rasch, sollten Sie alle Maßnahmen zur Entsäuerung und Entschlackung reduzieren bzw. einstellen, bis die Beschwerden wieder abklingen. Dann kann die Therapie fortgesetzt werden, wobei Sie die Dosierung des Basenpulvers und die Intensität der Begleitmaßnahmen vorsichtig Schritt für Schritt steigern sollten, bis die Einnahmeempfehlung erreicht ist.

Die pH-Messung

Den Fortgang und die Intensität der Entsäuerung in dieser Phase der Fischer-Reska-Therapie können Sie wiederum durch die Messung des pH-Werts im Urin verfolgen. Dabei sollten Sie aber unbedingt bedenken, dass es einige Faktoren gibt, die die Messwerte beeinflussen können, so dass Ihre Kurve nicht in jedem Fall der Idealform entsprechen wird.

Die Nierensperre

Das kann vor allem dann der Fall sein, wenn innerhalb eines kurzen Zeitraums große Mengen an Säuren freigesetzt werden, die nicht auf einmal ausgeschieden werden können. Registrieren die Nieren dann eine zu hohe Säurekonzentration, wird die Ausscheidung gestoppt, damit die empfindlichen Harnwege nicht durch die Säurewirkung beeinträchtigt werden. Messen Sie deshalb den aktuellen Werten (und ihren zuweilen nicht recht erklärbaren Schwankungen) nicht allzu viel Bedeutung bei, sondern richten Sie Ihre Aufmerksamkeit vor allem auf die Tendenz, die durch die Messungen im Allgemeinen recht deutlich erkennbar wird. Darauf kommt es schließlich an!

Sollten die Messwerte allerdings über längere Zeit erheblich aus dem angegebenen Messbereich ausbrechen, empfehle ich, einen Heilpraktiker oder Arzt für Naturheilverfahren zurate zu ziehen.

Auch nach Abschluss der Therapie können Sie weiter Basenpulver einnehmen. Sie sollten es tun, wenn Sie eine Säurebelastung erwarten.

Und wie geht es weiter?

Wenn jetzt nach vier Wochen der abschließenden extrazellulären Entsäuerung die Fischer-Reska-Therapie der totalen Entsäuerung beendet ist, haben Sie Ihrer Gesundheit und Ihrem Wohlbefinden schon einen großen Dienst erwiesen. Das werden Sie bald selbst erkennen, und ich hoffe, dass die Wirkung lange anhält.

Dazu können Sie noch anderes beitragen. Zum einen sollten Sie die im Verlauf der Therapie angenommenen Ernährungsgewohnheiten unbedingt beibehalten. Dazu gehört auch, dass Sie verantwortungsvoll mit den so genannten Genussmitteln – also vor allem Kaffee, Alkohol und Nikotin, aber auch Zucker und Süßigkeiten – umgehen.

Sie können die Einnahme des Basenpulvers zur extrazellulären Entsäuerung unbegrenzt weiter fortsetzen, entweder regelmäßig – also ein- bis zweimal pro Tag (aber in niedrigeren Dosen) – oder nach Bedarf – also immer dann, wenn Sie mit einer stärkeren Säurebelastung rechnen müssen.

Je nachdem, wie Sie sich fühlen, bzw. je nachdem, wie stark Ihre Säurebelastung war oder noch ist, können Sie die komplette Fischer-Reska-Therapie der totalen Entsäuerung auch wiederholen: bei sehr starker Übersäuerung einmal im Jahr, sonst mindestens alle zwei Jahre. So behalten Sie Ihre Säure-Basen-Balance sicher im Griff.

Kontrolle des Therapieverlaufs – Stufe III

Auf dieser Doppelseite haben Sie die Gelegenheit, den Verlauf Ihrer Therapie zu dokumentieren und den Erfolg zu kontrollieren.

Tragen Sie hier die Dosis des eingenommenen Basenpulvers ein

	morgens	abends	zusätzlich
9. Woche			
10. Woche			
11. Woche			
12. Woche			

Tragen Sie hier die Mittelwerte der Urin-pH-Messungen ein

	M1	M2	M3	M4	M5
9. Woche					
10. Woche					
11. Woche					
12. Woche					
Mittelwert					

Übertragen Sie die Mittelwerte der Wochen 9 bis 12 in das Diagramm

Notieren Sie hier Art, Anzahl bzw. Dauer Ihrer therapiebegleitenden Maßnahmen

9. Woche _____

10. Woche _____

11. Woche _____

12. Woche _____

Wie haben sich die Übersäuerungssymptome bisher verändert?

	verbessert	unverändert	schlechter	nicht mehr vorhanden
Gewichtszunahme	☐	☐	☐	☐
Müdigkeit	☐	☐	☐	☐
Schlafstörungen	☐	☐	☐	☐
Verdauungsprobleme	☐	☐	☐	☐
Hautirritationen	☐	☐	☐	☐
Rheumatische Beschwerden	☐	☐	☐	☐
Haar- und Nagelprobleme	☐	☐	☐	☐
Starkes Schwitzen	☐	☐	☐	☐
Stimmungsschwankungen	☐	☐	☐	☐
Schlechtes Allgemeinbefinden	☐	☐	☐	☐

Wie fühlen Sie sich insgesamt nach zwölf Wochen Entsäuerung?

bedeutend besser	besser	unverändert
☐	☐	☐

Was ist Ihnen während des Therapieverlaufs aufgefallen?

_____

_____

_____

_____

_____

Zu guter Letzt

Liebe Leserin,
lieber Leser,

wenn nun mein Schlusswort vor Ihnen liegt, darf ich wohl davon ausgehen, dass Sie das ganze Buch durchgelesen haben und wahrscheinlich einige der geschilderten Beschwerden auch Sie betreffen.

Vielleicht waren ja manche von Ihnen der trügerischen Überzeugung, dass sie völlig entsäuert sind, weil das pH-Papier für den Urintest dies immer so angezeigt hatte. Nach der Lektüre wissen Sie jetzt bedeutend mehr!

Falls Sie noch immer nicht begonnen haben, fangen Sie jetzt damit an! Denn ein gesunder Körper ist ein kostbares, weil unersetzbares »Fahrzeug«, das Sie bis ans Ende Ihres Lebens überallhin tragen muss – im Idealfall bei voller Vitalität und allerbestem Aussehen.

Denken Sie sich möglichst immer Folgendes: Heute ist der erste Tag vom Rest meines Lebens!

Ein paar Tipps

Machen Sie sich zur Unterstützung Ihrer Entsäuerungstherapie am besten Kopien der wichtigsten Informationen, beispielsweise von Ernährungsempfehlungen oder von den Seiten für die Auswertung der Schaukelmethode. Besorgen Sie sich wirklich geeignete Basenpulver sowohl für die extrazelluläre als auch für die intrazelluläre Entsäuerung.

Übrigens: Wenn Sie die Möglichkeit haben, bei Ihrem Heilpraktiker oder Arzt ein Kirlianbild machen zu lassen, sollten Sie das unbedingt tun. Denn es zeigt nicht nur den aktuellen Grad der Säureverschlackung an, sondern ist erfahrungsgemäß auch besonders gut als aussagekräftige Therapiekontrolle geeignet.

Gut, aber bewusst leben

Gewöhnen Sie es sich an, zu Hause so basisch wie möglich zu essen.

Wenn Sie dann einmal – aus welchem Anlass auch immer – zu einem üppigen Essen eingeladen sind, nehmen Sie am besten bereits vorher einen Extralöffel Basenpulver, um Ihre »Sünden« schon mal etwas abzupuffern.

Und denken Sie daran: Sie sollten niemals etwas übertreiben – weder in die eine noch in die andere Richtung! Also gönnen Sie sich zwischendurch ruhig mal ein Gläschen trockenen Rotwein oder ein kühles Bier. Denn Sie wissen ja: Die Übersäuerung Ihres Körpers hat sich nicht in drei Monaten ergeben, sondern ist vielmehr das Resultat von Jahren.

Längere Übersäuerungstherapien

Natürlich ist jeder Mensch ganz individuell übersäuert. In aller Regel reicht die Fischer-Reska-Therapie der totalen Entsäuerung vollkommen aus, um wieder ein normales Säure-Basen-Gleichgewicht herzustellen. Wenn sich aber nach Jahrzehnten eines entsprechenden Lebenswandels massiv saure Schlacken angesammelt haben, muss intensiver bzw. öfter therapiert werden, um den gefährlichen Ballast auch wieder loszuwerden.

Eine gute Lösung ist in dieser Situation beispielsweise die Möglichkeit, die beschriebene Therapie auf fünf mal vier Wochen auszudehnen. Das bedeutet, dass sich den Schritten der normalen Fischer-Reska-Therapie nochmals je eine Phase der intra- und der extrazellulären Entsäuerung anschließen. Zudem sollte man bei hoher Übersäuerung auch eher zwei- als nur einmal im Jahr therapieren.

Vitamin C – ein Problem?

Für die Therapie ist es grundsätzlich von großer Bedeutung, dass relativ hohe Dosen Vitamin C und Kaliumbicarbonat eingenommen werden.

Nun wurde in den vergangenen Jahren aber immer wieder die Unbedenklichkeit von hohen Vitamin C-Gaben infrage gestellt. Die oft zum Ausdruck gebrachte Skepsis gegenüber Vitamin C hat nach meiner Überzeugung aber mit alten, falsch ausgewerteten Studien zu tun.

Meiner Erkenntnis zufolge ist Vitamin C absolut ungefährlich, ein Überschuss wird in aller Regel schnell über den Urin ausgeschieden. Lediglich während einer Schwangerschaft sollte das Vitamin nicht hoch dosiert eingenommen werden. Während dieser Zeit ist aber auch von einer Entsäuerung abzuraten.

Ein sich einigermaßen ausgewogen ernährender Europäer sollte zum natürlich aufgenommenen Vitamin C täglich noch zwei bis drei Gramm zusetzen. Ein Kranker braucht allerdings schon wesentlich mehr, nämlich vier bis zehn Gramm zusätzlich.

Wenn es Ihnen nach einer konsequenten und erfolgreichen Entsäuerungstherapie sowie durch eine sinnvoll geänderte Lebensführung wieder richtig gut geht, ist der Zweck dieses Buches schon erfüllt. Und ein gesunder, leistungsfähiger und jüngerer Körper wird es Ihnen danken!

Das wünsche ich Ihnen von Herzen!

Ihre Hannelore Fischer-Reska,
Ihr Andreas Hammering

Bei verschiedenen akuten Erkrankungen hat es sich beispielsweise bewährt, sogar bis zu 30 Gramm Vitamin C intravenös zu verabreichen.

Empfehlenswerte Bücher

Bruker, Max Otto: *Unsere Nahrung – unser Schicksal.* Emu Verlag, Lahnstein 2011

Dahlke, Rüdiger/Ehrenberger, Doris: *Wege der Reinigung. Entgiften, Entschlacken, Loslassen.* Wilhelm Heyne Verlag, München 2002

Fischer-Reska, Hannelore: *Lebensratgeber aus der Naturheilpraxis.* Bitterstern Verlag, Laetitia Naturprodukte Vertriebs-GmbH, München 1999

Hosch, Harald: *Gesund durch Entsäuerung. Das Säure-Basen-Gleichgewicht wieder herstellen und erhalten.* Dr. Werner Jopp Verlag, Wiesbaden 1994

Jentschura, Peter/Lohkämper, Josef: *Gesundheit durch Entschlackung.* Verlag Peter Jentschura, Münster 1998

Kraske, Eva-Maria: *Säure-Basen-Balance.* Gräfe und Unzer Verlag, München 2000

May-Ropers, Christiane: *Nie wieder sauer. Leben im Gleichgewicht. Die Säure-Basen-Balance.* F. A. Herbig Verlagsbuchhandlung GmbH, München 2002

Neumann, Halima: *Stop der Azidose, Allergien und Haarausfall. Ursachen, Vorbeugung, Hilfen.* Fürhoff-Verlag, Starnberg 1994

Pekar, Rudolf/Korpan, Nikolai N.: *Krebs. Die biologische und die medizinische Tragödie.* Verlag Wilhelm Maudrich, Wien-München-Bern 2002

Sander, Friedrich F.: *Der Säure-Basen-Haushalt des menschlichen Organismus.* Hippokrates Verlag, Stuttgart 1999

Thorbrietz, Petra: *Gesundheit aus dem Darm.* Verlag Zabert Sandmann, München 2003

Treutwein, Norbert: *Übersäuerung. Krank ohne Grund?* Südwest Verlag, München 2001

Vormann, Jürgen/Gordecke, Thomas/Bänziger, Erika: *Harmonisch zum Säure-Basen-Gleichgewicht.* Edition FONA, Lenzburg 2003

Worlitschek, Michael: *Praxis des Säure-Basen-Haushaltes.* Karl F. Haug Verlag, Heidelberg 1996

Adressen/Bezugsquellen

Basenpräparate können Sie sich in der Apotheke zusammenstellen lassen oder über die folgenden Adressen beziehen:

Urbase I-III & UrDeo

Laetitia Naturprodukte Vertriebs GmbH
Elsässer Straße 4, 81667 München
Tel. 089/4709600
Fax 089/4709579
www.bitterstern.de • info@bitterstern.de

Life Light GmbH (Österreich)
Aignerstraße 53, 6020 Salzburg
Tel. +43 (0) 662628628
Fax +43 (0) 662628629
www.lifelight.com • info@lifelight.com

Schnarwiler AG
6353 Weggis
Tel: +41 (0)417921001
www.schnarwiler.ch • info@schnarwiler.ch

Nemabas Basentabletten

Nestmann Pharma GmbH
Weiherweg 17, 96199 Zapfendorf
Tel. 09547/92210
Fax 09547/92215
www.nestmann.de • info@nestmann.de

Basenpulver pH-balance Pascoe

Pascoe Vital GmbH
Schiffenberger Weg 55, 35394 Gießen
Tel. 0641/79600
Fax 0641/7960123
www.pascoe.de • info@pascoe.de

pH-Indikatorpapiere

erhalten Sie ebenfalls in der Apotheke.
Empfehlenswerte Produkte sind:

Universal-Indikatorpapier (Rolle),
Fa. Merck, pH 1 – 10.

Indikatorpapier (Teststreifen),
Fa. BDS-GmbH, pH 5,6 – 8,0.

Indikatorpapier Uralyt-U, Fa. Hoyer.

Indikatorpapier (Teststreifen), Fa. Madaus,
pH 5,6 – 8,0

Glossar

Im Folgenden haben Sie die Gelegenheit, Ihr Wissen in Bezug auf einschlägige Grundbegriffe aufzufrischen und zu erweitern. Damit haben Sie die nötigen Voraussetzungen für ein praktisches Verständnis der Informationen in diesem Buch und können Ihr erlangtes Wissen im Leben umsetzen – denn darum geht es ja letzten Endes!

Wenn dies Ihr erstes Buch zum Thema Gesundheit ist, schätzen Sie sich glücklich! Denn ein Verstehen der grundlegenden Begriffe ist der Schlüssel zum Verstehen des Fachgebiets. Sind Sie bereits belesen auf diesem Gebiet, überfliegen Sie dennoch die nachfolgenden Definitionen. Vielleicht entdecken Sie ja die eine oder andere Information, die Ihnen noch nicht bekannt war.

Abführmittel Laxanzien. Medikamente zur Beschleunigung der Darmentleerung. Sie binden entweder im Darm befindliches Wasser, reizen den Darm oder weichen den Stuhl auf. Allen ist gemeinsam, dass sie dem Körper Wasser und damit auch lebenswichtige → Mineralstoffe entziehen. Außerdem lassen sie den Darm auf Dauer träge werden. Von einer längeren Einnahme ist daher generell abzuraten.

Azetylsalizylsäure Bereits 1899 eingeführtes Schmerz-, Fieber-, Rheuma- und Grippemittel, das auch blutgerinnungshemmend wirkt. Das bekannteste Präparat auf dieser Basis ist Aspirin®.

Alkalose Stoffwechsel- oder atmungsbedingte Störung des Säure-Basen-Haushalts, in deren Folge der → pH-Wert des Bluts über seinen Normalwert von 7,45 ansteigt. Ausgelöst wird sie durch einen Verlust von → Salzsäure aus dem Magensaft oder übermäßige Ein- und Ausatmung (Hyperventilation). Ihre Symptome können starker Durst bis hin zu Atemnot und Muskelkrämpfen sein.

Anti-Aging Versuch, die Lebensqualität von Menschen speziell ab 50 zu optimieren, mit dem Ziel, kleine erkennbare Störungen der Organe im Körper zu beseitigen, bevor sie sich zu Problemen entwickeln können. Die vier Grundpfeiler sind dabei Bewegung, Ernährung, mentale Techniken und Hormontherapie.

Ascorbinsäure Exakte chemische Bezeichnung für Vitamin C. Ascorbinsäure wird auch zur intrazellulären Körperentsäuerung eingesetzt → Matrix, intrazelluläre.

ATP Adenosintriphosphat. Als universeller Energieüberträger spielt es bei zahlreichen biochemischen Prozessen eine entscheidende Rolle, z.B. bei der Atmung oder der Muskelarbeit.

Azidität Säuregehalt oder -wirkung einer → Lösung.

Azidose Stoffwechsel- oder atmungsbedingte Störung des Säure-Basen-Haushalts, bei der es zu einer Übersäuerung des Bluts mit einem → pH-Wert unter 7,35 kommen kann, z.B. bei starkem Durchfall, Diabetes mellitus, Nierenversagen oder Vergiftungen. Ihre Symptome können beschleunigte Atmung, Atemnot oder Blaufärbung der Haut sein.

Bakterien (griech. Stock, Stab) Einzellige Mikroorganismen ohne echten Zellkern, die sich durch Teilung oder Sporen vermehren. Einige sind für den Menschen nützlich (z.B. im Darm zur Unterstützung der Verdauung), andere sind krankheitserregend.

Base Lauge, chemischer Gegensatz zu → Säure. Beide neutralisieren einander. Alkalische → Lösungen haben einen größeren → pH-Wert als 7.

Basophile Zu einer basischen Reaktion neigend, Basen anziehend.

Belegzellen Bestandteil der Magendrüsen in der Schleimhaut, die → Salzsäure und den Intrinsic Factor bilden, der die Aufnahme von Vitamin B12 im unteren → Dünndarm ermöglicht.

Bicarbonate Veraltet für Hydrogencarbonate. Wasserlösliche Salze der → Kohlensäure, z.B. Natriumbicarbonat. Bestandteil der → extrazellulären Matrix. Bicarbonate sind Bestandteil der Basenpräparate.

Binde- und Stützgewebe Dient im Körper vorwiegend als Füllgewebe, indem es die Räume zwischen den Organen ausfüllt; es umgibt als Hüllsubstanz die Organe und durchsetzt diese als Gerüstgewebe. Seine gelartige Grundsubstanz ist auch für den Stoffaustausch zwischen → Zelle und Blut sehr wichtig.

Blutkörperchen, rote Erythrozyten. Scheibenförmige, in der Mitte eingedellte Zellen im Blut, die im roten Knochenmark entstehen, den roten Blutfarbstoff → Hämoglobin enthalten und für den Sauerstofftransport über das Blut zuständig sind.

Blutkörperchen, weiße Leukozyten. Relativ farblose Blutzellen, die als Bestandteil des Immunsystems Krankheitserreger aufspüren und vernichten können.

Blutplättchen Thrombozyten. Farblose dünne Scheibchen im Blut mit wichtigen Aufgaben u.a. bei der Blutstillung und -gerinnung.

Blutplasma Blutflüssigkeit, die zu 90 Prozent aus Wasser und zu 10 Prozent aus gelösten Stoffen (davon 70 Prozent Eiweiße) besteht. Es erfüllt verschiedene Transportaufgaben.

Blutserum Flüssige Phase von bereits geronnenem Blut, → Blutplasma ohne den Gerinnungsfaktor Fibrinogen.

Blutzellen Rote und weiße → Blutkörperchen sowie → Blutplättchen.

Blutzucker Im Blut gelöster Traubenzucker (Glukose) als Energieträger. Bei bestimmten Krankheiten ist der Wert dauernd erhöht (Hyperglykämie, z.B. bei Diabetes mellitus) oder erniedrigt (Hypoglykämie).

Brunnersche Drüsen Schleimhautdrüsen im → Zwölffingerdarm, die ein → Sekret zum Oberflächenschutz abgeben. Sie zählen zu den basophilen Drüsen.

C(K)olon-Hydro-Therapie Sanfte Reinigung des Dickdarms mit Hilfe von Wasserspülungen (griech. hydro). Bei der Kolon-Hydro-Therapie geht man davon aus, dass Gift- und Abfallstoffe vom Darm nicht mehr schnell genug abgebaut und ausgeschieden werden. Dadurch soll es zu einer langsamen Selbstvergiftung des Körpers kommen, was vielfältige Beschwerden zur Folge haben kann, wie Stoffwechselstörungen, Verdauungsschwierigkeiten oder psychische Probleme. Bei einer Darmspülung fließt angewärmtes Wasser in den Darm ein. Über einen zweiten Schlauch wird das Wasser mit dem gelösten Darminhalt abgeleitet. Währenddessen massiert der Therapeut sanft den Bauch des Patienten, um Problemzonen zu ertasten und das einfließende Wasser an bestimmte Stellen im Darm zu leiten. Die herausgespülten Darmbakterien müssen substituiert werden.

Darmflora Im Darm von Tier und Mensch lebende Mikroorganismen, zu denen → Bakterien und → Pilze gehören, die wichtige Aufgaben für die Gesundheit erfüllen, z.B. die Abwehr von Krankheitserregern oder das Zersetzen unverdaulicher Ballaststoffe. Verschiedene Faktoren wie einseitige Ernährung, Infektionen oder Medikamente können die Darmflora empfindlich stören.

Denaturiert Veränderungen von Lebensmitteln durch chemische oder mechanische Vorgänge bei deren Verarbeitung. Denaturierte Nahrungsmittel steigern in der Regel die Übersäuerung des menschlichen Organismus.

Diagnose Erkennen einer Krankheit aufgrund der vom Arzt durch Anamnese (Vorgeschichte), Beobachtung und Untersuchung festgestellten Krankheitszeichen und Befunde.

Dickdarm Etwa 1,5 bis 1,8 Meter langes Ende des → Verdauungssystems im Anschluss an den → Dünndarm, bestehend aus Blinddarm, Grimmdarm (Kolon) und Mastdarm (Rektum). Seine Hauptaufgabe ist die Rückgewinnung von Wasser und Salzen, die mit den Verdauungssäften in den Darm gelangen. Der Dickdarm enthält unverdauliche Nahrungsreste, die durch Bakterien in → Gärungs- und → Fäulnisprozessen zersetzt werden.

Diffusion Stoffaustauschprozess im Körper in wässrigen → Lösungen oder Gasen; Moleküle diffundieren von Orten hoher Konzentration zu Orten geringer Konzentration, bis ein Ausgleich erreicht ist.

DNS Desoxyribonukleinsäure. Kompliziert gefaltetes und aufgewundenes doppelstrangiges Riesenmolekül, Träger der Erbsubstanz in den 23 menschlichen Chromosomenpaaren

Dünndarm Der etwa 6 Meter lange Dünndarm, bestehend aus → Zwölffinger-darm, Leerdarm und Krummdarm, beginnt hinter dem → Pförtner und endet am → Dickdarm. In ihm findet die eigentliche Verdauung von → Kohlenhyd-raten, → Eiweißen und → Fetten und die Aufnahme der Nahrungsbestandteile statt.

Dysbalance Störung eines Gleichgewichts, einer Ausgeglichenheit.

Eiweiße → Proteine.

Elektrosmog Sehr häufig als gesundheitsgefährdend eingestufte elektromagne-tische Strahlung, die beispielsweise von Fernsehern oder Mobilfunkgeräten und den Betreiberantennen ausgeht.

Enddarm Zusammenfassende Bezeichnung für Grimm- und Mastdarm → Dickdarm.

Enzyme In allen lebenden Organismen vorkommende → Eiweiße, die im menschlichen Körper viele biochemische Reaktionen beschleunigen bzw. über-haupt erst ermöglichen (z.B. die Spaltung von Nährstoffen im Darm).

Essigsäure Wichtigste organische Säure, farblose, stechend riechende Flüssig-keit, die in der Lebensmittelindustrie zur Herstellung von Essig und Essigessenz sowie als Konservierungsstoff und Säuerungsmittel eingesetzt wird.

Evolution Entwicklungsform, ein Vorgang der allmählichen, kontinuierlichen, gerichteten Veränderung, Zusammenwirken von Mutation (Veränderung im Erbgut), Selektion (Auslese), Isolation (Vereinzelung) und anderen Faktoren bei der natürlichen Entwicklung von Lebewesen von niederen zu höheren Formen.

Extrazellulär Außerhalb der Körperzellen gelegen → Körperwasser.

Fäulnis (im Darm) Zersetzung von unverdautem Nahrungseiweiß im → Dick-darm durch AA Bakterien unter Bildung von zum Teil übel riechenden Spaltpro-dukten. Die häufig giftigen Stoffe werden in der → Leber entgiftet.

Fette Äußerst energiereicher → Nährstoff mit 9,3 Kilokalorien (kcal) pro Gramm. Mit ihrer Hilfe können → Vitamine im Körper gebunden und trans-portiert werden.

Es wird zwischen pflanzlichen Fetten (z.B. Olivenöl, Leinöl, Kokosöl) und tieri-schen Fetten (z.B. Butter, Gänseschmalz, Rindertalg) sowie zwischen gesättigten und ungesättigten Fettsäuren unterschieden. Ungesättigte Fettsäuren weisen eine oder mehrere Doppelbindungen auf. Mehrfach ungesättigte Fettsäuren (mehrere Doppelbindungen) kann der Körper nicht selbst herstellen, wie z.B. Omega-3- und Omega-6-Fettsäuren. Sie sind daher essenziell und müssen über die Nah-rung (pflanzliche Fette) zugeführt werden, .

Tierische Fette enthalten dagegen Cholesterin, das als Risikofaktor für Herz- und Gefäßerkrankungen gilt.

Fluid Flüssig, fließend.

Freie Radikale Ausgesprochen reaktionsfreudige Atome oder Moleküle, denen ein Elektron fehlt. Dieses entreißen sie anderen Molekülen; dadurch kommt es im Organismus zur Beschädigung oder Zerstörung wichtiger Substanzen. Durch Stoffwechselprozesse kommt es laufend zur Entstehung freier Radikale, außerdem werden sie über Luft und Nahrung aufgenommen. Vermehrt bilden sie sich z.B. durch Rauchen, → Stress, Umweltverschmutzung und Sonnenstrahlung. Sie stehen im Verdacht, Herz-Kreislauf-Erkrankungen, die Alzheimer-Krankheit und Krebs zu begünstigen.

Galle Von der → Leber hergestellter Verdauungssaft, der Gallensäuren, Farbstoffe, Schleim und Cholesterin enthält. Zu ihren Aufgaben zählen die Emulgierung von Nahrungsfetten, die Aktivierung von → Enzymen der Bauchspeicheldrüse und des Darms und die Ausscheidung zahlreicher Abfallstoffe.

Gärung (im Darm) Zersetzung von unverdauten → Kohlenhydraten im → Dickdarm durch → Bakterien unter Bildung von zum Teil übel riechenden Spaltprodukten.

Gliazellen Hüll- und Stützgewebe des Nervensystems (»Nervenkitt«), das im Gegensatz zu Nervenzellen auch nach der Geburt noch vermehrungsfähig ist.

Hämoglobin Farbstoff der roten → Blutkörperchen.

Harnsäure Stickstoffhaltige chemische Verbindung, die durch den normalen Zerfall von → Zellen, aber auch beim Stoffwechsel der mit der Nahrung aufgenommenen → Purine entsteht. In der Regel wird sie mit dem Harn ausgeschieden; ab einer bestimmten Konzentration kristallisiert sie allerdings aus, so dass sich Harnsteine bilden können.

Herzkranzgefäße Koronararterien. Die linke und rechte Herzkranzarterie dienen ausschließlich der Blutversorgung des Herzmuskels.

Hormone Vom Körper gebildete Botenstoffe, die zahlreiche Informationen im Organismus über das Blut weiterleiten und u.a. auf Stoffwechsel, Wachstum, Sexualität und Fortpflanzung einwirken. Sie werden meist von Drüsen (beispielsweise Schilddrüse, Hirnanhangsdrüse), aber auch von bestimmten Körpergeweben oder -zellen produziert.

Hydrophil Wasser, Feuchtigkeit anziehend, aufnehmend.

Hyperurikämie Erhöhte → Harnsäurekonzentration im Blut, Risikofaktor für Gicht und Harnsteine.

Immunsystem Für die Immunreaktionen zuständiges Abwehrsystem, das u. a. die Aufgabe hat, in den Körper eingedrungene schädliche Substanzen und Mikroorganismen sowie veränderte Körperzellen unschädlich zu machen. Wichtiger Bestandteil sind die weißen → Blutkörperchen.

Indikator Stoff oder Flüssigkeit, durch deren Farbwechsel eine bestimmte chemische Reaktion angezeigt wird.

Insulin Von den Langerhans-Zellen der Bauchspeicheldrüse hergestelltes → Hormon, das den Blutzuckerspiegel senkt und die Herstellung von körpereigenem Fett, Eiweiß und Glykogen, der Speicherform von Glukose (Traubenzucker), anregt. Insulinmangel oder -resistenz führt zu Diabetes mellitus (»Zuckerkrankheit«).

Intrazellulär Innerhalb der Körperzellen gelegen → Körperwasser.

Ion Elektrisch positiv oder negativ geladenes Atom oder Molekül.

Carbonate Salze der → Kohlensäure.

Kochsalz Anorganische Verbindung, die vor allem aus Natrium und Chlor besteht und zum Würzen von Speisen verwendet wird. Kochsalz ist die Hauptquelle des menschlichen Organismus für Natrium und Chlorid, die beide für die Zusammensetzung der Körperflüssigkeiten ausgesprochen wichtig sind. Der Tagesbedarf beträgt etwa 3 bis 5 Gramm, bei massivem Flüssigkeitsverlust (wie z.B. bei starkem Durchfall) auch bis zu 20 Gramm. Allerdings liegt die durchschnittliche Tagesmenge in den westlichen Industrienationen bei etwa 10 bis 12 Gramm, was den Wasserhaushalt des Körpers stören kann.

Körperwasser Gesamtwasserbestand des menschlichen Körpers, der bis zu 75 Prozent des Körpergewichts betragen kann (bei Säuglingen liegt er besonders hoch, bei alten Menschen deutlich niedriger). Er verteilt sich auf zwei Räume: den etwa 2/3 umfassenden Intrazellulärraum (Gesamtheit des von allen Zellen eingeschlossenen Volumens) und den etwa 1/3 umfassenden Extrazellulärraum (Gesamtheit des außerhalb aller Zellen vorhandenen Volumens).

Kohlendioxid Farb- und geruchloses, leicht in Wasser lösliches Gas, das u.a. bei der Atmung tierischer und menschlicher Organismen und bei der Verbrennung kohlenstoffhaltiger Substanzen entsteht.

Kohlenhydrate Grundnährstoff bestehend aus Kohlenstoff (C), Wasserstoff (H) und Sauerstoff (O), der vor allem in pflanzlichen Lebensmitteln wie Getreide, Kartoffeln und Zuckerrohr vorkommt. Dazu zählen alle Zucker- und Stärkearten sowie fast alle Ballaststoffe. Abgesehen von resistenter Stärke und Ballaststoffen lassen sie den Blutzuckerspiegel stärker und schneller ansteigen als → Eiweiße und → Fette. Besonders raffinierte Kohlenhydrate, wie z.B. Zucker und weißes Mehl, haben einen sehr ungünstigen Effekt auf den Blutzuckerspiegel und dienen daher als schnelle Energielieferanten. Resistente Stärke und Ballaststoffe sind dagegen unverdaulich, haben aber andere positive Eigenschaften. Unter bestimmten optimalen Bedingungen kann der Körper Kohlenhydrate selbst herstellen. Sie zählen daher nicht zu den essenziellen → Nährstoffen.

Laktase Von der Darmschleimhaut ausgeschüttetes → Enzym, das den in Milch und vielen Milchprodukten enthaltenen Zweifachzucker Laktose in die Einfachzucker Glukose und Galaktose aufspaltet, die der Körper verarbeiten kann. Bei Laktasemangel kommt es zu einer Unverträglichkeit von Milchzucker.

Latent Verborgen, nicht gleich erkennbar, kaum oder nicht in Erscheinung tretend.

Leber Größte Drüse im menschlichen Körper, die → Galle u.a. zur Fettverdauung produziert, außerdem eine wichtige Rolle beim Kohlenhydrat-, Fett- und Eiweißstoffwechsel sowie der Entgiftung spielt und zahlreiche Blutbestandteile herstellt.

Lieberkühnsche Drüsen Schlauchförmige Einsenkungen in → Dünn- und → Dickdarm zur Oberflächenvergrößerung und Abgabe von Sekreten.

Lipide Oberbegriff für → Fette und fettähnliche Substanzen; alle sind wasserunlöslich.

Löslichkeit Fähigkeit eines Stoffes, in → Lösung zu gehen.

Lösung Homogenes Gemisch aus mehreren Reinstoffen, bei der das Lösungsmittel, eine Flüssigkeit, im Überschuss vorhanden ist. Die Stoffe verändern sich dabei chemisch nicht.

Lunge Schwammartiges Atmungsorgan, das hinter den Rippen im Brustraum des Menschen liegt, aus zwei Flügeln besteht und dem Gasaustausch zwischen Luft und Blut dient: Sauerstoff wird aufgenommen, → Kohlendioxid wird abgegeben.

Matrix, extrazelluläre Die → Zellen umspülende Flüssigkeit. Die in ihr gelösten Stoffe (z.B. Salze) sind in Form von → Ionen vorhanden und werden als Elektrolyte bezeichnet. Das mengenmäßig am stärksten vertretene Salz ist → Kochsalz → Körperwasser.

Matrix, intrazelluläre Flüssigkeit innerhalb der → Zellen, die hauptsächlich Kalium, → Phosphate und → Proteine enthält → Körperwasser.

Membran Dünnes, feines Häutchen, das eine trennende oder abgrenzende Funktion hat, z.B. bei → Zellen.

Milchsäure Von Milchsäurebakterien aus → Kohlenhydraten hergestellte Substanz, die im menschlichen Organismus beispielsweise im Darm entsteht, aber auch in milchsauer vergorenen Lebensmitteln (z.B. Sauermilch) und Gärungsgemüse (z.B. Sauerkraut) sowie in Medikamenten zur Stabilisierung und Regenerierung der → Darmflora enthalten ist.

Mineralien (Mineralstoffe) Gesteinsbildende, anorganische chemische Elemente oder Verbindungen, die sowohl in pflanzlichen als auch in tierischen

Lebensmitteln vorkommen. Als Bau- und Reglerstoffe haben sie festgelegte Aufgaben im Körper wie den Aufbau von Knochen, Zähnen und Blutzellen sowie die Regulation des Säure-Basen-Haushalts. Dabei unterteilt man Mineralien in Mengenelemente (z.B. Kalzium, Kalium, Magnesium, Natrium, Phosphor) und Spurenelemente (z.B. Kupfer, Eisen, Selen, Zink), je nachdem in welcher Konzentration sie im menschlichen Körper vorkommen. Mineralstoffe sind für die Aufrechterhaltung der Körperfunktionen notwendig. Tritt ein Mangel an diesen essenziellen Mineralstoffen auf, kann es zu Erkrankungen und/oder Schäden kommen.

Muskelzellen Bestandteile der zur Bewegung und für den Wärmehaushalt notwendigen Muskulatur. In ihrem Aufbau gleichen die Muskelzellen den übrigen Körperzellen, allerdings liegen in ihnen komplizierte Eiweißstrukturen in sehr hoher Konzentration vor, die bei Nervenerregung kontrahieren, also sich zusammenziehen. Die alleinige Energiequelle für die Muskelkontraktion ist das → ATP.

Millimol Das Mol ist eine Einheit für die Stoffmenge eines bestimmten Elements.

Mykosen Durch → Pilze hervorgerufene Infektionskrankheiten als Infektionen insbesondere der Haut oder als Erkrankung innerer Organe (z.B. des Darms).

Nährstoffe Verschiedene organische und anorganische Stoffe, die zur Lebenserhaltung aufgenommen und im Körper weiterverarbeitet werden. Sie lassen sich in fünf Kategorien unterteilen: die drei sogenannten Makronährstoffe (von gr. makros »groß«) → Kohlenhydrate, → Fette und → Eiweiße sowie die beiden Mikronährstoffgruppen (von gr. mikros »klein«) → Mineralien und → Vitamine. Einige Nährstoffe kann der Körper selbst herstellen, andere müssen über die Nahrung zugeführt werden. Ist letzteres der Fall, spricht man von essenziellen Nährstoffen.

Nanometer Ein Milliardstel Meter (Zeichen: nm).

Nervengewebe Im menschlichen Organismus ein Gefüge aus unregelmäßig sternförmig gestalteten Nervenzellen und deren Fortsätzen.

Neuron Nervenzelle.

Nieren Die beiden Nieren eines Menschen liegen an der hinteren Körperwand, links und rechts neben der Wirbelsäule, sind bohnenförmig und etwa 10 mal 5 Zentimeter groß. Sie sind Ausscheidungsorgane für harnhaltige Stoffe (beispielsweise → Harnsäure), für überschüssige Elektrolyte (beispielsweise Salze, Säuren, Basen), Fremdstoffe und Wasser.

Nukleus Zell-, Nervenkern.

Osmose Transportprozess im Körper, Durchtritt von → Lösung (nicht der gelösten Stoffe) durch eine halb durchlässige Wand, die zwei unterschiedlich konzentrierte Flüssigkeiten voneinander trennt, an den Ort der höheren Konzentration, bis ein Ausgleich erreicht ist.

Parasit (griech.-lat. Tischgenosse, Schmarotzer) Tierisches oder pflanzliches Lebewesen, das aus dem Zusammenleben mit einem anderen Lebewesen einseitigen Nutzen zieht und häufig unterschiedlichste Krankheiten auslösen kann

Parasympathikus Parasympathisches Nervensystem. Teil des → vegetativen Nervensystems, das unwillkürliche, nicht beeinflussbare Organfunktionen stimuliert und kontrolliert. Der Parasympathikus liegt im Hirnstamm und in der Kreuzbeinregion des Rückenmarks; er wirkt in Phasen der Ruhe und Entspannung Energie speichernd und aufbauend als Antagonist, also Gegenspieler des → Sympathikus. Beispielsweise verringert er die Herzfrequenz und verengt die Pupillen.

Pförtner (Magen) Pylorus. Unterer Magenmund, enger Magenausgang zum Darm, der durch einen Schließmuskel kontrolliert wird.

Phosphat(e) Salze und Ester der Phosphorsäure. Der für den Menschen unentbehrliche Mineralstoff Phosphor ist in zahlreichen Lebensmitteln und -zusatzstoffen in Form von Phosphaten enthalten.

pH-Wert (von lat. potentia hydrogenii, Stärke des Wasserstoffs) Chemisches Maß für die Stärke einer → Säure (pH-Wert zwischen 0 und 7) oder AA Base (pH-Wert zwischen 7 und 14).

Pilze Gruppe im Pflanzenreich, von der bislang über 100 000 Arten bekannt sind. Viele Pilze sind → Parasiten beim Menschen und können → Mykosen hervorrufen, beispielsweise manche Hefen der Gattung Candida.

pK-Wert Größe zur Berechnung des → pH-Werts.

Proteine (Eiweiße) Grundnährstoff bestehend aus Kohlenstoff (C), Wasserstoff (H), Sauerstoff (O) und Stickstoff (N). Manchmal kommen andere Elemente wie Schwefel oder Phosphor hinzu. Ihre Bausteine sind die Aminosäuren. Dabei wird zwischen den neun essenziellen Aminosäuren (müssen über die Nahrung aufgenommen werden) und den elf nicht essenziellen Aminosäuren (kann der Körper selbst herstellen) unterschieden. Aminosäuren kommen nicht nur – wie allgemein angenommen – in Fleisch, Fisch, Eiern und Milchprodukten vor, sondern sind auch in Gemüse und Obst in hohen Konzentrationen enthalten. Proteine werden in körpereigene Stoffe wie z.B. → Enzyme umgewandelt und sind für eine Vielzahl von Funktionen im Organismus zuständig.

Puffer(systeme) Schwankungen des Säure-Basen-Gleichgewichts sind nicht zu vermeiden und treten bei jedem Menschen ständig auf. Um den → pH-Wert dennoch möglichst konstant zu halten, bedient sich der Körper verschiedener

Puffer (z.B. → Proteine, → Phosphate und → Hämoglobin), die überschüssige → Säuren oder → Basen abfangen (puffern). Werden die Puffer überfordert, kann es zu → Azidose oder → Alkalose kommen. An der Regenerierung der Puffer sind → Leber und → Nieren beteiligt.

Purine   Zusammenfassende Bezeichnung für eine Substanzgruppe, deren Grundgerüst aus Kohlenstoff- und Stickstoffatomen besteht. Sie werden vom Organismus selbst hergestellt, finden sich auch in zahlreichen Lebensmitteln, insbesondere Innereien, Fleisch, Wurst und Fisch, und sind u.a. für die Erbsubstanz und den Aufbau neuer Körperzellen notwendig. Zu viele Purine erhöhen die → Harnsäurewerte und sind daher ein Risikofaktor für Gicht und Harnsteine.

Rezeptor Ende einer Nervenfaser oder spezialisierte Zelle in der Haut und den inneren Organen zur Aufnahme von Reizen.
Ribosomen Bestandteil der Körperzellen, Kügelchen aus Eiweiß und Ribonukleinsäure, Ort der Eiweißsynthese.

Salz → Kochsalz.
Salzsäure (Magensäure) Bestandteil des Magensafts, der für dessen niedrigen pH-Wert von 1 bis 2 sorgt, die Aufspaltung der Nahrungseiweiße einleitet, die von den Hauptzellen des Magens ausgeschüttete Enzymvorstufe Pepsinogen in Pepsin (zur Eiweißaufspaltung) umwandelt und Bakterien abtötet.
Säure Chemischer Gegensatz zur → Base. Beide neutralisieren einander. Saure AA Lösungen sind ätzend und haben einen → pH-Wert zwischen 0 und 7.
Saurer Regen Säurehaltige Niederschläge, die bei der Verbrennung von Kohle, Erdöl und -gas durch den Ausstoß von Schwefeldioxid und Stickoxiden in der Erdatmosphäre entstehen. Diese werden teilweise zu Schwefel- und Salpetersäure umgesetzt und schlagen als Regen, Schnee etc. nieder. Saurer Regen gilt als Hauptverursacher für das Waldsterben.
Schweißdrüsen Drüsen in der Unterhaut des Menschen. Die Absonderung von Schweiß (bestehend aus Wasser, Harnstoff, Salzen, Fetten usw.) dient zur Regulierung der Körpertemperatur. Man unterscheidet zwei Arten: die großen Schweißdrüsen (beispielsweise unter den Achseln, im Brust- und Genitalbereich), die dickflüssigen Schweiß absondern, und die kleinen Schweißdrüsen (beispielsweise im Stirnbereich, in den Handinnenflächen und Fußsohlen), die klaren, wässrigen Schweiß absondern.
Sekret Von einer Drüse produzierter und abgesonderter Stoff, der im Organismus sehr spezifische biochemische Aufgaben erfüllt (beispielsweise Speichel, Schweiß, → Hormone).
Sodbrennen Durch den Rückfluss von → Magensäure in die Speiseröhre verursachte brennende Schmerzen. Zu den Auslösern zählen zu reichliches und zu

fettes Essen, übermäßiger Konsum von Alkohol und Zigaretten, stark säurehaltige oder kohlensäurehaltige Lebensmittel, sehr süße oder stark gewürzte Speisen, sehr kalte Getränke, Übergewicht und bestimmte Medikamente.

Speicheldrüsen Sie liegen in der Mundhöhle und sondern im Laufe eines Tages etwa einen Liter Speichel ab, der die Gleitfähigkeit der zerkauten Nahrung erhöht. Außerdem enthält er zuckerspaltende AA Enzyme, so dass die Verdauung bereits im Mund beginnt.

Spurenelemente → Mineralstoffe, die in geringeren Mengen als 50 Milligramm pro Kilogramm Körpergewicht im Organismus vorkommen (Ausnahme: Eisen), wie Jod, Fluor, Zink oder Selen.

Stoffwechsel (Metabolismus) Bezeichnet die Umwandlung chemischer Stoffe innerhalb eines lebendigen Organismus. Beispiel: Der durch die Atemluft aufgenommene lebensnotwendige Sauerstoff (O) wird verbraucht und in Kohlenstoffdioxid (CO_2) umgewandelt, das über die Atemwege wieder ausgeschieden wird. Hier werden also chemische Substanzen „gewechselt". Ähnliche Stoffwechselvorgänge ergeben sich bei der Nahrungsverwertung. Die aufgenommenen → Nährstoffe wie → Proteine, → Fette und → Kohlenhydrate werden meist gespalten und zu neuen, für den Organismus verwertbaren Stoffen (Metaboliten) umgewandelt, um Körperzellen mit Energie zu versorgen (Energiestoffwechsel) oder »Baumaterial« für unsere Körpersubstanz herzustellen (Baustoffwechsel). → Enzyme beschleunigen bzw. ermöglichen erst diese biochemischen Reaktionen im Körper.

Stress (engl. Druck, Anspannung) Übermäßige Belastung, Störung des normalen Körperzustands oder der Körperfunktionen durch physische äußere Einwirkungen, z.B. eine Verletzung, oder psychische Faktoren, z.B. Angst. Stress gilt als Risikofaktor für zahlreiche Krankheiten wie beispielsweise Magengeschwüre oder Herz-Kreislauf-Erkrankungen.

Sympathikus Sympathisches Nervensystem. Teil des → vegetativen Nervensystems, das unwillkürliche Organfunktionen stimuliert und kontrolliert. Der Sympathikus befindet sich in bestimmten Bereichen des Rückenmarks und dominiert in physischen oder psychischen Stresssituationen, er wirkt Energie entladend und ist als Gegenspieler des → Parasympathikus zuständig für die abbauenden Stoffwechselprozesse. Beispielsweise erhöht er die Herzfrequenz und erweitert die Pupillen.

Überdüngung Im Verhältnis zur von Nutzpflanzen benötigten Nährstoffmenge überhöhter Einsatz von Düngemitteln, der zu zahlreichen Umweltproblemen wie der Belastung von Wasser und Lebensmitteln mit Nitrat führen kann.

Vegetatives Nervensystem Teil des Nervensystems, der die unwillkürlichen, also nicht beeinflussbaren und oft unbewussten Körperfunktionen steuert, z.B. Verdauung, Herzschlag, Atmung, Stoffwechsel, Funktion der Drüsen im Hormonsystem.

Vegetativum Synonym für → vegetatives Nervensystem.

Verdauungssystem Gesamtheit der Organe im Körper, die für die Verdauung zuständig sind, also Mund, Speiseröhre, Magen, → Dünn- und Dickdarm, Mastdarm und Darmausgang. Weitere Organe, die an der Verdauung beteiligt sind, sind z.B. → Leber, Bauchspeicheldrüse und Gallenblase.

Viskosität Zähflüssigkeit; Zähigkeit von Flüssigkeiten und Gasen.

Vitamine Anders als die Makronährstoffe – → Kohlenhydrate, → Fette und → Proteine – haben Vitamine keinen Energiegehalt, sondern sind vielmehr für andere lebenswichtige Funktionen des Organismus zuständig. Sie stärken das Immunsystem, unterstützen bestimmte Körperfunktionen und sind am Stoffwechsel beteiligt. Man unterteilt sie in fettlösliche (lipophile) und wasserlösliche (hydrophile) Vitamine. Da der Körper sie nicht ausreichend selbst synthetisieren kann, müssen alle 13 Vitamine ausreichend mit der Nahrung aufgenommen werden.

Wasser Das einzige natürliche gesunde Getränk, das den Körper rehydriert. Wasser ist das universelle Lösungs- und Transportmittel für alle Stoffe in unserem Körper und transportiert alle Nährstoffe, Giftstoffe und Stoffwechselabbauprodukte in unserem Organismus. Wasser reguliert die Körpertemperatur und dient als Säurepuffer.

Zelle (Körperzelle) Grundbaustein des menschlichen Körpers, kleinste selbstständig lebende funktionelle Einheit im Rahmen einer übergeordneten Struktur. In ihrem Grundmuster sind alle Zellen gleich; jeder Zelltyp ist allerdings darauf spezialisiert, eine besondere Aufgabe im Organismus zu übernehmen.

Zellmembran → Membran.

Zellstoffwechsel Jede Körperzelle besitzt einen Stoffwechsel, über den aufgenommene Stoffe zu zelleigenen, dem Aufbau der Zelle dienenden Verbindungen umgewandelt und in Form von Endprodukten an die → extrazelluläre Matrix abgegeben werden.

Zitronensäure Pflanzensäure, die in der Lebensmittelverarbeitung u.a. als Konservierungs- und Säuerungsmittel verwendet wird.

Zwölffingerdarm Etwa 12 Finger breiter Abschnitt des → Dünndarms.

Zytoplasma Unstrukturierter flüssiger oder löslicher Teil der → Zelle.

Bildnachweis

Arteria: 29 (N.N.); Corbis: 52 (Claire Artman), 98 (Lester V. Bergman), 119 (Dr. Ken Greer/Visuals Unlimited), 123 (Stephen Welstead/LWA), 166 (Tim Hall/cultura); Fotolia: 30 (Sebastian Kaulitzki), 37 (absolutimages), 39 (Alexandra GI), 42/43 (Epic-StockMedia), 44 (styf), 46 (eyewave), 59-7 (chris-m), 78/79 (Subbotina Anna), 89 (miiko), 109, 168/169 (contrastwerkstatt), 121 (pitrs), 132 (Maridav), 138 (Sergejs Rahunoks), 143 (wildworx), 146 (Magdalena Kucova), 151 (Agence DER), 159 (tan4ikk), 160 (canebisca), 181 (Friedberg); Gettyimages: 26/27 (Iconica/Peter Cade), 90 (Paul Bradbury/OJO Images), 122 (Chris Ryan/ OJO Images), 154/155 (Iconica/Jordan Siemens), 177 (Image Source), 178/179 (Lebazele), 184/185 (fotozo/Flickr Open); Hammering, Peter: 11; iStockphoto: 15 (rivendels), 17 (nyul), 18/19 (Antonprado), 28 (lcs813), 33 (Enrico Fianchini), 53 (Global-Stock), 59-2 (Lachlan Currie), 59-3 (gmast3r), 59-4 (FotografiaBasica), 59-5 (gioadventures), 59-6 (Portugal2004), 63 (Neustock-images), 65 (Vladimir Vladimirov), 71 (Svetl), 72 (krivicm), 73 (loooby), 74 (Yusuf Sarlar), 76 (Joe Potato Photo), 77 (stevecoleimages), 95 (cglade), 139 (VikaValter), 163 (Alija); Jump: 101 (Kristiane Vey), 164 (Martina Sandkuehler); Panthermedia: 2 (Ron Chapple), 83 (Olaf Karwisch); Plainpicture: 56/57 (André Schuster), 86/87 (Fancy Images), 136/137 (Lisa Krechting); RF: 112 (Stockdisc), 127 (Fancy/Heide Benser), 182 (Gettyimages/photodisc/ Paul Burns); Shutterstock: U1 (Yuganov Konstantin), 59-1 (Mr BigPepper), 70 (auremar); Your Photo today: 92 (Superbild/H. Schmidbauer); Strub, Christine: 8; Südwest Verlag: 54 (Maja Smend), 105 (Jan-Dirk Hansen), 134 (Jump/Kristiane Vey)

Hinweise

Projektleitung	Andrei-Sorin Teusianu
Redaktion	Annette Hartwig
Bildredaktion	Tanja Zielezniak
Umschlagsgestaltung	*zeichenpool, München
Layout/DTP	HAF GbR, Christine Lohner, Henry Fendt
Druck und Bindung	Alcione, Lavis
Litho	JournalMedia GmbH, München

Printed in Italy

Verlagsgruppe Random House FSC® N001967
Das für dieses Buch verwendete FSC®-zertifizierte
Papier *Profimatt* liefert Sappi, Ehingen.

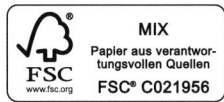

ISBN 978-3-517-08947-8